U0121430

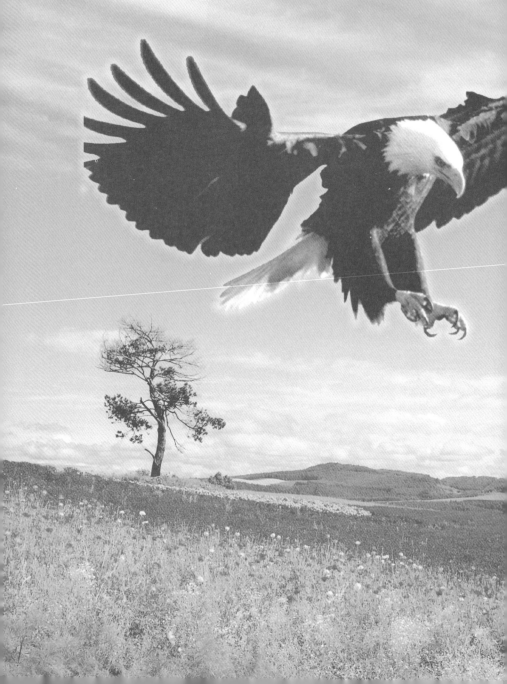

大展好書　好書大展
品嘗好書　冠群可期

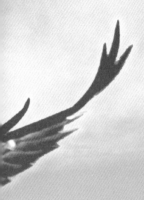

大展好書　好書大展
品嘗好書　冠群可期

中醫保健站：15

中華脈神

許躍遠　著

大展出版社有限公司

目　錄

自序一 ……………………………………………………… 15

自序二 ……………………………………………………… 17

導言：脈學簡史 …………………………………………… 19

脈理章 ……………………………………………………… 41

　一、脈象要素 …………………………………………… 42

　二、寸口脈的臟腑定位 ………………………………… 45

　　（一）舊說寸口分屬 ………………………………… 45

　　（二）新探寸口分屬 ………………………………… 49

　三、脈象圖 ……………………………………………… 68

　四、三維脈位 …………………………………………… 71

　　（一）臟器在人體內的位置 ………………………… 71

　　（二）寸口脈在腕腹中的脈位 ……………………… 73

　　（三）臟腑在脈象中的脈位 ………………………… 74

　五、寸口脈的再分屬 …………………………………… 75

　六、寸口脈的合候 ……………………………………… 77

　七、脈象形成原理的探討 ……………………………… 79

　　（一）先賢的認識 …………………………………… 79

　　（二）本位知覺 ……………………………………… 79

　　（三）氣血的勢能 …………………………………… 81

　　（四）信息的互聯 …………………………………… 84

（五）脈全息 …………………………………… 85

八、正常脈象 ………………………………………… 88

九、構成脈象的因素 ……………………………… 95

十、脈象的差異 …………………………………… 100

（一）陽性脈不可太過和過極 …………………… 101

（二）陰性脈不得不足與不及 …………………… 104

十一、婦女、兒童的脈象特點 ……………… 109

十二、脈診與辨證 ………………………………… 115

（一）脈診與陰陽 …………………………… 115

（二）脈診與表裏 …………………………… 115

（三）脈診與寒熱 …………………………… 115

（四）脈診與虛實 …………………………… 115

（五）脈的對舉 ……………………………… 116

十三、脈象的兼脈、命名原則 ……………… 117

十四、脈證順逆從捨與脈證合參 …………… 121

十五、脈診的作用及意義 ……………………… 133

（一）辨別病情，判斷證候 ……………………… 133

（二）脈診與病臟定位 …………………………… 134

（三）闡述病機 …………………………………… 134

（四）指導治療 …………………………………… 134

（五）脈診與臟器病理 …………………………… 135

（六）推斷，預後 ………………………………… 136

十六、怎樣候脈 …………………………………… 138

（一）排除脈外干擾 ……………………………… 138

（二）樹脈風 ……………………………………… 143

（三）候脈方法 …………………………………… 144

病脈章 ………………………………………………………… 171

一、浮脈 ………………………………………………………… 172

㈠ 概述／㈡ 浮脈的病理與解剖／㈢ 浮脈的特徵／㈣ 浮脈的研究／㈤ 浮脈現代臨床意義／㈥ 浮脈的三部分屬現代臨床意義／㈦ 浮脈兼象脈現代臨床意義／㈧ 浮脈的鑒別／㈨ 浮脈示意圖／㈩ 浮脈脈訣歌

二、沉脈 ………………………………………………………… 182

㈠ 概述／㈡ 沉脈研究／㈢ 沉脈的特徵／㈣ 沉脈的現代病理解剖學基礎／㈤ 沉脈的現代臨床意義／㈥ 沉脈寸口分部的臨床意義／㈦ 沉脈的兼象脈／㈧ 沉脈兼象脈的現代臨床意義／㈨ 傳統醫學對沉脈的認識／㈩ 沉脈的鑒別／⑾ 沉脈示意圖／⑿ 沉脈脈訣歌

三、遲脈 ………………………………………………………… 190

㈠ 概述／㈡遲脈研究／㈢ 遲脈的特徵／㈣ 遲脈的現代臨床意義／㈤ 遲脈的寸口脈分部／㈥ 遲脈的兼象脈／㈦ 遲脈兼脈的現代臨床意義／㈧ 傳統醫學對遲脈脈理的認識／㈨ 遲脈類的鑒別／㈩ 遲脈示意圖／⑾ 遲脈歌訣

四、緩脈 ………………………………………………………… 196

㈠ 概述／㈡ 緩脈的研究／㈢ 緩脈的特徵／㈣ 緩脈的分部／㈤ 歷代對緩脈主病的認識／㈥ 緩脈示意圖／㈦ 緩脈歌訣

五、數脈 ………………………………………………………… 201

㈠ 概述／㈡ 數脈研究／㈢ 數脈的現代病理解剖學原理／㈣ 數脈的特徵／㈤ 數脈的現代臨床意義／㈥ 數脈的分部／㈦ 數脈兼脈的現代臨床意義／㈧ 傳統醫學對數脈的認識／㈨ 數脈的鑒別／㈩ 數脈示意圖／㈩一 數脈歌訣

六、虛脈 ……………………………………………… 208
㈠ 概述／㈡ 虛脈的研究／㈢ 虛脈的現代病理解剖學原理／㈣ 虛脈的特徵／㈤ 虛脈的現代臨床意義／㈥ 虛脈的三部及其現代臨床意義／㈦ 虛脈的兼象脈的現代臨床意義／㈧ 虛脈的鑒別／㈨ 傳統醫學對虛脈的認識／㈩ 虛脈示意圖／㈩一 虛脈歌訣

七、實脈 ……………………………………………… 214
㈠ 概述／㈡ 實脈的研究／㈢ 實脈的現代病理解剖學基礎／㈣ 實脈的特徵／㈤ 實脈的脈暈點／㈥ 實脈兼脈的臨床意義／㈦ 實脈的鑒別／㈧ 傳統醫學對實脈脈理的認識／㈨ 實脈示意圖／㈩ 實脈歌訣

八、長脈 ……………………………………………… 219
㈠ 概述／㈡ 長脈的研究／㈢ 長脈的現代病理解剖學原理／㈣ 長脈的特徵／㈤ 長脈的寸、尺部長及其現代臨床意義／㈥ 長脈及分部的現代臨床意義／㈦ 長脈兼象脈的現代臨床意義／㈧ 傳統醫學對長脈脈理的認識／㈨ 長脈示意圖／㈩ 長脈脈訣歌

九、短脈 ……………………………………………… 225
㈠ 概述／㈡ 短脈的研究／㈢ 短脈的現代病理解剖學原理／㈣ 短脈的特徵／㈤ 短脈的現代臨床意

義／㈥ 短脈兼脈的現代臨床意義／㈦ 傳統醫學對短脈脈理的認識／㈧ 短脈的鑒別／㈨ 短脈示意圖／㈩ 短脈脈訣歌

十、弦脈 …………………………………………… 233
㈠ 概述／㈡ 弦脈研究／㈢ 弦脈的現代病理解剖學原理／㈣ 弦脈的特徵／㈤ 弦脈的現代臨床意義／㈥ 弦脈的分部及其現代臨床意義／㈦ 弦脈的兼脈及其現代臨床意義／㈧ 傳統醫學對弦脈脈理的認識／㈨ 弦脈的鑒別／㈩ 弦脈示意圖／㈩一 弦脈脈訣歌

十一、緊脈 ………………………………………… 239
㈠ 概述／㈡ 緊脈研究／㈢ 緊脈的現代病理解剖學原理／㈣ 緊脈的特徵／㈤ 緊脈的現代臨床意義／㈥ 緊脈三部的現代臨床意義／㈦ 緊脈兼象脈的現代臨床意義／㈧ 傳統醫學對緊脈的認識／㈨ 緊脈示意圖／㈩ 緊脈脈訣歌

十二、滑脈 ………………………………………… 244
㈠ 概述／㈡ 滑脈研究／㈢ 滑脈的現代病理解剖學原理／㈣ 滑脈的特徵／㈤ 滑脈的現代臨床意義／㈥ 滑脈分部的現代臨床意義／㈦ 滑脈兼象脈的現代臨床意義／㈧ 傳統醫學對滑脈脈理的認識／㈨ 滑脈示意圖／㈩ 滑脈脈訣歌

十三、澀脈 ………………………………………… 251
㈠ 概述／㈡ 澀脈的研究／㈢ 澀脈的現代病理解剖學原理／㈣ 澀脈的特徵／㈤ 澀脈的現代臨床意義／㈥ 澀脈分部的現代臨床意義／㈦ 澀脈兼象脈

的現代臨床意義／㈧ 傳統醫學對澀脈脈理的認
識／㈨ 澀脈示意圖／㈩ 澀脈脈訣歌

十四、洪脈 ………………………………………… 256
　㈠ 概述／㈡ 洪脈研究／㈢ 洪脈的現代病理解剖學
　原理／㈣ 洪脈的特徵／㈤ 洪脈的現代臨床意義／
　㈥ 洪脈寸口分部的臨床意義／㈦ 洪脈兼脈的現代
　臨床意義／㈧ 傳統醫學對洪脈脈理的認識／㈨ 洪
　脈示意圖／㈩ 洪脈脈訣歌

十五、革脈 ………………………………………… 262
　㈠ 概述／㈡ 革脈的研究／㈢ 革脈的現代病理解剖
　學原理／㈣ 革脈的特徵／㈤ 革脈的現代臨床意
　義／㈥ 革脈分部的現代臨床意義／㈦ 革脈的鑒
　別／㈧ 傳統醫學對革脈脈理的認識／㈨ 革脈示意
　圖／㈩ 革脈脈訣歌

十六、牢脈 ………………………………………… 266
　㈠ 概述／㈡ 牢脈的研究／㈢ 牢脈的現代病理解剖
　學原理／㈣ 牢脈的特徵／㈤ 牢脈的現代臨床意
　義／㈥ 牢脈寸口分部的現代臨床意義／㈦ 牢脈兼
　脈的現代臨床意義／㈧ 傳統醫學對牢脈脈理的認
　識／㈨ 牢脈示意圖／㈩ 牢脈脈訣歌

十七、細脈 ………………………………………… 271
　㈠ 概述／㈡ 細脈研究／㈢ 細脈的現代病理解剖學
　原理／㈣ 細脈的特徵／㈤ 細脈的現代臨床意義／
　㈥ 細脈分部的現代臨床意義／㈦ 細脈的鑒別／㈧
　細脈兼脈的現代臨床意義／㈨ 傳統醫學對細脈脈
　理的認識／㈩ 細脈示意圖／㈪ 細脈脈訣歌

十八、濡脈 ………………………………………… 277

　　㈠概述／㈡濡脈的研究／㈢濡脈的現代病理解剖
　　學原理／㈣濡脈的特徵／㈤濡脈的現代臨床意
　　義／㈥濡脈寸口分部的臨床意義／㈦濡脈兼脈的
　　現代臨床意義／㈧傳統醫學對濡脈脈理的認識／
　　㈨濡脈示意圖／㈩濡脈脈訣歌

十九、弱脈 ………………………………………… 281

　　㈠概述／㈡弱脈研究／㈢弱脈的現代病理解剖學
　　原理／㈣弱脈的特徵／㈤弱脈的現代臨床意義／
　　㈥弱脈寸口分部的現代臨床意義／㈦弱脈兼脈的
　　現代臨床意義／㈧傳統醫學對弱脈脈理的認識／
　　㈨弱脈示意圖／㈩弱脈脈訣歌

二十、微脈 ………………………………………… 286

　　㈠概述／㈡微脈研究／㈢微脈的現代病理解剖學
　　原理／㈣微脈的特徵／㈤微脈的現代臨床意義／
　　㈥微脈分部的現代臨床意義／㈦微脈的鑒別／㈧
　　微脈兼脈的現代臨床意義／㈨傳統醫學對微脈脈
　　理的認識／㈩微脈示意圖／㈪微脈脈訣歌

二十一、芤脈 ……………………………………… 291

　　㈠概述／㈡芤脈研究／㈢芤脈的現代病理解剖學
　　原理／㈣芤脈的特徵／㈤芤脈的現代臨床意義／
　　㈥芤脈寸口分部的現代臨床意義／㈦芤脈兼脈的
　　現代臨床意義／㈧傳統醫學對芤脈脈理的認識／
　　㈨芤脈示意圖／㈩芤脈脈訣歌

二十二、散脈 ……………………………………… 296

　　㈠概述／㈡散脈研究／㈢散脈的現代病理解剖學

原理／(四) 散脈的特徵／(五) 散脈的現代臨床意義／
(六) 散脈寸口分部的臨床意義／(七) 散脈兼脈的臨床
意義／(八) 傳統醫學對散脈脈理的認識／(九) 散脈示
意圖／(十) 散脈脈訣歌

二十三、動脈 …………………………………… 301
(一) 概述／(二) 動脈的研究／(三) 動脈的現代病理解剖
學原理／(四) 動脈的特徵／(五) 動脈的現代臨床意
義／(六) 動脈寸口脈分部的現代臨床意義／(七) 動脈
的鑒別／(八) 傳統醫學對動脈脈理的認識／(九) 動脈
示意圖／(十) 動脈脈訣歌

二十四、伏脈 …………………………………… 308
(一) 概述／(二) 伏脈研究／(三) 伏脈的現代病理解剖學
原理／(四) 伏脈與正常脈、沉脈的脈位比較／(五) 伏
脈的特徵／(六) 伏脈的現代臨床意義／(七) 伏脈寸口
分部的現代臨床意義／(八) 伏脈的鑒別／(九) 傳統醫
學對伏脈脈理的認識／(十) 伏脈示意圖／(十一) 伏脈脈
訣歌

二十五、促脈 …………………………………… 313
(一) 概述／(二) 促脈研究／(三) 促脈的現代病理解剖學
原理／(四) 促脈的特徵／(五) 促脈的現代臨床意義／
(六) 促脈寸口分部的現代臨床意義／(七) 促脈兼脈的
現代臨床意義／(八) 促脈的鑒別／(九) 傳統醫學對促
脈脈理的認識／(十) 促脈示意圖／(十一) 促脈脈訣歌

二十六、結脈 …………………………………… 318
(一) 概述／(二) 結脈的研究／(三) 結脈的現代病理解剖
學原理／(四) 結脈的特徵／(五) 結脈的現代臨床意

義／㈥ 結脈分部的現代臨床意義／㈦ 結脈示意
圖／㈧ 結脈脈訣歌

二十七、代脈 ……………………………………… 321
　㈠ 概述／㈡ 代脈的研究／㈢ 代脈的現代病理解剖
　學原理／㈣ 代脈的特徵／㈤ 代脈的三部主病／㈥
　脈的現代臨床意義／㈦ 傳統醫學對代脈脈理的認
　識／㈧ 代脈示意圖／㈨ 代脈脈訣歌

二十八、濁脈 ……………………………………… 324
　㈠ 概述／㈡ 濁脈的研究／㈢ 濁脈的現代病理解剖
　學原理／㈣ 濁脈的特徵／㈤ 濁脈的現代臨床意
　義／㈥ 濁脈三部的現代臨床意義／㈦ 濁脈兼脈的
　現代臨床意義／㈧ 濁脈的鑒別／㈨ 傳統醫學對濁
　脈的認識／㈩ 濁脈示意圖／㈪ 濁脈脈訣歌

二十九、風脈 ……………………………………… 333
　㈠ 概述／㈡ 風脈的研究／㈢ 風脈產生的原理／㈣
　風脈的類別／㈤ 風脈的臨床意義／㈥ 風脈的兼
　脈／㈦ 風脈歌訣

三十、奇脈 ………………………………………… 347
　㈠ 概述／㈡ 奇脈的研究／㈢ 奇脈的現代臨床意
　義／㈣ 奇脈的特徵／㈤ 奇脈的鑒別／㈥ 奇脈脈訣
　歌

三十一、漾脈 ……………………………………… 349
　㈠ 概述／㈡ 漾脈的研究／㈢ 漾脈的特徵／㈣ 漾脈
　的現代臨床意義／㈤ 漾脈示意圖／㈥ 漾脈的鑒
　別／㈦ 漾脈脈訣歌

三十二、潮脈 ……………………………………… 352

㈠ 概述／㈡ 潮脈的研究／㈢ 潮脈的特徵／㈣ 潮脈
的現代臨床意義／㈤ 潮脈示意圖／㈥ 潮脈脈訣歌

三十三、邊脈 ‥‥‥‥‥‥‥‥‥‥‥‥‥‥‥‥‥ 355

㈠ 概述／㈡ 邊脈的研究／㈢ 邊脈的特徵／㈣ 邊脈
的現代臨床意義／㈤ 邊脈兼脈的現代臨床意義／
㈥ 邊脈分部的現代臨床意義

三十四、擊脈 ‥‥‥‥‥‥‥‥‥‥‥‥‥‥‥‥‥ 366

㈠ 概述／㈡ 擊脈的研究

三十五、脈暈點 ‥‥‥‥‥‥‥‥‥‥‥‥‥‥‥‥ 368

㈠ 概述／㈡ 脈暈點的研究／㈢ 脈暈點的特徵／㈣
脈暈點的原理／㈤ 脈暈點的現代臨床意義／㈥ 脈
暈點的表示法／㈦ 脈暈點的歌訣

三十六、十怪脈 ‥‥‥‥‥‥‥‥‥‥‥‥‥‥‥‥ 378

㈠ 概述／㈡ 十怪脈的現代研究／㈢ 十怪脈的指
感／㈣ 十怪脈產生的原理／㈤ 十怪脈的現代臨床
意義

總結 ‥‥‥‥‥‥‥‥‥‥‥‥‥‥‥‥‥‥‥‥‥ 386

㈠ 脈象的原理／㈡ 寸口脈分屬的原理／㈢ 三十五
脈歌訣

附錄：候脈知病 ‥‥‥‥‥‥‥‥‥‥‥‥‥‥‥‥ 389

（一）脈象直接診病症舉例 ‥‥‥‥‥‥‥‥‥‥ 390
（二）脈證合參斷病證 ‥‥‥‥‥‥‥‥‥‥‥‥ 402

跋 ‥‥‥‥‥‥‥‥‥‥‥‥‥‥‥‥‥‥‥‥‥‥ 409

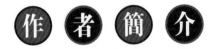

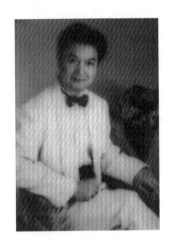

　　許躍遠　回族，1955年10月生，安微壽縣人。中醫世家，中西匯通30年，孜孜不倦研究脈象。

　　他首次提出寸口脈的神經學與血液供應分屬內容，提出摸「脈人」的診脈思想。在臨床實踐中，他發現並確定了邊脈、風脈、濁脈、潮脈、漾脈、奇脈、脈暈點等脈象，並試圖規範兼脈的命名方式。脈象圖的發現為脈診提供了形態學內涵。他認為脈象是人的體證，需棄門戶之見，倡導中西互補、六診斷病。

　　許醫生為人低調，淡泊名利，唯診脈察病獨具慧眼，對多種疑難病症，候脈知病，中西互參，每獲奇效。

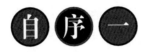

脈學是中醫學的奇珍。翻開中醫文化幾千年的發展史冊，脈學可以說是這一文化主旨的理論重心。

筆者常見不少的近代中醫著作中有西醫診斷中醫治療，這是一種進步，至少作者認識到自身的不足。中醫必須現代化，挖掘古典是一種總結但不是進步，一個國家乃至一個民族如果沒有超前那就象徵著落後。

朱偉等認爲：「長期以來中醫界普遍存在不能跳出古代經驗和思維，多注重注疏考據、訓詁文字學方法，而且提倡尊古誦經，對新的學術見解不能正確對待，不能擺脫習慣思維的束縛，被固有的觀點所禁錮。」他們認爲，中醫理論字字是金玉良言，不容更改……而採用新的研究手段是西醫要吃掉中醫。其實科學的本質是創新，創新是一個民族的靈魂，是一個國家興旺發達的不竭動力。

近代不少的中醫著作不談脈象。筆者認爲：追求進步以捨棄脈學這一民族醫學文化的精華爲代價是極不可取的。中藥的處方需要辨證，而脈象則是主要的辨證工具。別陰陽、辨臟腑、明虛實、斷病機、定治則，如果沒有脈象作爲依據則我們的處方就是無源之水，無根之木。

作者多年來用現代醫學的理念對脈診進行了系統的研究。研究發現脈診是徒手診病的良法，它的作用不遜色於現代醫學的 X 光、B 超、心電圖、化學檢驗。並發現了邊、濁、風、漾、奇、潮、脈暈點等脈象。特別是風脈對腦中風

的早期診斷、預後，邊脈對臟腑定位都具有重大臨床意義。

透過望、聞、問、切的診察，用以收集臨床資料，是中醫獲得病情資訊的主要手段。特別是脈診、舌診、望診等具體診察內容及其對病證的診斷價值，較西醫而言，別具一格，這是中醫診斷學的特色與優勢。

中醫文化傳播世界，針灸在國外已經有了認同，這與針灸的療效分不開，脈診仍沒能被西醫學所接受，其中最大的原因不是我們自己的東西不好，而是西醫不能夠很好地理解脈診的原理。事實上西醫發源於解剖，中醫來源於臨床實踐並以經絡的研究爲開端，兩個文化的底蘊不同。當我們用現代醫學的角度去重新審視脈學時，脈診的科學性及其臨診斷疾病的作用將讓我們驚訝。

中醫脈學需要擇優汰劣、繼承創新。筆者寫出本書，其目的是召喚脈學新理念，將傳統脈學互動於現代醫學，納入現代醫學的語境與視野而給以新的詮釋，並爭取對脈象的研究有所創獲，讓脈診成爲中、西醫生診病的良師益友，更好地服務於廣大病人！這才是作者真正的夙願。

由於本人學識淺薄，書中不足之處在所難免。書中也有不少診脈的手法是立足於本人的經驗，甚至與傳統脈學大相徑庭。還有不少關於脈象產生原理的探討純屬個人看法。仁者見仁，智者見智，如有不足，煩請各位師長批評指正。企望讀者鑒別在臨床，求證於實踐。

許躍遠

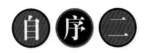

自序二

　　余孩提時常隨祖母出診尋藥。她以百草治病,名聲相傳方圓。聽祖母言:「汝父幼時偶感『傷寒』,高熱月餘不退,病危,棄之於草堆時恰逢汝曾祖母至,查脈尚有根,頸軟,即言:『此兒有救。』取石膏知母湯加減一劑,熱退,漸能食至癒。」耳聞目睹病家之患,三部九候斷人生死。如此之妙玄,吾常愧而深究。然脈學之玄機,吾輩才疏學淺,難以知其萬一。

　　而立之年,仍不能得心應手,然門診多有病人伸手無言於案邊求診,余心中了了,六部茫然也。自知膚淺,故作姿態,以問代指。

　　虛難受補,淺識必管窺。故潛心於三十年間,常忘寢食,衣不知其暖,食不知其味,近黃山咫尺而未步,置名利而拂袖。余觀書,古今中外皆納之,終一日頓開昏瞶。

　　今已不惑矣。海內外病人紛至杳來,或求診斷,或見疑難而求醫治,無不驚駭,余之三指有未言先知之妙,具理化檢驗之功。然臺上三分鐘,台下十年功,正所謂冰凍三尺,非一日之寒也。

　　病者求治,疲於遍覓名醫良院。入院者日耗千金,疲於理化檢查,投江湖郎中者多爲醫拖、廣告誘導而棄金帛於河海。爾等事醫者應窮究極理,救人於水深火熱。脈之奧秘,非博學難求玄微,非學識兼顧難以創新,古今醫學高人無不以脈見長。然醫技之書,非小說詩歌錦心繡口,斐然成章或

面壁虛構、搜索枯腸於裊裊煙雲。

　　醫學之道，生命之道也。凡入此門則終生如履薄冰。非獨酷愛此學，則難此生獨守寸口。脈窺病機，亦見微知淵，然世之脈法皆古云亦云，深奧高閣，固步裹足。扁鵲至今，成學之脈僅近三十。大千世界，人患千萬，旦夕變幻，初涉足者更是心中了了，指下難明。二十八種脈象應對千千萬萬張病容，多是同脈異病，或同病異脈，盲人摸象，各有經驗感覺是也。有以寸口者，牽強於十二經絡，附會於五行生剋，唯心之論何以服眾？醫學科技日新月異，脈診學這塊碧玉何日能熠熠生輝？我輩有愧於先人也。

　　西醫學者有人體解剖、生理、生化之功底；中醫學者有二十八脈之經綸，皆能舉一反三，觸類旁通。若稍加努力，則諸學皆能登堂入室，執簡馭繁，知常達變，到那時中西醫之匯通，人類醫學交融的春天才能真正到來。

　　斯書粗俗，恐難登大雅，篇中諸言皆囿於己見。脈學之浩瀚，博大而精深，不揣冒昧，以蠡測海，若伴君於案旁肘後，實是奢望。然千萬痼疾作祟於塵世，故斗膽置褒貶於腦後，而以拙著奉於同好也。

　　　　　　　　　　　　　　　　　　　　　許躍遠

導言：脈學簡史

　　法國的杜欣先生慕名來診，三分鐘候脈後，我的診斷有六條，並告訴他健康的方式。他驚訝地說：「我在法國看了那麼多的醫生，沒有一位醫生能在三分鐘之內改變我下半生的生活方式，為什麼摸摸手就知道我有什麼病？」我說：「中醫候脈診病是很普通的事。」

　　從疾病的觀察角度來看，中醫使用的是純自然的工具，即五官和四肢，而西醫學多借助於儀器和設備。二者的優劣暫且不說，但簡單地把中醫視為粗陋和落後那就大錯特錯了，無論是脈診還是舌診，其診察層次之繁細，察病之準確，在某種角度上，是擁有無數電子設備的西醫學所望塵莫及的。西方人就是不能理解，為什麼中醫先生三指在病人手上一搭，就能把疾病說得明白。

　　在外行人的眼中，脈的跳動就是快慢、強弱、規律不規律等。事實上脈象內涵的科學性作為五千年文化的一部分一定讓你大開眼界。

　　中醫醫學文化源遠流長。浩然幾千年醫學文化史中，中醫脈學佔有極其重要的篇幅。至扁鵲首創脈診這一診療方法以來，脈學文化逐漸形成於原始的百家爭鳴的發展歷程中。

　　歷代醫學家就脈象學的發展與完善可謂是前赴後繼，就是因為有這些醫學先聖的不斷尋求、探索與總結提高，才能有今天脈象學文化的蔚為大觀。西元前 5 世紀，著名

古代醫學家扁鵲❶，首創了脈診的診療方法，把脈診病，在當時影響力巨大，他還周遊列國傳播醫學知識，為脈診的普及作出了貢獻。

我國最早的醫學專著《黃帝內經》❷就記載了扁鵲「三部九候」❸的「遍診法」❹診脈方法。他十分注意人的形體與脈象、脈象與疾病間的關係。注重判斷陰陽盛衰，病勢順逆，集脈學之精華，其豐富的臨床診脈經驗，對後學產生了深遠影響。司馬遷❺在《史記·扁鵲倉公列傳》❻記載：晉昭公時，趙簡子昏聵，扁鵲應邀為簡子診病，扁鵲根據脈象斷言簡子三日必悟，果然應驗。《列傳》中記載有：「至今天下言脈者，由扁鵲也……」可以認為扁鵲是我國中醫脈學的創始人。

當然「扁鵲」可能不是一人，但他是上古醫學先進的代表。《漢書·藝文志》載有《扁鵲內經》、《扁鵲外經》等書，可惜該書已佚失。這說明我國的脈診，在西元前5世紀已經開始，並見有脈學著作。

人類由原始狀態直至科技發展的今天，從崇拜神靈到人類登月球，這是科技發展的必然趨勢。種族與種族間，東西方文化間均會有共同點。東西方醫學也是如此。幾乎與西元前5世紀同一時期，反對巫術是醫學發展的主流，西方以希波克拉底❼為代表，東方以扁鵲為先鋒，他們都是經由醫療的具體實踐，以唯物的醫學態度治學，均形成一定的影響。

《內經》約著於西漢時期，但其內容尚可追溯到殷商時代。主要收載了戰國、秦、漢時期的醫經與醫療經驗。就脈診而言，它以陰陽為認識方法，以經絡為標誌，以遍

診法為手段，結合季節、色澤、皮診為輔助，以胃氣定生死，探索和記載了古代脈學的輝煌。

《內經》是先人給我們留下的珍貴遺產，它既是脈學的開端，又是後世脈學的經典。我們應歷史地唯物地認識其不足，用今人的理念去求全於幾千年前的古人是不妥當的。

《黃帝內經》共搜集五篇脈學專論，即《玉版論要》、《脈要精微論》、《平人氣象論》、《三部九候論》、《論疾診尺篇》。其基本內容包括診脈的方法、要求，脈象的種類、形態生理及病理脈的特點，真臟脈，主五臟功能的標誌性脈以及遍診法等。其內容十分豐富。

秦漢時期（西元前 2 世紀），《黃帝八十一難經》❽（簡稱《難經》）是繼《內經》之後的又一醫學學術經典。它採集了《靈樞》❾、《素問》❿的精要，以問答的形式主要論述了中醫學的基礎理論，也分析了一些病證，輯以八十一難。從一難到二十二難論述了脈的陰陽虛實，四時常脈，病脈，五臟疾病與證的關係。也具體論述了脈診的寸、關、尺三部，臟腑的分配，指法等等。它旗幟鮮明地主張「獨取寸口」⓫的法則。

《難經》在中國醫學的脈學中佔有極其重要的地位。「獨取寸口」雖然在當時相當長一段時間沒能廣泛推行，但它已經自覺和不自覺地完成了脈學的由繁到簡的簡化工作。為脈診的「獨取寸口」的普及打下了基礎，甚至為《脈經》的產生鋪平了道路。

一段時間，歷史上有多位儒醫用自身的文學修養去考證與評價《難經》的粗俗與真偽，這是不恰當的。《難

經》帶給我們的是直至今日仍然沿用的寸口脈法及其脈學思想，這應當是我們最為關心的。這就如同牛頓❶、愛因斯坦❸沒有獲得諾貝爾文學獎一樣，我們僅關心的是其在自然科學方面的貢獻。

東漢末年的張仲景❶除了其傳世的《傷寒論》❶和《金匱要略》❶成為中醫理、法、方藥臨床運用的千古楷模以外，對中醫脈學的貢獻也是不可磨滅的。他十分注重脈學在辨證論治中的作用，強調脈證合參，這是張仲景對脈象學劃時代的巨大貢獻。

張仲景雖然距《難經》問世百餘年，但他的著作中仍然部分採用了《內經》的「趺陽」❶、「太谿」❶脈法，而大部分則採用了《難經》的脈法。他以陰陽統領 20 餘脈，將大、浮、數、動、滑歸於陽脈，將沉、澀、弱、弦、微歸類於陰脈，統一理、法、方、藥並發現了浮緊脈、沉細脈、陽微陰弦等脈象及其臨床病證的應用。張仲景被後人尊為「醫聖」，那是後人對他醫療實踐和治學態度的高度評價。

值得一提的是漢朝的華佗❶。這位與張仲景齊名的古代外科學家，在脈學上也是很有造詣的。其著作佚失是中醫外科學的巨大損失。如果華佗的外科技術能流傳下來或華佗的精神發揚光大，則今天中醫與西方醫學的差距也許就不會很遠，很可能先進的醫學在中國。

因為華佗在西元 100 餘年已經使用了麻醉的方法進行腹部外科手術。如果華佗沒有一定的醫學解剖學知識，他是不敢在當時的霸主曹操❷面前冒死提出開顱術的。遺憾的是華佗的醫學著作已經佚失。

　　此時希臘外科學家蓋倫❹的解剖學知識部分只是從動物身上獲得的比較解剖學，他繼承的在今天看來並不正確的「四體液說」❷一直是西方 1000 多年來的絕對權威。西方醫學第一部人體解剖學著作《人體結構》❷是 1537 年由維薩留斯❹所著。而西方人外科的進步也只是近一二百年的事。事實上內科慢性病的治療上中醫也有優勢。

　　三國末年，西晉時期的王叔和❷（西元 201—208 年）著有《脈經》❷，為我國現存最早的脈學專著。全書共十卷，它集漢朝以前中醫脈學之大成，選取《內經》、《難經》以及張仲景、華佗等有關論述，首次對中醫脈學從理論到臨床運用作了較全面、分門別類的論述。《脈經》精華的部分是確立了 24 種脈象的名稱、指感形象的標準，並首開了脈象鑒別的先河。

　　王叔和在《脈經》中解決了《難經》對「獨取寸口」法則未能完成的技術問題。如脈形，分類，診脈時間，寸、關、尺的長度，脈的長短、大小、輕重、陰陽以及性別與脈的關係。又如對六脈所主臟腑部位、各種反常脈、脈的主病、死脈等脈象都詳細加以表述，並指出了其臨床運用法則。《脈經》這一脈學專著的出現，使中國醫學的脈學得到長足的發展。它承前啟後，成為古脈學的終結和新脈學的開端。其有關脈象的指感形象和標準成為後學乃至今日脈學的準則及經典。

　　至《脈經》之後，脈學著作均以《脈經》為藍本，而在脈學學術水準上，至今尚沒有發現有什麼超越，也就是說脈學在《脈經》後沒有大的發展。

西元 7 世紀，隋唐時期傑出的醫學家孫思邈❷，也是一位脈學大家。他言：「夫脈者，醫之大業也，既不深究其道，何以為醫哉。」他認為脈的長、短與人體的高矮有關，並對《脈經》的革、牢不分，在《千金翼方》❷中加以糾正。

六朝的高陽生❷將王叔和的《脈經》以歌訣的形式編成《脈訣》❸，為脈學的傳播作出貢獻。《脈訣》由於其容易記誦，在當時流傳較廣。但該書被後人認為是偽撰，文辭粗陋，錯誤較多，引發歷史上長達幾百年的學術爭論。

元代的戴起宗❸著《脈訣刊誤》❸，清朝的李延昰❸著《脈訣匯辨》❸，張世賢❸著《圖注脈訣辨真》❸，皆因《脈訣》之誤而作。但這也推動了脈學的進一步發展。

宋朝時期的《四言脈訣》❸具有條理性，頗受醫家贊成。後被《東垣十書》❸及《瀕湖脈學》❸選錄。許叔微❹還將張仲景的脈法繪製成脈圖❹，首開了以圖說脈的先河。他的著作雖然佚失，但其方法被施發繼續。施發❹著《察病指南》❹，以脈象圖的形式，記載脈圖 33 幅，成為後世脈圖乃至脈學儀器❹的描記啟蒙篇。

元代的滑壽❹著《診家樞要》❹，對《脈經》的遺漏進行了補充，發現了長、短、牢、疾四脈，是滑壽將《脈經》的 24 脈增加到 28 脈。至此脈象的種類完成了它的古代發展史。滑壽還將 28 脈以六綱統領，建立起綱領性脈的概念。並提出「舉」、「尋」、「按」以應對浮、中、沉的候脈法則。

明朝時的李時珍❹在中國醫、藥學發展史中最具影

響。他的《本草綱目》❹巨著傳世影響力巨大。他的脈學專著《瀕湖脈學》對諸脈：浮、沉、芤、洪、細、促、緊、微、伏、動、滑、弱、弦、軟、散、緩、長、短、澀、遲、結、革、牢、濡、虛、實、代等 27 脈論述精闢，脈與脈間的鑒別秋毫無遺。雖然李時珍在脈學上的貢獻不是創造，但《瀕湖脈學》為後人乃至今天也是中醫脈學教學的必修課。由於《瀕湖脈學》易讀易記，所以它傳世極廣，影響力巨大。

明代時期的張介賓❹著《景岳全書》❺，在《脈神篇》中把 28 脈歸類於八綱，即：浮、沉、遲、數、大、小、長、短。李中梓❺著《醫宗必讀》❺把 28 脈歸類於四綱。諸子百家，百花齊放。

總之，中國醫學的脈學源於戰國時期並以扁鵲為代表，專述於《內經》，倡導獨取寸口診法的是《難經》，提倡脈證互參的是張仲景，規範成學的是《脈經》，廣泛傳播與普及工作莫過於《脈訣》和《瀕湖脈學》。中國醫學的脈學到了明朝，就如同中國的古瓷器，中國書法、繪畫藝術一樣，已經到了絕筆的境地。

縱觀世界科技發展史，元代以前的中國是遙遙領先的。諸如農業、古建築、天文、數學、醫學、青銅器、陶瓷、紡織、四大發明等都是聞名於世的。

由於封建王朝的腐敗統治，特別是清朝的閉關自守及近代的戰爭創傷使中國的科技水準滯後。醫學的落後局面同樣令人痛心疾首。

明代以後還有不少的醫學家就脈象學著書立說，為傳統脈學的發展、完善及脈學結合於臨床作出了不朽的貢獻。周

學海❸、李延、張璐❹、黃宮繡❺、周正霆❻、葉霖❼等先賢均為中華脈學嘔心瀝血，上下求索。當代趙恩儉❽是一位德才兼備的脈學大師，他孜孜不倦 30 年研究脈學，主編《中醫脈診學》❾，代表著脈診學的高水準。《中醫脈診學》是當代的「脈經」。

　　新中國成立後，脈學得到了發揚。自 20 世紀 50 年代開始，學者們就應用儀器描記腕部橈動脈的脈搏圖形，分析、識別不同的脈形、脈象，並對傳統脈象理論加以探討與驗證。這一方法試圖用現代化儀器替代人手，借以尋求傳統脈學的客觀、規範標準。

　　實踐證明，用儀器替代人手到目前為止尚有許多技術難題有待攻克。儀器描繪的圖像在一定程度上只能反映出心臟、血管及血流等的功能狀態，一時很難替代人手的那種經驗感覺。這就如同機器人在高智慧方面替代人腦尚需漫長的歲月，有時是艱難的。

　　脈象儀器就目前的水準尚取代不了人手和大腦對脈象九大脈素的感知與分辨。有時脈象圖給醫生帶來的僅是直觀線條，大量的數位給醫生帶來的又是記憶與分辨的麻煩，現階段的脈象儀器及脈圖在使用上僅作為醫生瞭解脈動的頻率、節律、脈壓而已，它的臨床實用意義和價值不如心電圖。事實上，脈象圖很大的成分中都是心電圖的肢體導聯圖像，另立學科沒有必要。可以這樣說：「圖上難明難於指下難明。」但脈診在有經驗醫生的指下早已經是出神入化了。

　　當新的脈學思想湧現後，脈學儀器的研發將有改觀。

　　通觀脈象學的發展歷程，作者認為它必須有三次變

革。

一是遍診法變革為寸口脈法，這是歷史的延革及眾多脈學家的貢獻，這裏《難經》為旗幟，《脈經》為終結。

第二是脈證合參，強調脈象與臨床症狀的互參，推動這一變革的是醫聖張仲景。

第三是脈象的現代化，強調脈象與現代醫學的對接，這就要求研究各種疾病的脈象形式。

科學在發展，醫學在進步，中國醫學也在不斷發展與演化。脈學作為一種傳統診療方法怎樣匯聚、交融於現代醫學科技，這是擺在醫家面前的重要課題。那種捨棄與過分誇大脈診同樣是錯誤的。

我們堅信脈診在疾病的初診、疾病的轉歸、預後以及指導疾病的治療等中都具有十分重要的意義及參考價值。它方便、快捷、準確，為病人節省大量的醫療費用。有時它提供的價值不遜色於B超、心電圖、X光及檢驗，甚至還有現代理化診斷所不及的作用。在醫學高度發展的今天，脈學不但不應捨棄，反而應當發揚光大。

一種好的診療方法，一種方便、快捷、廉價的診療手段，應當成為中、西醫生的必備技能。候脈知病不應只是中醫醫生的唯一專利，而應是所有醫護人員的必修課。作為追求身體保健的人們也應知脈、懂脈。一是因為脈象簡單易學，二是因為脈象能隨時隨地監控人體內部環境的變化，指導你鍛鍊身體和必備地保健用藥。

鑒於脈象學在臨床上的重要作用，筆者呼籲：

建立脈象學國際學會、各國脈象分會。

醫學院校應有現代脈學研究機構，用現代脈學思想教

育醫學生。

倡導徒手六診法：視、候、問、觸、叩、聽。在此基礎上，再行現代理化儀器修正診斷。這一方法的倡導對減少全世界範圍內醫療費用的高支出有重要意義。作者預言：社區醫療服務的普及將是脈診學發展的一個契機。

【注釋】

❶扁鵲：我國戰國時期傑出的醫學家，生活在西元前 5 世紀左右。據《史記》等書的記載，他原名姓秦，名越人。今河北任丘縣人。他具有豐富的醫療實踐經驗，尤其長於脈診。通內科、外科、婦科、兒科、五官、針灸等，故能周遊列國，得心應手地傳播自己的醫學思想。他還是一位反對巫術迷信的有史載的醫生。《漢書·藝文志》著錄《扁鵲內經》、《扁鵲外經》等書，已佚失。現存《難經》是託名之作。

❷《黃帝內經》，書名，簡稱《內經》。以黃帝、岐伯等問答的形式而成書。該書是我國現存最早的醫學著作，成書時間約在戰國時期，其內容包括這個歷史時期多人的作品。原書 18 卷，即《素問》和《針灸》（唐以後的傳本改稱《靈樞》）各 9 卷。該書以醫藥理論為主，兼及針灸、方藥及治療。在樸素的歷史唯物主義觀點指導下，闡述中醫學理論，辨證論治規律、病症等多方面內容，奠定了中醫學的理論基礎。

❸三部九候，是指脈診的方法。古代多用遍診法，即遍診上、中、下三部有關的動脈。上部為頭部，中部為手，下部為足部。把上、中、下三部各分成天、地、人三候，三三合而為九，故稱三部九候脈法。

❹遍診法，即三部九候法。

❺司馬遷，字子長。我國西漢時歷史學家、文學家、思想家（西元前 145 或前 135—？）。陝西韓城南人。其父司馬談，任太史令。他年輕時遍遊中國南北，考察風土人情，採集民間傳說。元封三年（西元前 108 年）繼父職，任太史令。太初元年（前 104 年）與唐都、落下閎等共定太初曆，對曆法進行改革。後因對李陵軍敗降匈奴事有所辯解，得罪下獄並受腐刑。出獄後任中書令，發憤繼續完成所著史籍。人稱其書為《太史公書》，後又稱《史記》，是我國最早的通史。此書開創了傳記體史書的形式，書中傳記語言生動，形象鮮明，是優秀的文學作品，對後世史學與文學都有深遠影響。司馬遷懷疑天命及神學。認為謀「利」是人的天性，提出「人富而仁義附焉」，試圖以經濟生活說明社會道德。

❻《史記》，見司馬遷。

❼希波克拉底，西元前 460 年出生於愛奧尼亞地區柯斯島，他出身醫生世家，成年時在希臘行醫，雅典為這位外籍人授予榮譽市民的稱號。以他的名譽流傳下來的著作集成為《希波克拉底文集》，共 70 篇文章。希波克拉底反對巫術，著重實踐，尊重科學，提出「四體液學說」。他認為：人體存在四種液體，即血液、黃膽汁、黑膽汁、黏液。這四液相互平衡與調和人就不會生病。這就如同中醫的五行學說一樣，成為西方醫學的基礎理論。並影響西方醫學一千多年。

❽《黃帝內經八十一難經》，即《難經》，分三卷（或分五卷）。原題秦越人撰。大約在漢以前成書（或在秦漢之間）。該書以假設問答、解釋疑難的方式編纂而成。其具體內容以基礎理論為主同時也分析了一些病症。其中 1—22 難論脈，23—29 論經絡，30—47 難論臟腑，48—61 難論病，62—68 難論穴位，69—81 難論針灸。主張「獨取寸口」脈法。

❾《靈樞》，又名《靈樞經》、《黃帝內經靈樞經》，為《內經》的組成部分之一。原書 9 卷 81 篇，又名《針經》，別名《九卷》，隋唐時出現多種不同名稱的傳本，包括《九靈》、《九墟》、《靈樞》等。宋朝以後傳本及原本多見佚散，現存《靈樞》傳本係南宋時期史松家藏 9 卷重新編校而成，改為 24 卷。該書與《素問》所論述的內容相近，尤詳於經絡針灸而略於運氣學說，在介紹基礎理論與臨床方面則與《素問》內容互有補充，是研究我國戰國時期醫學理論，特別是針灸療法的重要文獻，並為歷代醫家所重視。

❿《素問》，古醫書。又名《黃帝內經素問》，為《內經》的組成部分之一，原書 9 卷，共 81 篇（魏晉朝以後僅存 8 卷）。唐朝王冰注釋此書時改為 24 卷，並補入 7 篇大論，但仍缺刺法論、本病論 2 篇，經北宋林億等校注後，成為今存《素問》傳本的依據。本書包括人體解剖生理（臟象、經絡等）、病因、病理、診斷、辨證、治療、預防、養生以及人與自然、陰陽五行學說在醫學上的應用、運氣學說等多方面內容，較系統地反映了我國戰國時期的醫學成就。

⓫獨取寸口，古今均將橈動脈分成寸關尺三部，每部都以輕中重指力下按，稱浮、中、沉三候。

⓬牛頓，1642 年 1 月 25 日生於英國林肯郡伍爾索普地區。他是人類有史以來最偉大的科學家。在數學上他發明了微積分；在天文學上他發明了萬有引力定理，開闢了天文學的新紀元；在物理學方面他發現了太陽光的光譜，發明了反射式望遠鏡。一位科學家一生中僅有一個貢獻，就足以名垂千古，而牛頓集許多光環於一身。

⓭愛因斯坦，德國猶太人，後入瑞士及美國國籍。最偉大的成就是相對論的研究。關於光電效應的研究獲 1921 年諾貝爾物理

獎。

⓮ 張仲景，為我國東漢時期傑出的醫學家，被尊為「醫聖」。名張機。南陽郡（今河南南陽）人。生活於西元 2 世紀中葉到 3 世紀。他廣泛地研究了《內經》等古典醫著，博採勞動人民診療疾病的經驗，結合自己的臨床實踐，著有《傷寒雜病論》。首先提出對傷寒六經辨證和雜病八綱辨證的原則，奠定了中醫辨證論治的基礎，對中醫學的發展有很大影響。他的著作被後人整理成《傷寒論》和《金匱要略》兩書。

⓯《傷寒論》，醫書，共十卷。東漢時期張仲景撰於 3 世紀初。該書是《傷寒雜病論》中有關傷寒病證為主的部分，經王叔和整理，復經北宋校正醫書局校對而成。

⓰《金匱要略》，書名，該書是張仲景《傷寒雜病論》的內容並經晉朝王叔和整理冠名成《金匱玉函要略方》，後再經北宋校正書局根據當時所存的資料重新編校成《金匱要略方論》。《金匱要略方論》取其中以雜病為主的內容，全書 25 篇，方劑 262 首，也兼有部分外科、婦產科等病症的內容，該書總結了東漢以前的醫學臨床經驗，提出了辨證論治及方藥配伍的一些基本原則，記載了許多實用及今天仍然有效的方劑，成為中醫醫學的理論基礎。

⓱ 趺陽脈，又稱衝陽脈。為三部九候診法切脈部位之一種。屬足陽明胃經的經脈，位足背脛前動脈搏動處。

⓲ 太谿脈，經穴名。屬足少陰腎經。位於足內踝與跟腱水平聯線中點。

⓳ 華佗（？—208），東漢末年傑出的外科學家，字元化。安徽亳州人。通曉內、外、婦、兒、針灸等科，更長於外科，在醫學上有很高的造詣。據《後漢書》等史籍記載，他曾創用酒服麻沸散進行全身麻醉，做腹腔腫瘤切除手術。他主張體育鍛鍊，

藉以增強人的體質，預防疾病。發明「五禽戲」，即模仿虎、鹿、熊、猿、鳥的動作進行體育鍛鍊，但該著已佚失。現《中藏經》為託名之著。

⑳ 曹操，後漢時期魏國統領。常有頭疼病，華佗診斷其為「腦瘤」。建議用手術的方法摘除。曹操懷疑華佗借機殺害他，遂將華佗殺害。

㉑ 蓋倫，於西元 130 年出生在土耳其的貝加莫。他的父親是一位建築學家，蓋倫小時候受到過良好的教育，17 歲學習醫學。西元 168 年定居羅馬，成為羅馬御醫。他著書立說，大約在西元 200 年去世。蓋倫的主要貢獻是系統地總結並繼承了希波克拉底以來的醫學理論如「四體液理論」，其著作均基於人體解剖及動物的比較解剖學。他認為，肝臟、大腦、心臟是人體主要器官，肝臟的功能是造血，並注以天然的靈氣，血液大部分通過靜脈在人體內流動，小部分由心臟注入生命的靈氣，生命的靈氣由動脈達到全身，使人體有生命力。蓋倫的著作包括醫學理論及實踐，影響西方醫學一千餘年。

㉒ 四體液說，見希波克拉底（7）。

㉓《人體結構》，人體解剖學書。安德列·維薩留斯著於 1543 年。共 7 卷。該書依次論述了骨骼系統、肌肉系統、血液系統、消耗系統、內臟系統、腦感覺器官等。該書還插入了許多精細的解剖圖，這在當時是了不起的工作。

㉔ 維薩留斯，安德列·維薩留斯 1514 年 12 月 31 日生於比利時布魯塞爾的醫生世家。三代均為宮廷御醫。他認真研究人體解剖，有時甚至夜間從絞刑架下偷過屍體。他對蓋倫的學說有深刻的研究，並發現蓋倫的解剖學說有許多錯誤，甚至在課堂上與自己的教授發生爭執，1537 年巴黎大學在安德列·維薩留斯大學畢業時沒有授予他學位。但義大利帕多瓦大學瞭解到維薩留斯在

解剖學方面的學識，破例授予他醫學博士學位，並邀請他為解剖學教授，同年維薩留斯來到義大利帕多瓦大學任教。1543年他的《人體結構》出版。

㉕ 王叔和，我國西晉時期著名醫學家。他生活於西元3世紀，名熙。高平人（今山西高平）。曾任太醫令，精究脈學。集前代有關脈學文獻，結合自身臨床體會，編成《脈經》。該書將古代脈學進行系統化整理，總結為24種脈象，是我國現存最早的脈學專著，並影響於國外。王叔和還把張仲景的《傷寒雜病論》加以整理，對保存這部古代醫籍很有貢獻。

㉖《脈經》，脈學著作，10卷。西晉時期王叔和撰，是我國最早的脈學專著。該書集漢朝以前脈學之大成，選取《內經》、《難經》以及張仲景、華佗等有關脈學方面的論著，在闡明脈理的基礎上聯繫臨床實際，分門別類地論述脈學。全書分述三部九候，寸口脈，二十四脈，脈法，傷寒，熱病，雜病，婦、兒病證的脈症治療等。

㉗ 孫思邈（581－682），唐代著名醫學家。陝西耀縣人。博通經史百家，少年因病學醫，長期隱居於家鄉。著作有《千金要方》、《千金翼方》。在醫學成就上有重要地位，對後世影響極大。

㉘《千金翼方》，醫書，30卷。唐朝孫思邈撰，成書於7世紀末。該書是作者為補充其所撰《千金要方》而編。首載本草，其次為婦產、傷寒、小兒病、養生、內科雜病、外科、色脈、針灸及禁經等。取材廣博，以唐朝以前為主。

㉙ 高陽生，六朝時人，見（31）。

㉚《脈訣》，又名《王叔和脈訣》，脈學著作。六朝時期高陽生撰。成書年代不詳。此書是在《脈經》基礎上編撰而成，有脈歌84篇。依次為候法歌、五臟歌、左右手診脈歌等。論脈24

種，首次對脈象進行三分類。即七表（浮、芤、滑、實、弦、緊、洪），八裏（微、沉、緩、澀、遲、伏、濡、弱），九道（長、短、虛、促、結、代、牢、動、細）三組，分述脈體狀與主病。以 24 脈並刪去《脈經》數、散二脈，增加長、短二脈，並以牢脈代革脈等。此書雖然源於《脈經》但其寸口分屬又不同於《脈經》。該書以歌訣的形式便於習誦，在宋時流傳很廣。但因託名王叔和，故遭後人非議。關於脈象以歌訣的形式出現，從宋朝開始有許多版本，諸如張道中撰寫《西原脈訣》，崔真人撰寫《崔氏脈訣》，《崔真人脈訣》，後人稱《紫虛脈訣》、《四言脈訣》。清朝的劉璞撰寫脈訣現編於《醫學集要》。清朝葉盛撰寫脈訣為《證治合參》的卷 2 部分，等等。

㉛ 戴起宗，元代醫學家，字同父，通醫學，曾任龍興路儒醫教授（今江西南昌縣人）。對朱肱《傷寒百問》一一辨證，撰有《活人書辨》，已佚失。又編《五運六氣撰要》和《脈訣刊誤》，後一書在脈學專著中較有影響。

㉜《脈訣刊誤》，脈書名。又名《脈訣刊誤集解》，2 卷。元代戴起宗撰。戴起宗認為當時流傳頗廣的高陽生著《脈訣》有語意不明、立意偏異之處，並存在不少錯誤。遂以《內經》、《難經》、張仲景、華佗、王叔和及歷代有關論述，對《脈訣》原文進行考定，戴起宗的許多觀點都頗可取。該書後又經明代的汪機補充。

㉝ 李延昰，清代醫學家，號辰山。趙郡人（今河北趙縣人，又有上海松江人的傳說）。他精通脈學，彙集脈學 70 餘種，結合家學及個人經驗，於 1662 年刊行《脈訣匯辨》。後編《辨藥指南》、《藥品代義》二書，均成於 1644 年。

㉞《脈訣匯辨》，脈書名，10 卷。清朝李延昰著。刊行於 1662 年。作者認為世傳《王叔和脈訣》言辭鄙俚，錯誤頗多。遂

彙集諸家脈學論著，結合其叔父李中梓所傳的脈學見解予以辨正。主張脈證合參。

㉟ 張世賢，明代醫學家，字天成，號靜庵。寧波人。繼宋代丁德用，元代的滑壽之後，對《難經》八十一篇全部加以圖釋，名曰《圖注八十一難經》。他將《脈訣》誤為王叔和著作，並加以圖注而成《圖注王叔和脈訣》，書後附方一卷。主張一脈一方。

㊱《圖注脈訣辨真》，醫書，明代張世賢注。刊於 1501 年。該書是張世賢《圖注八十一難經》（8 卷）和《圖注王叔和脈訣》（4 卷）二書的合刊本。前者對《難經》用注文加圖解的形式注釋全書，對理解全文有一定幫助。

㊲《四言脈訣》，脈學書，宋朝崔嘉彥撰寫。又有《崔氏脈訣》、《崔真人脈訣》、《紫虛脈訣》等名。事實上該書是託名於張道中《西原脈訣》。作者以通俗易懂的文筆，以四言歌訣的形式闡述脈理，便於初學者學習，對後世脈學有相當影響。此書後經明朝李言聞校補，改名《四言舉要》，其子李時珍將其輯入《瀕湖脈學》中。

㊳《東垣十書》，叢書。編輯人不詳。刊於 15 世紀初。收集李東垣等金元醫家著作 10 種。有李氏所著《脾胃論》、《內外傷辨惑論》、《蘭室秘藏》及其他醫著（《局方發揮》、《格致餘論》、《醫經溯洄集》、《此事難知》、《湯液本草》、《外科精義》、《脈訣》等）。還有一種刻本增輯《醫壘元畜戎》、《癍論萃英》二書。

㊴《瀕湖脈學》，脈書名。明朝李時珍著於 1564 年。著者摘取百家脈學精華，生動地分析了 27 脈，並對諸脈的異同點及主病均編成歌訣。後附《四言舉要》，是李時珍父親李言聞根據崔嘉彥《四言脈訣》刪補而成。全書論脈簡要，易學易用，廣為刊

行。

❹ 許叔微，宋代醫學家（1079—1154），字知可。江蘇儀徵人（也有說武進人）。曾任集賢院士，故又稱許學士。對傷寒學很有研究，撰有《傷寒發微論》、《傷寒九十論》、《傷寒百證歌》、《類證普濟本事論》，對張仲景的辨證論治理論有進一步的闡發和補充，並善於化裁古方，創制新方。另有《治法》、《辨證》、《翼傷寒論》、《仲景脈法三十六圖》等書，已佚失。

❹ 脈圖，即脈波圖，是指用手或脈象儀器直接描繪的脈波搏動的曲線。

❹ 施發（約1190—？），南宋時期著名醫學家，字政卿。永嘉（今浙江）人。青年時攻讀醫學和科舉。年長棄科舉專心學醫。取《靈樞》、《素問》、《甲乙經》及諸家方書，撰寫《察病指南》3卷，論述脈象並載有脈象圖，對後世有較大影響。並對同時代《易簡方》有異意，著有《讀易簡方論》加以評論。

❹ 《察病指南》，脈學著作，3卷。南宋的施發撰寫於1241年。該書取《靈樞》、《素問》、《太素》、《甲乙》、《難經》及各家脈書、方書，參考互觀，求其言明易曉，結合作者經驗成書。上卷為28個主題，總論脈學理論。中卷介紹常見脈24種體狀和主病，表、裏、九道30脈類，並述7種死脈。下卷以病證為主，參以脈診，並涉及婦、兒科診法和望診、聞診等內容。此書引證範圍廣泛，並能融會貫通，其內容多採自《三因方》、《脈粹》等書。所述31種脈象各有一幅脈圖，大部分比較形象，是宋代脈圖較好的一種，也是現在存世脈圖最早的一部。今存多種日本刻本。《三三醫書》近代有石印本，建國後有印。

❹ 脈象儀器，脈象是一種經驗感覺，怎樣形象地把脈象用「形」的書面形式表示出來一直是脈學家所求索的。早在宋朝，

施發撰寫《察病指南》中就用圖形的方法表述各種脈象達 33 種。明朝的張世賢《圖注難經脈訣》、沈際飛《人之脈影歸指圖說》等就在這方面有所探討，乃至近年的王德州《脈搏示意圖》等將其發展為脈衝波示意圖，如此也啟迪人們用脈象儀器來替代人手。1860 年 Vierodt 發明了第一台彈簧槓杆式脈搏描記儀，描繪了脈搏圖。這一工作使脈圖的描記產生了由示意圖到波示圖的飛躍。我國學者朱顏首在 1953 年首先將槓杆式脈搏描記儀用於中醫脈象的研究。隨著科技的發展，脈象儀器也漸從描記儀向電子換能式、多功能智慧式、影像式、超聲式脈象儀器發展。就脈象的圖形而言，從示意圖向單一的視波圖、多項因素視波圖、影像圖、聲像圖發展。摘於朱文鋒《中醫診斷學》，P366。

㊺ 滑壽，元代著名醫學家，字伯仁。河南襄城人。後遷儀徵（江蘇）和餘姚（浙江）。自幼習儒學，擅長詩文。京口（今鎮江）名醫居儀徵，滑壽隨從學醫，精讀《素問》、《難經》等古醫書。著《讀素問鈔》、《難經本義》、《診家樞要》等。後隨高洞陽學針灸並精通該學。於 1341 年撰寫《十四經發揮》。對經絡腧穴的考訂有相當貢獻，對針灸學的發展有一定影響。

㊻《診家樞要》，脈學著作，1 卷。元代滑壽撰寫於 1359 年。首論脈象大旨、辨脈法，頗多獨到見解。繼後闡述及分析了浮、沉、遲、數等 29 種脈象及主病，後述婦女及小兒脈法。該書有清代周學海的評注本。

㊼ 李時珍，明朝傑出的醫藥學家，字東壁，號瀕湖。湖北人。父親李言聞是當地名醫。他繼承家學，尤其重視本草，並富有實踐精神，肯於學習勞動人民。他參考歷代醫藥書籍 800 餘種，結合自身經驗和調查研究，歷時 27 年編成《本草綱目》一書，收藥 1892 種，是我國明朝以前藥物學的總結性巨著。另著有《瀕湖脈學》、《奇經八脈學》等書。

㊽《本草綱目》，藥書，52 卷，明朝李時珍撰。刊於 1950年。本書結合作者實地調查、醫療實踐，並參閱大量藥物學和有關文獻，全面系統地總結了明代以前的藥物學成就。卷 1、2 本草序列，卷 3、4 諸病主治藥。卷 5 以後將藥物分為 62 類分別論述。共收藥物 1892 種，附方 1 萬多個，藥物圖 1 千多幅。該書有很高的實用價值，在國內外影響力很大，並譯成多種文字。

㊾ 張介賓（約 1563─1640），明代著名醫學家，字景岳，又字會卿。浙江山陰（今紹興）縣人。年輕時隨名醫金英學醫，他用 30 多年時間編成《類經》一書，對《內經》進行系統的分類。又編有《類經圖翼》、《類經附翼》、《質疑錄》等書。晚年編成《景岳全書》，對後世有較大影響。

㊿《景岳全書》，醫書，64 卷。明朝張介賓撰於 1624 年。全書分傳忠錄、脈神章、傷寒典、雜證謨、婦人規、小兒則、麻疹論、痘疹詮、外科鈐、本草正、新方、古方、外科方等。擇諸家精要，對辨證論治作了較系統的分析，充分闡發他「陽非有餘，真陰不足」的學說和經驗。創制新方二卷。立論和治法有獨到之處。

51 李中梓，明代醫學家，字士材，號念莪。江蘇華亭（松江縣）人。他根據《內經》、《傷寒論》等其他古典名著，結合自己的臨床經驗，編著了《內經知要》、《醫宗必讀》、《士材三書》、《頤生微論》，對醫學的發展有貢獻。

52《醫宗必讀》，醫書，10 卷，明代李中梓撰於 1637 年。卷 1 為醫論與內景圖說，卷 2 為脈訣與色診，卷 3、4 為本草徵要；後 5 卷以內科雜病、傷寒為主，論述 36 種病證的診治和醫案。在醫學門徑書中較有影響。

53 周學海，清代醫學家。於 1891─1911 年編《周氏醫學叢書》。

❺❹ 張璐，清代醫學家（1617—170？），字路玉，號石頑。長洲（今江蘇吳縣）人。著有《張氏醫通》、《傷寒纘論》、《傷寒緒論》、《本經逢原》、《診宗三昧》、《千金方衍義》等。其中《張氏醫通》參考了百餘種書籍，歷數十年，多次易稿而成。

❺❺ 黃宮繡，清代醫學家，字錦芳。江西人。於 1769 年刊《脈理求真》。

❺❻ 周學霆，清代醫學家。湖南邵陽人。曾因疾病而求醫，得導引術而癒。著《三指禪》、《醫學百論》、《外科便覽》等書。

❺❼ 葉霖，晚清著名醫學家，字子雨。江蘇揚州人。撰《脈說》、《難經正義》、《伏氣解》、《痧疹輯要》等書。還參訂《脈訣乳海》、《傷暑全書》等。

❺❽ 趙恩儉，當代津門名老中醫。歷時 30 年孜孜不倦研究脈學。對中醫經典、歷史百家均有深刻的研究及造詣。其主編的《中醫脈診學》代表著中醫脈學的最高水準。篇中不乏有對中醫脈學諸子百家的褒貶，均為金玉良言。他對中醫脈學的發展方向及突破性進展寄予期望。

❺❾ 《中醫脈診學》，脈學書，趙恩儉主編，1990 年 12 月出版。共 8 次印刷。

MAI LI ZHANG

一、脈象要素

　　脈象是指感脈動的形象。在揚棄遍診法而獨取寸口脈法的今天，脈象多指橈動脈應指的脈感態勢。選擇橈動脈研究脈象一是因為它應手方便，二是因為手是裸露的器官，同全身各器官一樣也都有動脈的供血、靜脈的回流。因此，切取橈動脈的脈感就等於切取了全身其他臟器的脈象信息。因而寸口脈象既是某一器官的脈象，也是全身的脈象。它是觀察全身各臟器氣血變化的窗口。

　　橈動脈是心臟與手這一臟器的「橋動脈」。就寸口脈象來說，心臟、血管、手、血流及全身九大系統都會影響該脈象。心臟有心搏的強弱、頻率、節律等變化。血管有粗細、飽滿度、位置、長短、管壁張力等改變。血流有流利度、容質與容量的不同。手在這裏主要視其為終端臟器及微循環，它有通暢度即阻力問題。同時全身九大系統又將時刻左右著脈象的變化。瞭解上述因素對脈象的影響或由脈象反證人體和各臟器的氣血變化都有脈診的意義。應該說脈象是人的體徵形式。因此，掌握脈象變化的規律對人體疾病的臨床診斷有重要意義。

　　解剖脈象要素，結合對古今脈學文獻的理解，可將構成各種脈象的脈素以脈位、脈力、長短、頻率、節律、粗細、流利度、張力、獨異九個方面加以認識。

　　——脈位：是指橈動脈非解剖意義上的深淺位置變化（不能理解為橈動脈解剖位置的深淺改變。必須明白機體無論什麼疾病，橈動脈都不會發生解剖意義上的位置變

化）。

脈動表淺為浮脈，深沉的為沉脈。由此可以瞭解心搏的力度、血容量的盈虧、人體皮下脂肪的多寡、人體水液的平衡與否等。還可以判斷疾病的輕重緩急和病程。

——**脈力**：是指脈搏的強弱。它有兩個因素，一是脈充盈度的高低，二是脈管張力的大小。脈力增強多表示心搏有力，血容量充足，微血管有阻力。反之，脈力弱為心搏無力，血容量不足，微血管阻力小。脈力強多提示機體抵抗力強。疾病狀態下有兩面性，一是機體抗病力強，一是致病因數的致病力強。反之，脈力減弱，則人體抵抗力下降並提示疾病的遷延等。一般脈力還與人體的體力有正比例關係。

——**張力**：多是指脈管壁的收縮力或緊張狀態。可以瞭解血管的彈性阻力變化。脈管壁的張力大小則與氣候、體內分泌激素的量、肝臟的代謝功能、管壁的脂質化程度等有關。管壁張力的過大過小均是疾病狀態。

——**長短**：是指脈體或脈勢的長短。脈長有兩種。一是脈體的長；二是脈勢的長。而脈短則多是指脈勢的短。脈體的長多見：心血管的亢奮狀態、高血壓、血管壁硬化、微循環阻力大等。脈短多反之。

——**頻率**：是指心臟搏動的快慢。以每分鐘 18 次呼吸計算，每息脈動 4～5 至為正常。快或慢均見病態。

——**節律**：是指心動的節律性和規律性。例如脈力的大小是否一致，間歇是否規律或有變化，等等。發生脈象節律的變化多見於病態。

——**粗細**：是指脈管徑的寬度。從而能瞭解人體的機

能狀態及臟器的供血情況，甚至能瞭解人體的體力狀態。在疾病狀態下還能判斷人體正邪的消長。

——流利度：是指脈流的通暢程度。例如澀脈與濁脈均提示脈的流暢度不高，滑脈則提示脈的高度流暢。

——獨異：是指脈象的上述八個因素及其脈外的綜合性、特徵性改變。脈的獨異有三：

其一，整獨：脈象的脈位、脈力、張力、長短、頻率、節律、管徑、流利度的變化。它僅是指脈體的獨或諸脈間的兼脈變化。

其二，寸口分部之獨：即寸關尺各部的獨處變化。或一部之獨，或二部之獨、各部之獨、兩寸口間的不同、部與脈位的合獨與分獨等。

其三，脈暈之獨：指脈暈的出現。脈暈與脈暈之間、與各部之間、脈位之間、脈象之間的獨異變化，或組合與共振等。

實踐證明，僅瞭解脈象的八個脈素及其相互間（兼脈）變化而否定了脈的獨異是不能正確認識脈象的，至少說不能正確理解寸口脈的分屬、臟器脈象等。翻開脈象學著作，前人多是看重脈象的整體性而輕視了脈象的獨異性。

就對脈診的認識深度來說：僅認識整體脈象只是脈診認識的第一層次；認識脈的兼脈為知脈的第二層次；寸口分部之獨的認識及脈暈點認識為第三層次；脈象、兼脈、寸口分部、脈暈點間的綜合變化為第四層次；指下有「脈人」時，為第五層次。在第五層次的基礎上，認真掌握疾病的特異症狀，做到脈證互參。想達到「不要病家開口，便知疾病八九」這種出神入化的水準，已經是水到渠成了。

二、寸口脈的臟腑定位

(一) 舊說寸口分屬

古人根據寸口脈氣的不同指感將寸口脈分成寸、關、尺三部,將人體的臟器按自己的主觀理解定位在寸口。從現代醫學的角度來審視這一方法,結合已有的臨床資料和臨床研究,發現科學與偽科學並存。

2000多年來,關於人體臟腑在寸口脈上的定位,一直是根據所謂臟腑之脈氣在寸口脈上劃分區域,不按臟器的指感脈位來劃分。表1是歷代醫家關於寸、關、尺的臟腑分屬。

表1 歷代寸、關、尺臟腑分屬定位法

	左　手			右　手			作者
	寸	關	尺	寸	關	尺	
《內經》	心膻中	肝膈	腎腹	肺胸中	脾胃	胃、腹	不詳
《難經》	心小腸	肝膽	腎膀胱	肺胸中	脾胃	三焦、心包	秦越人
《脈經》	心小腸	肝膽	腎膀胱	肺大腸	脾胃	三焦、命門	王叔和
《脈訣》	心小腸	肝膽	腎膀胱	肺胸中	脾胃	命門	高陽生
《千金翼方》	心	肝	腎	肺	脾	命	孫思邈
《四言舉要》	心小腸	肝膽	腎命門	肺大腸	脾胃	腎、命門	崔紫虛

續表

《診家樞要》	心小腸	肝膽	腎膀胱	肺胸中	脾胃	三焦、心包	滑 壽
《東垣十書》	心小腸	肝膽	腎膀胱	肺大腸	脾胃	命門、三焦	李東垣
《景岳全書》	心心包	肝膽	膀胱腎小腸	肺膻中	脾胃	三焦、小腸腎、命門	張介賓
《瀕湖脈學》	心膻中	肝膽	腎小腸	肺胸中	脾胃	胃、大腸	李時珍
《醫宗必讀》	心膻中	肝膽	膀胱腎小腸	肺胸中	脾胃	腎、大腸	李中梓
《醫宗金鑒》	心膻中	肝膽膈	膀胱腎小腸	肺胸中	脾胃	腎、大腸	吳謙等
《中醫診斷書》	心頭	肝膽膈下臍上	腎小腹	肺頭	脾胃	腎、臍下	朱文鋒

現將寸口脈以圖表示。見圖1。

通觀中醫幾千年脈診學的寸口脈分屬多可歸納於表1的規則中。但醫學科學技術高度發展的今天，特別是現代醫學的解剖學教育使醫生很難理解與遵循表1的寸口分屬。張仲景以脈辨證，並不主張將寸口脈加以分屬。

明代的張三錫則認為：「強分部位，起於王叔和……立論背經，遺害後世。」李時珍在四百多年前對此類寸口分屬也掩飾過其不足。其曰：「兩手六部皆肺經之脈，特取此以候五臟六腑之氣耳，非五臟六腑所居之處也。」當代任應秋先生在《脈學研究十講》中也言，「上不宗內經，下不符科學」，是「憑空臆說」。寸口脈氣代表人體

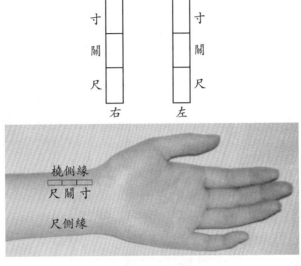

圖1　寸口脈

臟腑之氣，寸口脈既然能候五臟六腑之氣，脈氣何不按人體內臟的位置順序分屬於寸口，而是左右上下倒置的脈氣順序。

脈氣的現代醫學原理是什麼？中醫一貫的候脈原則「左候左脈、右候右脈、上候上脈、下候下脈」與寸口分屬又存在著明顯的矛盾。左寸口既然候的是人體左側的臟器脈氣，那麼人體的肝膽不在左側呀？小腸沒有和心臟黏在一起呀？肺與大腸也沒有長在一塊呀……近代顏之亨❶等對古今著名醫案進行分析，發現疾病與原寸口脈的分屬符合率僅在10%上下。

關於寸口脈的分屬問題的爭論和分歧一直貫穿著古今。古脈學的分屬依據多宗《內經》「尺主腹中」而把小腸歸屬於尺脈。宗「肺與大腸相表裏，心與小腸相表裏」

之說而把大腸分屬於右寸，把小腸分屬於左寸。不管怎樣的分屬都不能令歷代百家滿意，最終以李時珍「肺經之脈，非五臟六腑所居」為總結。

作者認為：寸口脈的分屬是中醫脈學文化的主流，疾病與寸口分屬不符合，其主要的錯誤不在寸口分屬這一方法。錯誤之一主要在於古人對人體臟器的解剖和生理知識理解有誤，是隔皮識貨、「司外揣內」、「盲人摸象」的緣由。其二，還在於後人對脈象的曲解。《內經》、《難經》、《脈經》給後人帶來的是臨床徒手診斷疾病的方法，後人對其怎樣取捨與完善或賦予其科學的內涵則是每一時代的使命，任何一種偏廢都是對脈診學的褻瀆。寸口脈廢棄了寸口分屬就失去了脈診的內容和精華，就等於人體沒有了內臟。

找到匯通於現代醫學的脈氣寸口分屬，把經驗醫學科學化，找到有關證據加以證明，並進行大量的臨床實踐加以論證，使博大精深的中醫與時俱進，這是現代醫學的任務。我們已經基本具備用現代方法研究脈學的條件，但脈學的現代化研究進展緩慢，還需要有一個揚棄的過程。今人可以驚喜地看到《中醫診斷學》❷關於寸口脈的分屬已經有所不同，它代表現階段諸多醫學家對脈象寸口分屬新的認識。

脈象學是中醫的國粹，在中國幾千年經久不衰，有其存在的理由，沒有生命力的東西是不可能至今生存的。西醫學界不能普遍接受，是因為人們不能夠理解脈象學的原理，很大的原因：一是傳統脈學被籠罩上了唯心的保護層。五行學說是分析病症時的辨證方法，十二經絡、奇

經、八脈均是針灸時的尋經線路，將它牽強附會地加在脈象上，是流弊與蛇足。二是將脈診神秘化，只能言傳身教而難以自學與普及。三是脈診形象和指感特徵性的描述過於會意，取物比擬脈象有牛唇馬嘴之別。要使脈象學走向世界，必須加以整理、歸納，揚棄與匯通。否則就若中藥的煎藥機器那樣仿製或進口國外的技術。

　　當風脈、邊脈、脈暈點、濁脈的發現，和作者觀察將乳房、脾臟、膽囊、子宮等手術切除後的脈象變化，結合人體的生理、病理、解剖等對脈象的影響，清晰地發現寸口脈的分屬已有所不同於表 1 的形式了。

　　著者認為需要重新審視寸口脈的分屬問題，當然審視方法以現代醫學的理念為視窗，仍採取寸口脈法，並經過長達十多年的反覆考證。

（二）新探寸口分屬

　　人體的一切機能活動是在神經及體液控制的基礎上進行，同時又協調於人體九大系統。這是生命現象的重要形式，也是唯一形式。因此，脈象的研究乃至寸口脈的分屬圍繞這一主體思路將使我們的研究富有收穫。

　　人體臟器的寸口脈定位是人體臟器在寸口脈上新的分屬。它主要依據軀體神經、植物神經的分佈，血液供應的範圍來研究脈位，並仍然沿用傳統脈象學習慣來命名，經臨床實踐的反覆驗證而成立。

氣血探寸口

中醫認為人體的氣血盛衰是影響脈象的主要因素，並

認為血是運行於脈道的水穀精微，氣是體內流動的精微，泛指臟器的機能狀態。就脈象的寸、關、尺分屬，我們發現與人體諸多臟器的血液供應（除植物神經分屬以外）存在著密切聯繫。

——頭、頸、胸、上肢及其所屬各器官，其血液供應主要是主動脈弓的第一級分支，屬於中醫寸脈的感應分區。其中：

❖頭部的脈象信息在寸脈的遠心端。

❖頸部的脈象信息在寸脈的中部。

❖胸腔其所含臟器的脈象信息覆蓋於寸脈部。

——人體中腹部臟器，其中包括：肝、膽、胰、脾、胃、雙側腎臟、腎上腺、部分腸管（結腸的右曲、空、回腸、腸系膜）。它們的血液供應基本來源於腹主動脈的分支，並基本呈一個層面，它相當於關脈的分屬區域。

❖肝、膽、脾胃的脈象信息在關脈的遠心端。

❖腎、胰腺、腸等脈氣在關脈的近心端。

——人體盆腔臟器和下肢血液供應為髂內外動脈。它相當於一個層面。包括的臟器有膀胱、前列腺、輸尿管、子宮、附件、結腸左曲及直腸，雙下肢等，相當於雙尺脈的感應區域。見圖2。

既然人體的血液供應分為三個層面，那麼，觸摸人體上下血管，它們的脈壓一定是不一樣的，血管內外的張力等因素也各不相同，這就產生了不同脈象。《內經》記載的遍診法就是手觸全身上下的血管，感應它們間的差異從而瞭解各臟器的氣血變化，寸口脈法同樣具有如此道理。就脈壓來說，人的主動脈弓壓力最高，中腹部次之，髂動

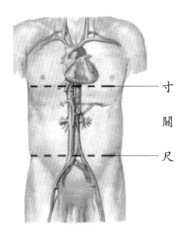

寸

關

尺

圖2　寸口脈與人體血循環關係

脈脈壓較弱。中醫把寸、關、尺脈勢與人體的整體血液供
應相對應。由手觸脈管的感覺來判斷它們的改變是有一定
道理的。醫生手觸橈動脈候脈，三指在橈動脈上分遠心端
（寸脈）、近心端（尺脈）、二者之間（關脈），來感應
人體主動脈分屬（寸脈）、腹腔動脈分屬（關脈）、髂動
脈分屬（尺脈），感應它們九大脈素的異同，從而瞭解各
分屬器官的氣血差異即各臟器的功能狀態，將有觸管（寸
口脈）知病的作用。

　　就人體發育的先後來說，胚胎第四週，上肢動脈開始
發育，此時人體的心臟、頭、頸、胸各器官已經在發育。
因而我們的寸脈感應區域（上肢芽的前端）當應感應頭頸
胸部，我們把這種現象稱為信息刻錄。也就是說，接受主
動脈弓血液供應器官的信息在胚胎第四週時已經逐漸記錄
在寸脈上了（刻錄的順序應當相同於神經系統的發育順
序）。其次隨著胚胎的發育，中腹部器官的脈氣刻錄在關

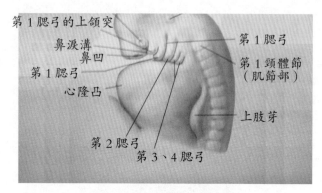

圖3 胚胎第四週發育

脈、盆腔及下肢的脈氣刻錄在尺脈。見圖3。

心臟為動脈管的起始端。主動脈上的分支為第一分支,腹腔動脈為第二分支,髂動脈為第三分支。當第一分支所屬臟器發生病變時,其脈暈出現在脈流的前端,在脈道上感應其脈氣也在前端,在寸口脈上感應則屬寸部。第二分支所屬臟器發生病變時,其脈暈出現在脈流的中端,在脈道上感應其脈氣在中端,寸口脈上感應則在關脈。同理第三分支疾病臟器的脈暈在尺脈。見圖4。

我們驚訝於祖先的聰明。西方醫學在屍體上解剖了幾千年,而我們的先人知道用三個手指在兩千多年前透過對橈動脈脈氣的九大脈素的不同來研究人體的健康狀態,這是偉大的發現。

心臟搏動出的血流,其前端須克服脈管的阻力,中端、末端次之。這是因為脈管是有彈性的。就心肌的收縮力來說,心臟的收縮早期肌力最大,收縮的中期肌力次之,收縮的末期肌力較小。這種機能狀態也與人體的脈勢相匹配。事實上,自心臟搏動出來的血流也帶有一定的勢

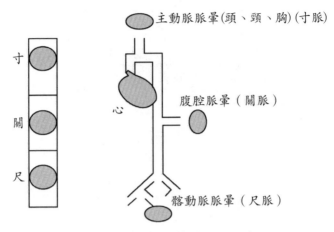

圖4 寸關尺脈暈與人體血供的關係

能，勢能的最前端脈勢最強，中、末漸次之。如此種種勢
能的差別與匹配將共同組成人體氣血的循環。

　　人體血液供應三分屬、內臟神經分佈的三分屬及寸關
尺三分屬間的有機結合將是中醫脈勢和脈氣的本質。橈動
脈的血流在進入手時，手部動、靜脈的通暢情況直接影響
到橈動脈管內的壓力。測量橈動脈的九大脈象要素的改變
即可了解手的血液供應情況，同時也可比擬人體和各器官
的氣血情況。如果把右手橈動脈在手魚際處阻斷，則右寸
脈的脈力增強就是這一道理。這是因為橈動脈前方遇到了
阻力。若手部長了腫瘤，此時橈動脈前端的脈力也會增
強，寸脈的脈力也增強。

　　人體解剖學讓我們知道：人體的右手動脈與右頸總動
脈同時開口於主動脈弓的右側，左手動脈與左頸總動脈相
鄰開口於主動脈弓的左側。人體左側腦部出現病變時（腦
占位性病變、腦梗塞、炎症等），人體左寸脈力一定也增

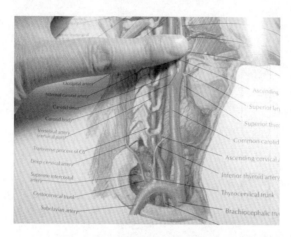

圖5　壓迫一側頸動脈，同側寸口脈力增強

高。同理，人體右側腦部出現占位性病變時，右側寸脈脈力也增強。壓迫一側頸總動脈，則其同側寸脈脈力增強。這是因為心臟的搏力不變，上臂動脈的內壓增高而微循環不能及時有效地調節，在接近臟器的前端（在手為寸脈部）會出現脈暈增強的脈暈點。見圖5。

　　反之，一側寸脈的脈力減弱，在排除心臟疾病的前提下，我們有理由認為其同側腦組織血供不足或微循環的血液供應不足。特別是寸脈的遠心端脈力不足，多提示同側的腦血供不足或微循環的血液供應不足。

　　人體寸口脈的關脈主要感應中腹部器官的脈氣，主要是消化系統。這部分臟器在解剖學上都有一個共同的特點：動靜脈短粗，血流通過快。除了其自身的生理、生化功能外，可有效地降低動脈內的壓力。當關脈出現弦、緊或出現脈力增強的「脈暈點」時，微循環不暢，部分人體的血壓可升高，這是因為腹主動脈的脈壓升高，主動脈弓

及其分支的脈壓也增高。臨床上一部分肝火旺盛的病人血壓升高就有這個道理。事實上，這部分病人的血壓只是不穩定而並非都是高血壓病，充其量也只是繼發性高血壓。臨床上僅瀉中焦，血壓即可穩定。真正的遺傳性高血壓為弦而有力之脈。這可能與其支配的神經高度興奮、血行受阻或腎素血管緊張素系統的應激機制有關。

相對於人體遠端臟器，中腹部器官有調節其血壓的作用。相對於寸脈，其關脈的血運對它也有很大影響。這種宏觀於微觀的全息現象也是脈象研究的著眼點。

尺脈主泌尿、生殖、部分腸道及四肢。當血流到達四肢及腸道時，血管內壓已經經過近心端各臟器的減壓，因而瞭解尺脈九大脈素的改變可以比擬人體四肢、泌尿、生殖及腸管的氣血狀態。尺部脈弱則四肢不溫，腸功能不好，甚至影響月經及生育、性功能等。這應是中醫「腎虛」的解剖學基礎。

中醫強調寸、關、尺脈氣的均等，這也寓意人體的氣血旺盛，血氣平衡，心搏渾厚有力與持久，還說明人體血管的彈性阻力與心臟的功能相匹配。醫生診脈就是由對脈管的感覺來體驗這種區別。反之，如果脈象某部出現了異常，也一定提示人體某部存在問題。

心血管對臟器的供血，是經由血管一級一極的分支，直至通過微循環完成的。因此某臟器如果除了血管把其他組織都忽略的話，這一內臟事實上只是個血球或血管網，而每一個血球或血管網對心臟來說都是一個阻力器官。當心臟做功通過血流對內臟供血時，內臟的血管縮舒狀態必須與心臟的縮舒狀態相匹配，只有匹配時才能有平脈的出

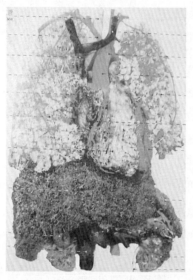

圖 6　肺、心肝的血管網

現。見圖 6。

研究發現：人從胚胎發育開始到性生理的成熟，脈象才能達到「平脈」的要求。而疾病狀態下的器官發生了形態、功能、血管口徑的變化，打破了這種協調與匹配關係，這種疾病脈氣甚至對血管壁進行回應及撞擊，形成疾病臟器獨異的脈氣形式，在寸口脈上以脈暈的形式出現。主要有以下八種表現形式：

——病臟距心臟的遠近，其回應、撞擊所形成的脈暈點在脈管內出現有先後之別。在寸口脈上感應其脈氣則頭、心為最早，分屬在寸部。肝、膽、脾、胃、胰腺、腎、腸次之，分屬在關部。腸、泌尿、生殖、下肢等在最後，分屬在尺部。它們的脈象形式為脈暈點。

——疾病臟器的脈暈點除寸脈所屬難以區分左右，必須在邊脈的導引下才能區分。

——體積大的疾病臟器，其回應及撞擊的脈氣較大，脈暈點也大。

——損害範圍大、廣，如腫瘤，則其回應及撞擊的脈氣較大，即脈暈點大。

——體積小的臟器脈氣小，脈暈點也小。

——實質性臟器或臟器發生實質性病變，其發生的回

應及撞擊的力度較大，即脈暈點脈力強。

——臟器在浮、沉位，與脈暈點的浮沉位相同。

——臟器的機能減退或手術的切除則對應的脈氣減弱，脈暈也減力或體積變小。

中醫脈診的「動脈」事實上就是脈暈點脈象。其脈理是因為內臟器官的血管開放與心臟的收縮、舒張不協調所致。即心臟收縮時臟器的血管閉合，心臟舒張時臟器的血管開放，而造成脈動的脈象。

總之：

——內臟體積大小與脈暈點的大小成正比例關係。即：內臟體積大則脈暈點大，反之類同。

——臟器的質地、機能與脈暈點的脈力成正比例關係。即：實質性臟器脈暈點的脈力強，空腔臟器脈暈點的脈力弱。

——內臟組織的位置決定「脈暈點」的脈口位置。

神經說寸口分屬

寸口脈反映橈動脈的脈象信息。該血管的支配神經是內臟植物神經。植物神經不但支配血管，而且還支配皮膚的汗腺、皮脂腺、立毛肌，也就是中醫所指的腠理範疇。植物神經還主要支配內臟的運動與感覺。這種感覺與運動不受人體意識的支配，具有自主性。植物神經對臟器的壓迫，膨脹、牽拉最為敏感，這是植物神經的特點。

人體脊髓頸節及第1～5胸節段植物神經的側角節前纖維更換神經元後，其節後纖維支配頭、頸、胸各器官，如頭面頸的血管、皮膚的腠理、心肺、氣管、淋巴、甲狀

腺、食道、縱膈等器官。中醫認為：「寸脈主頭胸。」可以認為：人體脊髓頸節及 1～5 胸節段所支配的區域為中醫寸脈感應範圍。因此，當人體頭、頸、胸腔的臟器發生疾病時，其信息可以在寸脈上感知。

脊髓 5～12 胸節段側角細胞的節前纖維更換神經元後，其節後纖維支配上、中腹的血管，皮膚，乳房及腹腔內實質性臟器和結腸左曲以上的消化器官，如肝、膽、脾、胃、胰、雙腎、十二指腸，腸系膜、盲腸、升結腸、橫結腸，空、回腸，腸系膜、淋巴結等。中醫認為：「關主腹中。」可以認為，此區域相當於中醫關脈的感應範圍。即中腹部各臟器疾病狀態下的脈信息在關脈感知。

脊髓腰上部節段側角細胞的節前纖維更換神經元後，其節後纖維支配盆腔臟器，結腸左曲以下的消化管、下肢，例如輸尿管、膀胱、子宮、附件、前列腺、乙狀結腸、直腸、臍以下腹壁等。即中醫的尺脈感應範圍。臍以下各臟器的脈信息在尺脈感知。見圖 7。

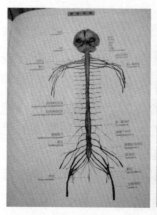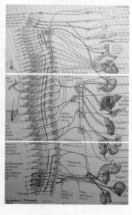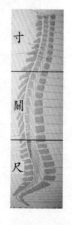

圖 7　寸口脈與人體神經的三分屬

從植物神經頸、胸、腰節段的不同分佈,感應區域的不同來分析,符合中醫的寸、關、尺脈氣的感應區域。當然植物神經的傳導最終是由脊神經來完成的。臨床上偏癱的病人偏癱側的脈力明顯減弱於健側就足以證明脈象的產生與植物神經及脊神經相關聯。支配橈動脈的神經來源於頸叢,頸椎病、肩周炎時,頸叢神經受到刺激與壓迫,這種刺激可傳遞到橈動脈壁。內臟的牽涉痛常常反映在體表,並以邊脈的形式出現,臨床候脈時我們常常能感應到這種特徵脈象。這更能說明神經與脈象有直接的聯繫。

人體植物神經在脊柱兩側呈對稱分佈,並且左右、上下臟器之間有廣泛的交通支相互聯繫。對於感覺的傳導,它們存在著同側同區域的優勢傳導,也存在相鄰臟器的非優勢感應,這一功能與其廣泛的交通支分不開。所以許多內臟疾病的病人有時不能準確地指出自己的病患所在。這也是脈象出現左右模糊感覺的原因之一。事實上,人體上腹部如肝、脾、胃、膽等臟器,植物神經共同隸屬於腹腔大神經節。節內神經左右交錯,其脈氣難以區分左右。這也是中醫脈診肝膽脾胃寸口脈分屬與現代醫學肝膽脾胃左右不一的原因之一。

總之,寸口脈象的寸、關、尺分屬,按人體內臟植物神經的節段性分區是較科學的。

——寸脈感應區域為頸節、胸 1～5 節段分區。

——關脈感應區域為胸 5～12 節段分區。

——尺脈感應分區為腰骶節段區域。

臨床實踐研究證明:

——寸脈的病位感應最敏感,關尺脈次之。

　　──實質性臟器，脈象感應最敏感，空腔臟器次之。

　　──臟器在充血、水腫、增生時，脈象感應轉為明顯；空腔臟器發生了占位，其脈象感應也較敏感。

　　寸脈感應敏感的原因可能是上肢橈動脈的植物神經中樞與頸節、胸 1～5 節段內臟植物神經的中樞相鄰或直接支配，而實質性臟器敏感的原因則可能是神經被病灶壓迫、牽拉及刺激的結果。病脈必然是在人體疾病情況下出現，正常情況下無此類脈象。

　　臨床實踐還證明：

　　──內臟實質性臟器疾病狀態下由內臟植物神經傳感的脈象信息分屬在寸口脈上多呈現點、團的脈感。這與臟器的形態分不開，內臟的形態是圓團，在寸口脈上的脈氣是點（脈暈點）❸。內臟及肌肉的形態是條索樣，寸口脈暈的形態呈線樣。

　　──空腔臟器在疾病姿態下的寸口脈象多呈脈浮、沉、強、弱的脈感。

　　植物神經進入內臟後將逐級地分支，直至每個細胞壁都被網絡，如果某一內臟除去神經組織之外把其他所有細胞及組織都忽略的話，可以想像這一內臟將變成一個神經點、網及團。大腦是由植物神經對這些神經點、團、網來完成對內臟的感知的，所以說，脈象是機體的一種知覺反映形成。

　　臨床實踐進一步證明：臟器的形態不同，神經團的形態不同，脈象的感覺也不同。

　　──實質性臟器在脈象上的投影是脈點或脈團。

　　──空腔臟器在脈象上的投影多見浮起的脈暈或沉

暈。

——體表的肌肉、筋膜在脈象的投影是線，並顯示在脈道的邊緣。

——內臟病變的傳導與體表神經在脊髓平面相鄰，則脈象出現有點有邊的脈感現象。

經驗也告訴我們：內臟的脈感將隨其形態、大小、位置的不同而不同：

——臟器的體積大則在脈象的投影範圍也大，寸口對應的脈暈點也大。

——臟器的體積小則脈象的投影範圍也小，寸口脈暈點也小。

臟器在軀體的位置不同，在脈象的位置與其相對應：

——臟器的位置在膈肌以上，則投影在寸口脈的位置為寸脈。

❖人的頭部則投影在寸脈的遠心端。

❖人的頸部則投影在寸脈的中部。

❖人的胸腔及其臟器投影在整個寸脈。

——腹腔臟器的位置在軀體的中部，其投影在寸口的位置為關脈。

❖肝膽脾胃胰等臟器投影在關脈的遠心端。

❖雙腎及腎上腺等投影在關脈的近心端。

——臟器的位置在盆腔，則其投影在寸口的位置為尺脈。

——人體的體表皮膚、肌肉等，則投影在脈的邊緣。

❖橈側緣：分屬人體側面及後背體表的軟組織脈氣等。

❖尺側緣：分屬人體腹前各組織脈氣等。

臟器的品質、質地不同,其脈位、脈力也不同:

——實質性臟器的脈位多沉,病變時其脈力多強。

——空腔臟器脈位多浮、多虛。

——當脈位沉、無力或無脈,多提示臟器的功能減弱、體積縮小或手術摘除等。

——脈力的增強、脈暈點的增大,多提示臟器的體積增大、器官的實變、硬化、炎症、腫瘤的存在等。

軀體神經傳感的信息在脈象上的投影多是線、邊的脈感,並常出現在脈道的某側邊緣,我們把這一脈感現象稱為邊脈。這種邊脈在脈管上的位置與軀體的病變位置相吻合。邊脈產生的原理:一是內臟的病變,其疼痛牽涉到體表時,內臟、體表的傳導神經相鄰於同一脊髓平面。二是凡胸腔臟器或腹腔臟器、盆腔臟器的病變刺激到胸膜或腹膜的壁層時,病人局部多出現明顯的疼痛,這種疼痛的信息將沿著其相應的感覺神經即脊神經傳導到中樞神經系

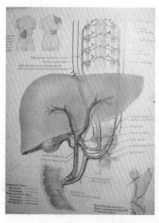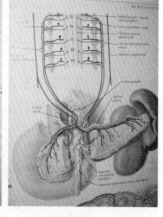

圖 8　軀體神經傳感與脈象的關係

統，脈象上將出現脈暈點合併邊脈的特異脈感，這一特異脈感與臟器在寸口脈的分屬相吻合。見圖 8。

　　邊脈與邊脈合併脈暈點脈象的發現非常重要，它將導引我們由脈診確定疾病的臟器，對脈診的直接診病、尋病有重要意義。

　　例 1，膽囊炎出現右肩胛疼痛，脈道的右關脈出現脈暈點合併右寸關邊脈。見圖 9。

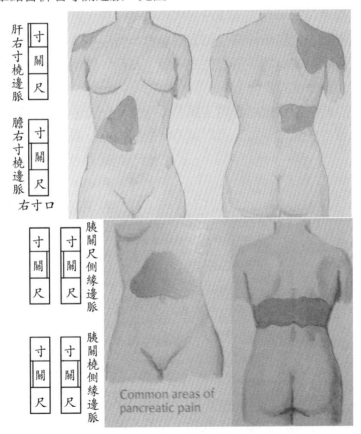

圖 9　膽囊、肝臟、胰腺疾病出現的邊脈

例 2，肝臟疾病出現右肩胛疼痛，脈道的右寸出現右寸脈暈點合併右寸橈側邊脈，也見弦脈合併右關脈暈點。見圖 9。

例 3，胰腺炎出現雙關脈脈暈點合併雙關橈側或尺側緣邊脈的特異脈感。見圖 9。

寸口脈象這種與臟器分屬相對應的有點有邊的特異脈象是內臟牽涉性疼痛的特異形式，由這種特異脈象能指示出病變臟器。臨床上邊脈提供的脈象定位，脈暈點合併邊脈提供的內臟牽涉痛是脈象學的重大發現。這一發現打破了脈象學的傳統識脈方法，同時也為脈象原理的尋求提供了神經學說的依據。

神經被壓迫的早期，脈力可增強，壓迫後期則其對應的臟器脈氣將減弱，這與神經功能的損傷有關。例如，椎間盤突出症就是如此。早期脊神經被壓迫，其同側的關尺脈實，後期則脈氣減弱明顯。

腦中風時，癱瘓側的肢體其關尺脈的明顯變化和疾病側的寸脈特異性改變進一步證明脈象受控於神經。特別是風脈的重要發現更確立脈象原理的神經說。

人體在胚胎時，心臟與神經是首先發育的。胚胎第 6 週時人的皮節即節段已經

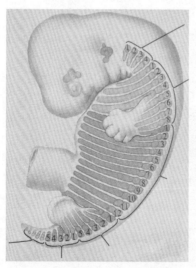

圖 10　胚胎第 6 週神經發育

分辨得很清楚，頭、頸、胸、骶各段分辨明顯。見圖 10。

這一生理現象也說明人體的一切機能皆來源於神經的支配。

人體體表的動脈都會有脈象信息。選擇手腕部橈動脈這是因為橈動脈在手這一器官的前端，瞭解該動脈氣血的變化可以內視手的供血、靜脈的回流、神經的支配等。事實上，脈象的產生是複合性因素，不是某種單一的因素。神經及氣血說是諸多因素中的主要因素。

例如，右側腦出血並出現左偏癱的病人，他的脈象將出現右寸脈遠端有一枚大如黃豆的脈暈點或右寸脈的沉、無力，右關尺脈象改變不大（如是高血壓則右關尺脈的脈力增強），左寸口脈的脈力除寸脈以外，關尺脈明顯減弱甚至無脈。右寸脈出現獨異的脈暈點是因為右腦的病變導致右腦組織和血行通過障礙，則同側頸動脈的脈壓增高，而右手微循環不能及時地調節，出現右手寸脈的獨異。左寸脈則與其原發疾病的脈象相吻合，左關尺脈則明顯減弱。右寸脈的增強或減弱與腦組織的血液供應有關，左寸脈無改變是因為左腦暫無病變，而左關尺脈的明顯減弱則是支配左半身的中樞神經發生了病變，但左寸脈不改變。這一脈象改變也有力地說明人體脈象受控於神經與心血管系統。

脈象的存在以人體的機能狀態為基礎，人體九大系統都具有改變脈象的作用，諸如運動系統可以改變脈象的頻率，運動時脈率加快，安靜時脈率減緩。內分泌可以改變脈象的頻率、管徑、大小、脈力等。就連人的精神狀態都可引起脈象的改變等。研究脈象僅在於由脈象逆向判斷人體的即時機能狀態並發現某些異常。

　　由於肝膽脾胃胰的血液供應共同來源於腹腔動脈，因此它們的脈氣難以區分左右。又由於支配它們的神經共同隸屬於腹腔神經節並左右交叉傳導，因此也難分左右。在這兩種主要原因作用下，肝膽脾胃胰的脈氣難以由脈象區別左右，因此，臨床上在候肝脾胃胰之脈時應左右合參。

　　研究發現：將左候肝膽改為右候肝膽，右候脾胃改為左候脾胃、合參左右候胰腺更接近於臨床診斷。臨床上大部分肝膽疾病放射性疼痛在右肩，胰腺疾病疼痛部位在中腹及後腰部。乳房、膽、胃、脾臟、腎切除術後其對應脈暈點的由強變弱甚至消失是有力的佐證。邊脈的發現可以糾正古脈學寸口脈分屬的不足，同時也進一步證明新寸口分屬的正確性。

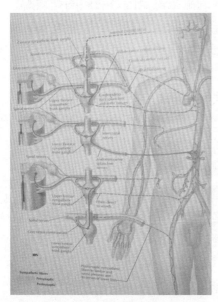

圖11　人體血循環與神經的三分屬

　　個別情況下脈象的左右脈氣相反，考其原因可能與它們的神經傳遞異常有關。我們提倡右候肝膽左候脾胃，一是提高了臨床診斷率，二是有利於中西互通，三是有利於現代人的接受，四是由其血管、神經所組成的脈氣所決定的。見圖11。

　　脈象學者一定知道，正常人左尺脈始終弱於右尺脈，考其原因我們發現：這與人體臟器的血供

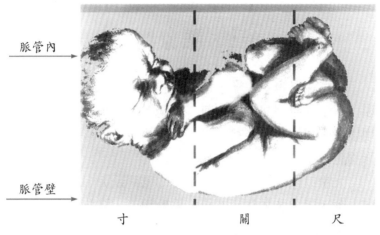

脈管內 →

脈管壁 →

寸　　　　關　　　　尺

圖12　寸口脈分屬似胎兒睡在脈道裏

範圍及神經分佈範圍有關。右關尺脈分屬的臟器是腸系膜上動脈分支器官，即空腸、回腸、結腸左曲以上的結腸等。門靜脈的血行走向亦趨右勢。而左尺脈分屬僅是結腸左曲以下的結腸及泌尿、生殖器官等。

　　研究還發現：關尺脈同強則此人的性功能強。因人的性器官的血液供應是由腹主動脈及髂動脈分支雙重供養，所以關、尺脈任何一部的減弱都會出現性功能的減退。

　　寸口脈分屬似胎兒睡在脈道裏，一側寸口脈就是其人的半個身軀。它的頭、中腹部稍發達，有四肢，有內臟，四肢與肚臍以下器官相重疊。各臟器基本按現代人體解剖學井然有序地排列在脈道中，而且是三維立體的。因此候脈就是「摸脈人」。見圖12。

　　「摸脈人」不同於我們已知的臟腑之氣的寸口分屬，它是脈象學新的體系。在這種候脈思想指導下，我們將徹底從舊的脈學思想的桎梏中走出，達到候脈知病的境地。

三、脈象圖

　　嬰兒在母腹中的樣子是頭和肚子大大的，四肢偏弱並屈曲。雙手肘部曲置於胸前。臟腑新定位的方法，也是採用嬰兒未落地前的姿勢。這一姿態的選擇是經過反覆的臨床論證確立的。

　　人體以標準解剖學姿勢站立（或平臥），面向前（或向上），雙上肢肘關節屈曲，放於胸前。雙前臂相平行。見圖 13 左。

　　左圖中人體的雙手橈動脈的位置與方向同人體長軸一致。雙寸脈指向頭端，雙尺脈指向下肢。在空間思維上將寸口脈（橈動脈）打開、放大、平面、立體的投影在人體上。見圖 13 右。把圖右的胸、腹壁打開，結合人體植物神經，血液分區和筆者對臟器脈象的體會繪製出脈氣圖，即寸口脈象圖。見圖 14。

　　脈象圖的發現使候脈有了依據。候脈時我們將做到胸中有人，脈中有人，指下有人，人脈相應。候脈就是摸脈人。

　　在人體器官脈點陣圖中，人體的腸管、上下肢在尺脈區，一是根據植物神經節段範圍及上、下肢脈氣的指感所分，二是以胚胎發育的先後為依據並經臨床實踐的反覆確認。

　　至今為止，人類已經發現了耳象圖、臉象圖、結膜象圖、鼻象圖、舌象圖、手和足象圖等圖譜。但它們都只是平面靜止的圖譜。而脈象之圖則是三維立體且呈動態的變

化。它完全不同於王叔和的脈圖，是脈象學史上的重大發現。

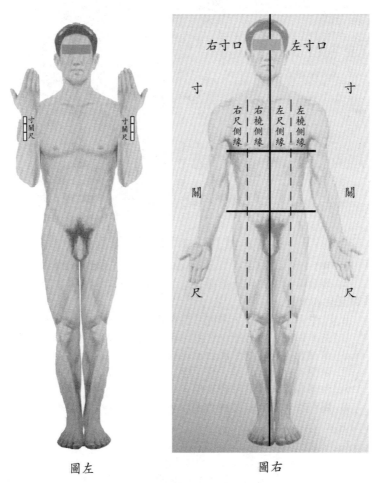

圖左　　　　　　　　　圖右

圖 13　人體解剖學姿勢

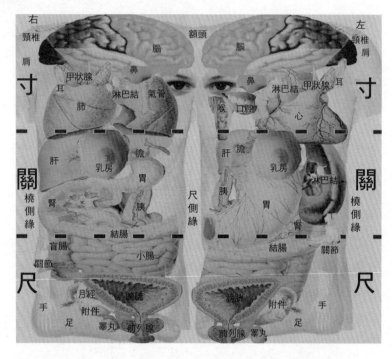

圖 14　寸口脈象圖

說明：

A. 頭顱在寸頂端（寸脈的遠端），耳與顱中相重疊，眼、鼻與前額脈位相重疊。

B. 寸中爲甲狀腺部，有時可與扁桃體、勁淋巴結脈位相重疊。

C. 左寸以咽、心的脈位爲主，右寸以肺、氣管的脈位爲主。

D. 頸椎及枕後在雙寸脈的橈側緣。

E. 關脈爲肝、膽、胰、胃、脾、腎、腸的脈位，重疊多見。

F. 左爲脾胃，右爲肝膽脈位。雙腎在關的下區。

G. 關尺接壤處爲腸區脈位。右手脈感應結腸右半及空、回腸、結腸左曲。直腸脈位在左。

H. 雙上下肢脈位與尺脈區相重疊。

I. 盆腔臟器在尺脈的最下區。見表 2。

J. 直腸的脈位在左尺脈下端，生殖脈位在右尺端。泌尿及前列腺脈位在雙尺下端。

四、三維脈位

　　僅瞭解前章中人體器官的寸口脈象圖是不夠的，因為那只是一個平面。事實上，人體是一圓柱體，橈動脈也是圓形管道。相對一個器官來說，它有上下、左右、前後、內外之分，成三維立體。脈學的先聖早在幾千年前就已經從脈位上認識到了這一點。三維立體的觀察脈象，歸納起來有三點。

（一）臟器在人體內的位置

　　人體姿勢仍採用標準解剖學平臥位，分別以腋前線、腋中線、腋後線水平平分人體為三部分。見圖15。

　　人體各器官在軀體空間中有位置（脈位）上的不同，也就是它們有深淺（浮沉）之分、左右之分、上下之分、內外之分。就深淺來說先賢以脈位論之，以浮、中、沉三位來衡量。

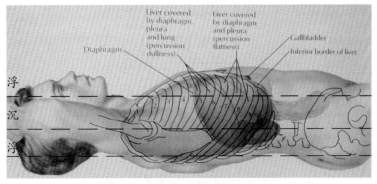

圖15　臟器脈位與人體解剖關係

——心、咽、眼、額、乳房、胃、膽、腸、膀胱等空腔臟器在腋前線水平居浮位，故而上述器官應稱浮位器官，其脈位也在浮位，候其脈時可輕舉即得。

——而腋中淺水平的器官多是些實質性器官。如肝、脾、胰、雙腎、脊柱、前列腺、子宮、卵巢等為沉位器官，候其脈時可沉取方應。

——後背組織的脈象是一種特殊邊脈，顯示在脈的兩側緣，也居浮位，這是因為人體是圓柱形的，相對沉位來說，浮位是它的四周，沉位則是圓的中心。如果我們把脈管放大同於軀幹，此時我們一定能夠理解各器官在寸口脈上的浮、沉含意。見圖 16。

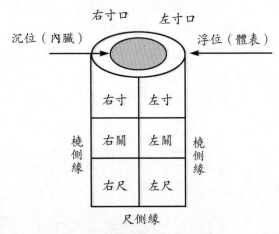

圖16　寸口脈浮沉與人體的關係

說明：

人體的頭、頸、胸為上，中腹部為中，肚臍以下為下。

注： 左右之分，又有幾個側面：

A.器官的左右之分，如肝膽居右、脾胃在左。

B.左右寸口脈，並於一側寸口脈上又分尺側緣和橈側緣。

從上圖可以理解為：兩側橈動脈的尺側緣合參可感應人體接近中線位的器官，橈動脈的橈側緣可感應人體兩側和後背的脈氣。例如，人體背部的軟組織，脊柱、神經、筋膜的病變候脈時可在脈的橈側觸及邊脈。而人體中線部位的臟器，候脈時應雙手合參在尺側緣。候脈時，左手脈候左半身脈氣、右手脈候右半身脈氣。脈管的一側（尺側緣）候腹前各臟器，橈側緣候人體側面和背後軟組織以及人體牽涉性疼痛性病變之脈氣。

(二)寸口脈在腕腹中的脈位

寸口脈脈管在腕腹部脈位也是中醫所指的浮、中、沉脈位。在脈象中，脈位趨浮的有浮脈、濡脈、洪脈、革脈、芤脈、散脈、濁脈、實脈等。脈位沉的脈象見沉脈、伏脈、牢脈、弱脈等。在傳統脈法中，脈位主要是指脈管在腕腹中的深淺位置。

正常情況下人的氣血旺盛，脈道不浮不沉。皮膚腠理充盈飽滿，各組織代謝正常。脈管為腕部組織供應了血液，腕部組織充盈托起了脈管。它們之間有相互依存的關係。疾病前或炎症早期，整體機能及抵抗力尚沒有嚴重受損，人體代謝的增強，腕腹的飽滿，脈道的充盈與通暢或通透性增加，將脈管托起呈浮脈的脈感。脈雖浮但浮而暢通，用力按時則有虛感。所以浮脈輕舉即得，但按之不足。久病的情況下，脈管本身充盈度不夠，腕腹組織缺血缺水，心臟功能狀態不佳，皮膚、組織收斂，脈管連同腕部組織乾癟與塌陷。因而脈管只能由沉按才能感覺到它的搏動，所以沉脈輕取不應，重按始得，也說明病情趨重等。

有時疾病的晚期，脈象出現了虛浮，個別情況下見於迴光返照。也有在疾病的早期出現沉脈，多提示病情來勢較重。如果在治療中沉脈漸浮，浮脈漸中均說明病情向緩。不論空腔臟器還是實質性臟器，它們的體積縮小、缺如、功能減弱、慢性炎症等都可以造成脈道變細、脈位變沉、脈力減弱等。至於肝臟疾病狀態下的弦脈，可能是植物神經受刺激過量，腎上腺素或腎素血管緊張素分泌過多，肝臟又不能有效滅活的原因。腎上腺素和血管緊張素有強烈的血管收縮作用，可造成小動脈及微循環的痙攣，脈細而弦。妊娠時的滑脈與經前期的滑脈一樣是體內黃體酮、性激素分泌量高的原因。機體在這兩種或更多種激素的作用下，血管擴張，微血管舒張，血流加速，形成滑脈等。

(三)臟腑在脈象中的脈位

是指臟器的脈暈回蕩在寸口的位置。一般空腔臟器的脈位較浮，實質器官脈位較沉，有時呈浮漚樣的脈感。空腔臟器在炎症的早期脈暈為浮，例如，在充血期、部分水腫期。而水腫期、增生期、壞死期、膿腫、腫瘤等脈暈轉沉。實質性臟器炎症的早期（充血期），脈暈也可浮，但感其脈多有力。若是腫瘤、實變，則出現黃豆樣脈暈點，力搏指下。腰背部肌肉、筋膜、神經的無菌性炎症脈象呈脈外加邊的脈形，並在浮位。脊柱的脈感也是邊脈，但在沉位。

應當清楚地認識到：「脈神」的候脈方法已經不是歷代醫家所主張的候脈法則，寸口脈所主臟器也不是歷代醫家所描述的臟腑寸、關、尺分屬了，而是囊括了人體。

五、寸口脈的再分屬

　　臨床上上呼吸道感染引起的頭痛與鼻竇炎放射性頭疼的脈暈點位置不同，一側乳房脹痛與胃痛的脈暈點的脈位也不同，肝膽疾病時它們的脈位更不同，種種臨床現象表明寸口脈必須再分屬。只有對寸口脈再分屬，臨床上才能達到觸脈知臟器、知病的效果。

　　根據人體神經及血管的分部，結合作者的臨床體會，現把寸口脈加以再分屬，以方便臨床使用。為簡明扼要僅以寸口脈臟器分屬表表示。見表2。

　　一般按上述理念候脈，可候出全身各器官的脈氣、脈位。候脈的方法則採取上候上脈（寸候頭頸胸），下候下脈（尺候臍下及下肢、前臂及手），中候中脈（關脈候中腹部臟器脈象），左候左脈（左手寸關尺候左半身脈），右候右脈（右手寸關尺候右半身脈），雙手合參候中間臟器（即人體正中線投影的臟器），兩手脈的外緣（橈側緣）候人體兩側及後背。如此候脈既可以候器官之氣，又可以候器官之位。

表 2　寸口脈臟器分屬表

		右	左
寸	上	右前額、右顱腦、右枕部、右小腦、右耳、右鼻、右眼、口腔、右腮腺	左前額、左顱腦、左枕部、左小腦、左耳、左鼻、左眼、口腔、左腮腺
	中	右頸椎、右頸頂部軟組織、甲狀腺右側、氣管、右側扁桃體、肺	左頸椎、左頸頂部軟組織、甲狀腺左側、左側扁桃體、咽、舌、心
	下	右胸肋、肺、食道、縱隔、氣管、右肩周肩胛	左胸肋、心、食道、縱隔、氣管、左肩周肩胛、咽
關	上	右乳房、肝、膽、胰、右背部肩胛下軟組織及肋神經	左乳房、胃、脾、胰、左背部肩胛下軟組織及肋神經
	下	腰椎右側、右腎、腎上腺、胰、空回腸、升橫結腸及腸淋巴	腰椎左側、左腎腎上腺、胰
尺	上	右上肢遠端、右臀髂部、腸道、右輸尿管、月經	左上肢遠端、左臀髂部、腸道、結腸左曲、左輸尿管
	下	膀胱、子宮、右卵巢、睾丸、陰道、直腸、前列腺、右下肢、月經	膀胱、左卵巢、陰道、前列腺、左下肢、睾丸、直腸

說明：

A.左代表左寸口脈，右代表右寸口脈。

B.右寸爲肺，左寸爲心。

C.肝膽胰居右，脾、胃居左。

D.右關尺脈感應範圍最廣，月經在右關尺脈感應。

六、寸口脈的合候

根據臨床反覆研究與體會，現將人體寸口脈的合候列下表：

表3 人體寸口脈象合候表

右候	雙手合參	左候	
右頭，右耳，右眼，右面、三叉神經右邊牙痛，右上頜竇，右腮腺、鼻咽，右甲狀腺，右肩，右肺及氣管，右心房、心耳，右胸壁層	全頭痛，額、篩竇，食道，咽，膈	左頭，左耳，左眼，左面、三叉神經左邊牙痛，左上頜竇，左腮腺、鼻咽，舌，左甲狀腺，左肩，左肺及氣管，左心房心室，左胸壁層，	寸
右乳房，肝膽，右腎腎上腺，右輸尿管，右腰腰椎，空、回腸，結腸左曲以上，盲腸闌尾	肝膽，胃，胰，十二指腸空、回腸，結腸左曲以上，盲腸闌尾	脾、淋巴結、左腎腎上腺，左輸尿管，空、回腸，結腸左曲以上	關
右臀、上下肢，右附件、右睾丸、精索，右輸尿管	膀胱，子宮，直腸，前列腺	乙狀結腸，左輸尿管，左臀、上下肢，左睾丸、精索	尺
右	合參左右	左	

　　表中雙手合參的部分，是指在候脈時採取雙寸口脈象比較的候脈形式來候脈，需要雙手合參候脈的臟器以空腔臟器為主。這是因為絕大部分內臟的神經與血液供應均是雙側及交叉的形式。候脈應兩手比較，尋其獨處，獨處多病。

七、脈象形成原理的探討

(一) 先賢的認識

《素問・五臟別論》說：「氣口何以獨為五臟主，曰：胃者，水穀之海，六腑之大源也。五味入口，藏於胃，以養五臟氣，氣口亦太陰也。是以五臟六腑之氣味，皆出於胃，變見於氣口。」其意是講：手太陰肺經起於脾胃，氣口（脈）與足太陰相通。脾胃是五臟六腑氣的來源。所以可借助於寸口來觀察臟腑之氣。

《難經》曰：「十二經皆有動脈，獨取寸口，以決五臟六腑死生吉凶之法。何謂也？然：寸口者，脈之大會，手太陰之動脈也。」《難經》更進一步明確指出人體十二經脈之氣血皆匯集於寸口。故人體臟腑氣血的生理和病理變化皆可借助於寸口脈來觀察。

(二) 本位知覺

在漫長的進化過程中，人體機能的調節已經相當複雜，但人體神經與體液的調節起主導作用。而植物神經是人體神經系統的一部分，其功能具有一定自治性，同人體的體神經系統共同完成高級中樞、大腦對人體的支配。

人體植物神經有自己的低級中樞。它們主管人體內臟組織的感覺及運動，與體神經相協調。如人體大量運動時，體神經興奮，內臟血管收縮，肌肉充血。肌肉運動中產生的熱又由植物神經透過皮膚腠理的開放與排汗來調

節,而內臟血管的收縮則是植物神經的自調工作並與體神經相適應。

內臟植物神經這種自主調節作用由反射、傳導、回饋來實現。脈象包含在脈管中,全身任何外周動脈上都可出現脈象。寸口脈僅是橈動脈血管一段較裸露的脈道,它同內臟一樣受到植物神經的支配與調節。植物神經的網路遍佈全身,各組織又借交通支廣泛聯繫。內臟某部位的持續性病變,刺激支配該部的神經或植物神經持續釋放與傳導某些化學物質時,其刺激的量與疾病的病種及範圍有一定關係。組織部件大、受侵害範圍大、病重,則機體相應的改變也大。組織部件小、受侵害範圍小,則機體的相應改變也小。早期病變在局部相對異於全身,而在寸口脈上也會出現異於全身的脈象。這就是脈暈點脈象。

如果病變持續、廣泛並影響到全身,則出現整體脈象的改變;也就是傳統脈象的出現。

古人總結的 28 脈就是整體脈象的 28 個範例。例如,上呼吸道感染,就是綜合炎症表現。它包括人的頭、眼、鼻、口腔、咽部、氣管的廣泛性炎症,其相對應的脈象改變是寸脈的數、浮、滑等。若上感加重或繼發細菌感染,則出現全身症狀。脈象也再現整體的改變,如寸口的浮、滑、沉等。

又如前列腺炎與增生:則神經末梢被壓迫及刺激,導致局灶性傳導,在尺脈的遠端可以感應到明顯的脈感。它的脈暈若綠豆大小,在沉位或浮位搏手,並異於寸口脈。若前列腺炎症進一步發展與擴散則影響到全身,將會出現寸口脈的整體改變。

實踐證明，寸口脈是人體由內到外，由上到下各組織器官脈氣的疊合體。這一疊合體是一圓柱形，候脈就是在這一圓柱體內尋找它的獨異及整個脈體的變化。病脈產生的基礎主要是臟器及人體機能狀態的改變並由植物神經的自主性傳感而獲得。在內臟植物神經的節段以寸、關、尺三部的分配為依據，在寸口脈的獨異上（脈量點的出現）是植物神經的局灶性傳導的知覺和疾病組織、器官與心血管搏動勢能的不協調。

(三) 氣血的勢舷

氣血是人體的生命現象，透過候脈可以感應與判斷它的表現態勢。氣血存在形式是什麼？古今已有大量的研究。

氣血是一種物質性和功能性的合體。它們相互作用與協調並維持人體的正常機能。

血管內的血流，在心臟的鼓動下，川流不息、循環往復。心臟在動脈及靜脈間扮演了水泵的角色。心臟的功能及血管的彈力為氣。血管內的血流為血。心臟為動脈加壓。血管本身也存在彈性回縮力，在二力的作用下，血壓維持在一定的水準。血流也自血管的心端射向外周。正所謂「氣為血之帥，氣行則血行」。

人體的器官都在無時無刻地分流血液藉以完成自身的新陳代謝。它們在分流血液的同時對血流也產生一定的阻力。這種阻力與血壓相匹配及順應，我們把這一過程稱為共振。這種共振就是一種正常的氣血現象。是有機體經過漫長的進化而獲得。

人體這種共振從胚胎發育開始到性的成熟才能完成。只有在這種共振條件下，組織、器官才能得到最充分的血液供應，人體或臟器的氣血才能旺盛，在脈象上的表現是平脈。如果組織器官發生了病變，這一病變改變了組織器官的血管形態，心搏時臟器的血管收縮和開放與心搏狀態不相協調（例如：心臟收縮時，臟器的血管不能有效地開放，甚至閉合。此時寸口脈的前端會出現膨大的脈暈點。若開放過度則會出現脈的滑動）。這種不協調的脈象形式在寸口脈上以脈暈的形式出現。

人從產生心動的那一刻，各臟器形成的初始階段，這種共振就在逐漸地形成，它們彼此協調形成正常的氣血現象。由於人體各系統的功能不一，各器官的質地、形態、大小、部位都各不一樣，它們產生的氣血現象或共振力也有差異，這也是疾病狀態下病脈產生的基礎。例如，寸口脈某部獨異的脈象。

肺是泡沫樣囊性器官，分流血液的阻力相對不大，產生的共振力相對較小、較輕，疾病狀態下其寸口脈上常可候及寸脈浮的脈感。而當疾病嚴重，肺部淤血、膿瘍、纖維化、腫瘤等使肺組織實變時，它的脈感轉沉或浮力搏指或脈實等脈象，常出現右寸脈獨異現象。

傳統醫學認為的右寸候肺、左寸候心是有一定道理的，它的道理就在於人體左胸以心為主以左肺為次，右胸即右肺。肝臟是實質性臟器，體積大、位置深，疾病的早期，如炎症的早期其組織充血，右關脈沉位可感應出這種改變了的脈感。而當疾病加重、腫瘤、硬化，除了右關脈沉位出現較大的脈暈點以外，寸口脈象還會有整體變化，

脈弦如新弓、如刀刃等。

　　須知正常情況下，寸口脈諸部皆無脈象，只有疾病狀態下脈象才可出現。而正常脈象的維持必須是全身各臟器的氣血正常。血液流變學的協調與順應，彼此共振，達到一定動態平衡，在這種氣血平衡與協調狀態下，我們在脈管壁上是沒有脈象可摸及的。

　　在另一方面脈象是諸多臟器的脈氣疊合體。如右關脈，它是右乳房、肝、膽、右腎及腎上腺、胰腺的脈氣堆疊而成，在右關部如果某臟器出現了疾病，它們間的平衡將被打破，病脈始現。

　　實踐證明：實質性臟器體積大，質地重、位置深的臟器在疾病狀態下的脈象強而有力，沉而悶勁。而空腔臟器，疾病狀態下它們的脈象浮而輕飄，只有在炎症、實變、占位等疾病狀態下向實質性臟器的脈象轉化。小的實質性臟器、腫瘤的脈象早期多呈火柴頭樣搏指。如小的實質性器官發生了炎症，則呈漂浮的米粒狀在指下跳動。肌肉、神經、筋膜疾病的脈象應手如線、呈管外加邊的脈感。男人的肩寬、胸肌發達、心肺功能強，因而寸脈強。患乳腺增生疾病的女性，其關脈浮強。

　　月經期女性又有其特異的脈象：左寸及右尺脈強而滑動，甚至右關脈也強而滑動。這是因為經前期女性心動加快、心搏血量增加、子宮血流加速、血管擴張。同時，肝臟滅活激素的工作力度及代謝加強、門靜脈回流增加。

　　而人體左尺脈弱於右尺脈，其原因是人體腸管的氣血左右有明顯的差別，結腸左曲以上的腸管、血管、神經都以右勢為強，腸道血的回流也是右勢。

人體的血供形成三種態勢，即：主動脈分支系、腹腔動脈系、髂動脈系。而寸口脈也成三種脈勢，即：寸、關、尺。人體內臟的血供特別是門靜脈回流於肝臟造成右大於左的態勢，而右關尺脈勢大於左關尺脈，這也說明脈象的實質是臟器血供狀態及神經分屬的縮影。

臨床中，當脾腫大時左關脈脈氣增強，常是黃豆樣脈暈點搏指。當脾切除術後，左關脈氣立即減弱甚至無脈。這均說明這一道理。

有血供的地方就有神經的分佈，神經分佈的態勢也是呈區域性的集中，這種集中分佈與血供分佈基本一致。

如此，我們得出結論：所謂脈象，其實就是人體血供與神經乃至人體的即時功能狀態。當腎臟疾病時，腎上腺素代謝的功能降低，導致血管的強烈收縮，以至於出現弦脈。甲狀腺機能亢進時，心率加快，出現數脈；甲狀腺機能減退時，心率緩慢，出現脈緩、脈遲。心臟竇房結病變、心肌病變均可導致心率和心律的異常，而出現脈象的結、促、代等。這又說明脈象的產生與存在都受到機體九大系統的影響。

(四)信息的互聯

在產生生命的瞬間直至其結束，身體各部組織無不保持其遺傳基因及有生以來的信息內含。現代科技可以用羊耳的上皮細胞克隆出與供體一樣的「桃莉」羊來。可見人體單細胞亦囊括生命的所有信息。可以這樣說：「人體細胞就是人體生命的縮影。」中醫經過上下幾千年的探索，發現人體從頭到足，諸如面部、鼻、眼、舌、手、足、指

甲皆存在人體臟器的信息。

　　人體各組織、細胞、器官間都有極其廣泛的內在聯繫。其中神經的、體液的、內分泌的、細胞與細胞間、細胞膜的內外膜電位間的傳導，低級神經元與中樞神經間化學物質的傳遞與反饋，血液與淋巴網路的遍佈，中醫闡述的十二經絡、奇經八脈的互聯及近代醫學認為的針灸反射學說❻等，如同互聯網一樣四通八達，相互交織，相互制約，牽一髮而動全身，見一葉而知秋色。

　　正常情況下，寸口脈好似信息平臺，某器官發生了病變，如同信息終端發生了障礙，疾病的脈象顯露。而有經驗的中醫師就可由寸口脈這一天然的信息視窗，接收到疾病器官的「伊妹兒」。

(五) 脈全息

　　李萊田教授在《全息醫學大全》❼中用全息論述了脈全息，我們也由多年的臨床脈象研究發現了脈中的脈人。這一發現是對李萊田教授脈全息內容的補充及擴展。

　　這是因為脈人是該人的縮影，它從身材到體質，從情緒到內含基本與其人相一致。所謂的候脈，就是摸脈人。

　　就臟器來說，人手也是一器官。它同全身器官一樣都存在著動脈供血、靜脈回流。橈動脈進入腕關節後與其他臟器的供血形式一樣出現級級分支，最終完成對該器官的血液供應。觸摸腕部橈動脈一定能夠了解手部的供血情況。譬如，橈動脈虛、細、弱、濡、沉、微則表示手部的血供不足，同理全身臟器的氣血也在出現異常。這是候脈知病的秘密所在。

　　手腕部皮膚薄的人，肚皮不會太厚。手腕細的人不會很胖。感知脈象便能瞭解全身氣血情況，它提示醫生候脈不單純是摸血管，而應該把手腕部組織軀幹化，腕部皮膚對應腹壁，脈管的脈位對應臟器的脈位，手腕與軀幹對應，脈與人對應，多方思維，把脈象人性化比擬。

　　當然病脈的產生並非上述一種量的改變，疾病是錯綜複雜的過程。當全身或局部患病，體內植物神經的自主性傳感、臟器的血流改變、脈全息的、血液及血管壁的、血液質與量的、內分泌物的、細胞膜電位的、心臟的等諸多因素異常並產生了某種合力，它們共同完成對正常脈象的突破，病脈始出現。

　　同時，候脈不只是手摸血管就能說出病來，它需要臨床醫生豐富的醫學知識及臨床經驗，而掌握一種好的方法則是通達於目標的捷徑。

　　根據全息理論，結合對脈象學的體會，現把人全息與寸口脈象的對應關系列表，為同道提供臨床參考。

　　人體器官是由各種功能協同的細胞組合而成，排除次要因素，它們的功能代謝都完全依賴於神經及血供的支持。在形態學方面，神經與血管也是臟器的最重要組織形態。將人體等同於橈動脈脈搏的長短，則人體各臟器也僅

表 4 人體全息與寸口脈象的對應關係表

	寸	關	尺
人體	頭、頸、胸	中腹部	臍以下及下肢
心臟收縮模式	收縮早期	收縮中期	收縮後期
對應的血循環	主動脈分支	腹腔動脈分支	髂動脈分支

是一枚小點而已,這一小點在脈診中就是脈暈點。

脈暈點的體積與臟器的體積相對應。脈位與臟器的位置、脈暈點在寸口脈的位置與人體臟器在機體的位置相吻合。

運動系統在機體的外表,它的組織學形態是肌肉、神經、血管等,其形態特點是條索樣,其脈象是顯示在脈道邊的邊脈。人體軀體表面軟組織病變的部位與邊脈在脈道上的分佈呈現相對應的態勢。

常人一般沒有病脈,也不會出現脈暈點。脈象中出現了病脈或脈暈點,一定是亞健康狀態或有疾病。根據脈象的性質辨別人體的狀態,根據脈暈點的寸口位置,尋找人體對應的疾病狀態下的臟器,這就是現代脈學候脈知病的秘密所在。

八、正常脈象

就診的病人中很少脈象正常，健康人可有病脈，疾病的人可脈象正常。這說明萬事萬物不是絕無變數，因人而異、因時而異，順應人的生理及自然規律才能真正掌握脈診。

事實上，脈象是不斷變化的量，臨床候脈一般每百人總有幾位病人不適應用脈象診斷疾病。

具有胃氣、有神、有根的脈象為正常脈象。雖有疾病但不影響生命。少有胃氣、無神、無根的脈象為病脈，無救治希望的脈象稱死脈。

脈象有胃、神、根是歷代醫家無不關注的脈象要素。程仲齡❸強調說：「脈有要訣，胃、神、根三字而已。」所謂胃、神、根從現代醫學的角度來說，主要是指機體的機能狀態、正氣如何，是否是臟器的器質性損壞或功能性暫時受罹。具有胃、神、根的脈象是機體抵抗力高、機能狀態佳、正氣尚旺盛的象徵。少有胃、神、根的脈象可能是臟器的非器質性病變，應稱病脈，它包含功能性病變。器質性損害性疾病的脈象，應稱死脈。

古人在病脈與死脈之間沒有界定什麼區別。我們把功能性損害而出現的少有胃、神、根的脈象稱為異常脈象，即病脈。人有病不等於就死。把器質性損害，無胃、神、根的脈象稱為死脈，一般指無救治希望的疾病。

胃氣之脈：「胃」又稱胃氣，為人的後天之本，氣血生化之源。民以食為天，人沒有了正常飲食是不會有好身

體的。少有胃氣的脈象也說明機體系疾病狀態。《素問‧平人氣象論》指出：「人以水穀為本，故人絕水穀則死，脈無胃氣亦死。」說明人的脈象必須有胃氣，有胃氣的脈則代表人的胃腸運化功能良好，氣血旺盛，營養狀態佳，就是小有疾病也無大礙。反之，則處於疾病狀態，甚至是病情危重。

什麼脈象為正常呢？綜合歷代脈學家及著作的經驗，我們認為：

——沒有脈位的改變（浮、洪、濡、散、芤、革、濁、實或沉、伏、牢、弱），取中位為正常。

——沒有脈象頻率的異常（數、疾、促、動或遲、澀、結、遲緩），取每息4～5至為正常。

——沒有脈象節律的，參差不齊（促、代、奇、潮、十怪脈等），取節律一致為正常。

——沒有脈勢的過極（虛、微、細、散、代、短或弦、洪、緊、革、實、長、滑），取清虛為正常。

——沒有脈管粗細的不同（洪、實、濁或濡、細、弱），取中等（3～4毫米）為正常。

——沒有脈象長短的變化（長、實、牢或短、動），按人體身高的協調性比例（1：35），一般擬在4～5公分左右的長度。

——沒有脈道緊張度的異常（弦、緊、革或虛、濡、弱、微），取脈道緊張度適中為正常。

——沒有脈象流利度的異常（滑或澀、濁），取其適中為優，或以清虛為妙。

——病脈中不失脈根，四時兼象脈中的不偏極也可以

認為是正脈象的範疇。

——沒有寸口的獨異（脈暈點或兩寸口的差異及邊脈的出現），取脈口的平均，雙寸口無明顯差異為妙。

戴起宗關於胃氣曰：「意思欣欣，難以名狀。」其意是說，具有胃氣之脈有時是筆墨難以描述的。健康無病之人的脈象自有胃氣，疾病之人其脈胃氣自當減少，危重病人自然是沒了胃氣，而死人定是無脈。

近代研究從脈象構成的因素上對胃氣之脈加以剖析，為其指感特徵以及表述都拓寬了視野。清朝人周學海在《脈學簡摩》中言：「人之稟賦各有不同，而脈應之，如氣血盛則脈盛，血氣衰則脈衰。血氣熱則脈數，血氣寒則脈遲。血氣微則脈微，血氣平則脈和。人長脈長，短人脈短。性急人脈急，性緩人脈緩。肥人脈沉，瘦人脈浮，寡婦室女脈濡弱，嬰兒稚子脈滑數，老人脈弱，壯人脈強，男子寸強尺弱，女子尺強寸弱。又有六脈細小同等，謂之六陰；洪大等同，謂之六陽。至於酒後脈數大，飯後脈洪緩，久饑脈空，遠行脈疾，臨診者皆須詳察。」

脈位上應不浮不沉，在脈率上應不快不慢、從容和緩。在脈的節律上，脈來應有規律，也不能出現節律伴脈力的不等。在脈管的粗細上不能過寬過細，脈寬要適中，如芤脈寬大而中空，濡脈浮起而柔細均是少有胃氣之脈。脈勢及脈力應均等，不能過強過弱。脈管的緊張度過緊或過於鬆弛，如弦、緊、革、牢脈為脈管壁的痙攣。脈管過於鬆弛見散、微、虛、濡、緩、弱脈。脈來應指流暢度發生了異常，也是少有胃氣之脈。如滑、動二脈是過於流暢，而流暢度差的脈象如澀脈、濁脈。出現脈暈點的脈象

及雙手脈象的不均等也是病脈。

同時，胃氣過旺也是無胃氣之脈，這是脈的太過。例如：高血脂的濁脈，糖尿病、痛風的脈暈點脈象等，是過於飲食等原因而出現疾病的脈象。以古人對脈象胃氣的認識，濁脈脈象最符合傳統脈象「胃氣」的要求，但從現代脈象學的要求來說，濁脈仍是病脈。脈管上有許多不均衡的脈暈，它提示人體相應臟器出現疾病，二手脈道有明顯的差異也提示為病脈，脈上有邊也是病脈。總之脈象必須均衡清虛，方為正常。

必須強調的是：脈象小有偏差，不能以無胃氣相論。人體有一定的代償力，不能稍有疾病就以死而論。若嚴格地把35脈均以無胃氣而論，那是沒有脈學道理的，也是荒唐的。臨床上常常遇到一種現象，病人沒有異常感覺但有病脈，這並非是脈診學的不科學，而是人體機體無時無刻不在修復自己，一有不適則人的代償功能即被啟動，短時間內機體不會出現大的異常。而脈象則能迅速檢測機體內部情況的變化，機體小有異常，脈象立即出現相應改變，脈象先行於病。例如，風脈可先行於腦中風數月至兩年，病人可無任何主觀感覺。正常人偶患風寒，脈象浮數。一天不吃飯，脈力減弱。知識份子寸脈浮、尺脈沉。女人月經期脈象滑數等。此時的脈象不能以無胃氣論。脈雖稍有偏差，但從容和緩，胃、神、根自在。

另外，胃氣之脈在一年四季中也有季節的改變；春弦、夏洪、秋毛、冬石，這仍然不失胃、神、根。

有根之脈是何指感呢？根：顧名思義，是根莖之意，樹無根則死，人脈無根則病。《難經》曰：「上部無脈、

下部有脈，雖困無能為害。無脈之有根，猶樹之有根，枝葉雖枯槁，根本將自生。」根寓意人之正氣、人之氣血旺盛。正氣是生命之根，也是脈根。研究證明：尺脈的脈壓與人體的血壓（肘動脈壓）接近。人體沒有了血壓，生命一定垂危。從脈學的角度來說，《難經》此語也有不妥，上部無脈即寸部無脈，寸脈主人之頭胸，人無頭胸哪有生命。當然《難經》此語的上部無脈是指寸脈的沉、弱、細、虛等脈氣的變化，絕非為寸部無脈。事實上，寸脈的脈壓也寓意臟器的血液灌注量即微循環血量，對於臟器來說一個也不能少。尺部有脈，關寸二部也會有脈，只是強弱、粗細、浮沉的差別而已。因為尺脈是血的來處，寸脈是血的去處，有來處也有去處，無去處也無來處。

　　尋脈根時應先按寸、關二部，無名指感應尺脈（左手候脈法），尺脈尚有力為有根之脈，它的現代醫學原理是血壓有沒有下降。也可沉取尺脈，尺脈如尚有力而從容和緩，謂有根之脈。尺脈又寓意人的先天，中醫稱之為腎氣。腎氣為先天之本，有了先天之本，生命才可昇華。《脈訣》曰：「寸口雖無，尺猶不絕，如此之流，何憂隕滅。」若脈無根，則腎氣已敗，病情危篤。從現代脈學的角度認識脈根：脈根應當指人的血壓。沉觸寸關尺，不管哪部尚有力即為有脈根。尺脈有力的「力」一定是無過極的力，一定是和緩之力，否則仍然是病脈。

　　「神」是指有胃氣的脈。《靈樞‧平人絕穀篇》曰：「故神者，水穀之精氣也。」水穀之精氣，是指胃氣。「補土派」的代表人物李杲曰❾：「脈中有力，即有神矣。」當然這種力並不是病脈的力，而是和緩從容之力。

即如李杲所曰：「無病之脈，不求其神，而神無不在也。」中醫認為心主血而藏神，只有氣血充盈，心神健旺，百脈從容和緩，脈象方為有神。有神之脈忌太過、諱太極，按之脈力適中。脈象中只要脈力從容和緩就是尚有脈神，太素脈的清脈應是脈神的標準，也是正常脈象的標準。

　　在正常脈象的陳述中，我們多次講到脈的清虛，此語出自《太素脈法》❿。清代醫家張璐對太素脈法有相當的研究，他認為：「清脈者輕清緩滑，流利有神，似小弱而非微細之形，不似虛脈之不勝尋按，微脈之軟弱依稀，緩脈之阿阿遲縱，弱脈之沉細軟弱也。清為氣血平調之候，經云：受氣者清。平人脈清虛和緩，生無險阻之虞……」古代研究清脈是出於占卜的需要，但清脈應是正常脈的標準。

　　總之，人體的胃、神、根是三位一體、互為因果的。首先必有胃氣，有了胃氣脈才能有根。脈有胃氣、有根則必有神。神是正常脈象的標誌。臨床上，人有神，脈才能有神；人已無神，脈神何來。脈已見死，人則多生命垂危。

　　另外，脈象的胃、神、根，在男、女、小兒之間也有一定區別。《四診抉微》⓫中說：「診男者先左，診婦者先右，男以氣成胎則氣為之主，婦挾血成胎則以血為主。男子病右脈充於左者、為胃氣也，病雖重可治，反此者虛之甚也。」根據古訓，男病人右脈充盈和緩從容為有胃氣。臨床上雖然男病人出現了危重病情，但只要右脈充盈，不失胃、神、根，可視為有治。女病人以左脈充盈和緩為有胃氣。雖然女病人病情危重，但只要左脈有胃氣，也應視為有治。男病人右脈、女病人左脈失去了胃氣，則視之為病情危重。當然這只是古人的視脈識病經驗。對於

今人來說，判斷人的生死是有嚴格的理化指標可供參考的，更何況現代醫院 ICU 的條件又那麼先進。當然男右女左的氣血變化也是理化指標變化在寸口脈上的反映，在一定程度上借鑒古人的經驗是有裨益於臨床的。女子在妊娠時觀察左寸脈、右尺脈有特殊臨床意義（見後章）。一般男子以體力勞動為多，心肺的功能非常重要。觀察右手可衡量男人的肺活量與食量。其脈正常，其人肺活量必正常，飲食也正常；其脈細、弱、虛等，肺功能多不正常，飲食也下降。臨床上肺源性心臟病患者右寸脈多不正常。

小兒的脈多是寸脈突起，尺脈沉弱、脈數，短於成人。這是小兒生理發育所特有的脈象，不應以病脈論。這是因為小兒的神經系統發育較快，身體的發育順序為頭、胸、腹、下肢，因此脈象出現寸脈為大，其次為關、尺的現象。老人的脈象特點也是寸脈的凸起、尺脈的減弱，而老人的衰退首先從下肢、腸道開始。

正常脈象到底是什麼樣的呢？難以言狀，現擬定一個模式如下：

——健康人（以身高 1.75 米計）。

——體重 70 千克。

——脈長舒容三指。

——脈粗 4 毫米左右。

——脈感清虛。

——沒有九大脈素的改變。

事實上，將脈象規定在一種模式的做法是不妥的。脈求胃氣，求神韻。有之則為正常範圍，無之則屬病脈，人也在疾病狀態。

九、構成脈象的因素

清代醫學家周學海在《脈簡補義·診法直解》 **⑫** 中說：「蓋求明脈理者，須將位、數、形、勢四字講的真切。便於百脈無所不賅，不必立二十八脈可也。」他告誡人們，觀脈重在明確脈理，應以不同的角度觀察與研究脈象，不必刻板於模式。

近代醫學研究認為：構成脈象的主要因素為八個方面：

其一，對脈位的研究，多是指脈管在腕部的深淺位置的變化，借此可以判斷與瞭解病情的輕重，對疾病的預後具有一定意義。

其二，對脈率的研究，瞭解心臟跳動的次數及人體代謝的快慢，甚至由該項研究辨別脈性之寒熱。

其三，對脈象強弱的研究，並由對脈力強弱的感知瞭解人體體質、體力、病程及疾病病勢的強弱等。

其四，研究脈象及脈管的粗細，來瞭解病人的氣血狀態、脈路的寬窄、組織的供血、脈性的陰陽等改變。

其五，研究脈象的長短也可瞭解人體氣血狀態，用於脈象的虛實辨證。

其六，脈的節律，藉以瞭解心臟的搏動節律。對於研究心臟的傳導、心臟乃至心肌的病變等有重要意義。

其七，由對脈管緊張度的研究，來瞭解心血管的功能狀態，脈管口徑的改變及脈管管壁的硬化程度等。

其八，流利度，對脈象流利程度的研究，即指血流的

流速及流暢度。

由上述脈象的八個不同角度，爭取較全面地瞭解人體氣血及其功能狀態。如果要全面地研究脈象，觀脈還應該強調：

第一，血液質的不同，指血液成分的改變。

第二，脈暈點的出現與否以及脈暈點間、脈暈點與脈象之間存在的辨證關係。

第三，跨越上述脈素之外的神經系統脈象的研究，如風脈、邊脈等，可望全面瞭解脈象。

──脈象的浮、沉變化，並由對脈象浮、沉的研究，辨證疾病的病勢輕重，時間的長短，預後的佳與不良。並提示不浮不沉之脈為正常脈。在 27 脈中，脈位居浮位的有：浮脈、洪脈、濡脈、芤脈、革脈等。居沉位的脈象有：沉脈、伏脈、牢脈、弱脈等。絕大部分人的左尺脈弱於右尺脈，特別是女性。40 歲後大多數人尺脈偏沉，這也應屬正常脈象。一般情況下，寸脈的沉、關脈的沉、尺脈的浮多見病脈。必須指出的是，所謂脈位僅只是腕部軟組織及其脈道的充盈情況，並不是脈道發生了解剖學意義上的改變。詳見脈位表：

表 5　脈位表

浮位──浮虛散濡芤革	實洪濁	大脈類
中位──遲緩數潮風滑澀擊奇細微弦緊漾代結促動長短邊		
沉──沉牢伏弱		

——心跳的頻率

正常人一息 4～5 至。快於 5 至、少於 4～5 均為病脈。在脈象中，快於 5 至的脈象有：數脈、促脈、疾脈、動脈等。少於 4 至的脈象有：遲脈、遲緩脈、澀脈、結脈等。一般體格健壯的年輕人及中年人脈象稍緩，例如運動員、體力勞動者等。而女性，特別是女性在月經期和妊娠期脈象可滑數。小兒脈象多數。這均為正常生理狀態。脈率也常受到季節、環境、心理、情感等多方面的影響，候脈時應加注意。

——節律

節律是指脈搏跳動的規律性，它應當包括兩種概念：一是節律不齊，例如促脈、結脈、代脈；二是節律、脈力、形態的不同，例如澀脈、散脈、奇脈、潮脈、代脈及十怪脈和脈暈點脈象。

個別情況下，由於情緒緊張、恐懼過度也會出現脈跳的加速，不應視其為病脈。有時青年人在呼吸時出現個別的早搏或呼氣時脈的搏動減弱、吸氣時脈的搏增強也應屬正常的生理差異，不應視為病脈。

——脈管的粗細

脈管的應指寬度。平脈應指不寬不細。脈應指寬大是病脈，例如洪脈、實脈、濁脈等。反之應指細小之脈也是病脈，如濡脈、微脈、弱脈、細脈等。一般體力勞動者、體格健壯者、個頭大者，脈象多應寬大。而腦力勞動或女性、小個和小兒，脈象多偏細。若勞動人脈細，則其人必定四肢無力；文人脈粗，則多見血脂的增高。診脈不應形而上學，要因人而異。

——脈勢

脈搏應指的強弱，應指有力、無力皆為病脈。例如實脈、洪脈、長脈、濁脈、弦脈、緊脈、動脈應指有力。而濡脈、弱脈、漾脈、微脈應指無力而軟。應指浮大中空、無根和應指有力脈勢強、應指無力脈勢弱也是病脈。如虛脈、散脈、芤脈、革脈或實脈、虛脈等。

一般體力勞動者、體育工作者、身高體壯的人脈多有力而實。腦力勞動者、婦女、兒童脈勢多偏弱。兒童脈象的最大特點是寸脈大，尺脈沉而脈數。

——脈的長短

脈體的長度或長或短。如果是平脈，應當寸、關、尺三部皆有脈。脈體過長者為脈長，例如弦脈、長脈、牢脈、洪脈、實脈（濁脈也有脈長的特徵）。脈短者為不及寸尺。或寸短，或尺短，或寸、尺均短。正常情況下個頭大則脈長，個頭小或女性脈多偏短，此短亦應三分。

——脈的緊張度（指脈道的舒縮狀態或管壁的彈性）。

脈的緊張度過高過低均是病脈。緊張度過高的脈：如弦脈、緊脈、牢脈、革脈、邊脈，也往往是脈管的痙攣及脈管管壁的硬化等。脈管張力過於弛緩：如散脈、微脈、虛脈、濡脈、弱脈等也都是病脈。

——流利度

脈流應指的流暢程度。過於流暢，如滑脈、動脈、洪脈等，脈失流暢如澀脈、濁脈等均屬病脈。濁脈是血液有形成分的改變，使血液流利度發生變化，微血管通過受阻而出現的特異脈象。血液黏稠度的增加，多伴有紅細胞的

增多，血漿脂蛋白的增多或缺水、缺氧，而出現脈位、管徑、脈力的改變。這是現代人高血脂的特異脈象。勞動人的脈形寬大洪盛，脈動增強，騰湧滿指，是《太素》脈法中的濁脈與本書濁脈不同。嚴格說來，濁脈屬於脈象流利度異常的單因素。

——脈暈點

脈上出現脈暈點是脈的不均衡現象。其中有脈位、脈勢、脈寬、脈力等綜合改變。例如，動脈就是典型的脈暈點脈象。脈暈點的出現往往是多枚互動，常常是二枚及二枚以上形成共振關係。脈暈點多伴行於病脈的產生，有時多枚病脈點與多種病脈同時出現在脈口，形成複雜的共振關係。研究脈暈點脈象有助於引導脈象學趨向於一病一脈的新的脈學理念。

——透過對風脈、邊脈、潮脈、奇脈、漾脈、擊脈、十怪脈等脈的研究，使臨床候脈相涵互動於現代醫學科技，在傳統脈象學的基礎上撥開束縛，拓展思維空間，促進脈象學的現代化。風脈、邊脈、潮脈、奇脈、擊脈、漾脈的存在也告訴醫務工作者：脈象要素的組成隨時隨地制約於神經與心血管系統的功能狀態。

十、脈象的差異

　　生活中正常人多於有病人，在臨床工作中異常脈象多於正常脈象。這種差異，使我們質疑脈象學。事實上，脈象與機體的機能狀態、生理變化和環境的改變、季節的更易、體位的不同等因素有廣泛的內外關係。一方面我們肯定脈象在診斷疾病過程中的準確性及重要性。但另一方面不可否認的是，脈象在診病過程中存在著這樣與那樣的差異。古人在脈象研究中，提出了「順逆從舍、四時兼象」等重要理論，時至今日仍然是判斷與研究脈象的重要工具和解決脈象差異的有效方法。

　　如果把正常脈象規定在胃、神、根的範疇，那麼稍偏離這一軌道應視為基本正常，偏離過遠則為病脈、死脈。只有客觀地理解脈象，方能真正地知脈懂脈。

　　在脈象的陰陽分類中，陽性脈的過極、太過，陰性脈的不及為病脈或死脈。而陰性及陽性脈中存在胃、神、根的脈象為異常脈象，即病脈。

　　脈象中浮、洪、芤、革、數、滑、動、促、疾、實、緊、弦、長、濁、邊、擊、風脈等脈的寸脈過極和太過，多是危重脈象。而陰性脈的不及和太過，例如虛、短、弱、代、遲、結、沉、漾、奇、潮、風脈的關尺脈等，多見於重要臟器的嚴重缺血、凝血或功能受損。

　　就脈位來說，如果把人的正常脈象規定以水平面為正常的話，在水平面上或在水平面下均為不正常。

(一)陽性脈不可太過和過極

——**浮脈**：腦力勞動者寸脈多浮。神經衰弱的早期寸脈多浮。婦女，左寸、右尺脈多浮滑。一般疾病的早期脈象多浮，疾病的恢復期其脈多浮滑。若浮脈出現了浮而有力或浮而無力，則病人的病情多見危重，此為浮脈太過或不及。

——**洪脈**：正常情況下，健康老人尺部脈洪，正常人飲酒後脈洪，夏日在陽光下活動脈洪，這是正常生理現象，不能以病脈、死脈論之。而脈洪有力，濤濤似洪水四溢，則有內熱、血湧，有邪盛之危。若久病而脈洪有力或新病脈洪無力皆為正氣衰竭而出現危象。

——**芤脈**：芤脈主血少，多見於失血。但該脈在高血壓病人用降壓藥過量、血淤病、營養不良性貧血、再障性貧血、高熱導致的體液消耗、劇烈嘔吐、瀉泄、大汗或慢性消耗性疾病的體液不足等情況下，均可出現芤脈。

——**革脈**：該脈為弦急而中空，輕取弦急的脈勢。主失血、失精、半產、漏下之重症脈象。但臨床中也偶見於肋間神經痛、腰酸痛、遺精、早洩、食慾減退、消化不良等疾病，不應全以危重脈象的角度審視之。

——**數脈**：主虛、主熱。如見數而有力或無力而數，均為危重脈象。臨床上也見於咽炎、喉炎、聲帶炎、鼻炎、鼻竇炎、鼻衄、結腸炎、貧血、神經衰弱、淺表性胃炎、神經衰弱性失眠、維生素 B_1 缺乏症、腳氣感染、前列腺炎、老年性骨質疏鬆症、女性內分泌失調、壞血病、癮病、大腦皮層功能紊亂、過度消瘦、骨蒸、過度疲勞、精

神緊張、植物神經功能紊亂、長期低熱、慢性消耗性疾病以及藥物或酒菸無度的情況下等皆會出現脈數。但此脈之數，大多數情況下，不失其胃、神、根，不應以死脈統觀數脈。一般來說，滑數、洪數、實數、風數等為數脈的太過。虛數、芤數、細數、濡數等為數脈的不及。

——滑脈：主實熱、痰飲、宿食。若脈滑有力則為滑實脈，多見於各種心臟疾病、糖尿病、甲亢及各種胃腸腫瘤等重病。脈見滑擊應預防腦中風。脈滑無力、脈虛而滑，多見於呼吸疾病、心臟病、妊娠流產、先兆子癇、宮外妊娠等重病。而滑脈中存在胃、神、根者多為營衛沖和的正常脈象。女性在月經前期、中期、後期、排卵期及午休後多有滑脈。這是正常的生理現象。

滑脈還見於消化不良、胃神經官能症、淺表性胃炎、神經性嘔吐、眩暈症、胃腸型感冒、肋間神經痛、食道痙攣及女子內分泌失調、神經衰弱、盆腔炎、附件炎、外陰炎、子宮內膜炎以及慢性咽炎、中耳炎、咽鼓管炎、鼓膜增厚、骨迷路炎、暈車暈船、上呼吸道感染、低血糖等。一般此等病情多無生命危險，脈雖滑但不失胃、神、根，不應以死脈稱之。

——動脈：主痛與驚，為氣血衝動所致。若動而有力或尺部無根，則見於重患，如腦血管疾病、血液病、結締組織病、結核病、腫瘤、肝硬化、婦科出血等。若動脈不失胃神根，則不應以病脈、死脈論。例如，植物神經紊亂（中醫陰虛自汗）、陰虛陽亢之遺精、性慾亢進等。臨床上還見於腰肌勞損、骨質增生、神經性嘔吐、神經衰弱、精囊炎、前列腺炎、月經不規則等疾病。

——促脈：主實熱、元氣虛衰，痰飲，宿食等。若促洪有力多見於流行性傳染性疾病、重症感染、癌症後期、精神分裂症等重患。若促而動，多見於腦血栓形成、腦缺氧、外周循環衰竭、中毒性心肌炎等重病，多為死脈之屬。而促脈中尚存胃、神、根者，例如，噯腐反酸、腹痛腹瀉、慢性咽炎、癇病、更年期綜合徵、風濕、尿路感染、維生素缺乏症、胃炎、潰瘍、息肉、前列腺增生等也可有促脈，不應以死脈論之。

——實脈：三部脈寬大而長，為正邪之氣皆盛。若實而弦力，多見於危重疾病。例如，各種嚴重感染、菌血症、白血病、破傷風、腦膜炎、菌痢、腦炎、腦性瘧疾、內臟腫瘤及傳染性疾病如猩紅熱、斑疹傷寒、流行性出血熱、肺炎等。

實脈中若尚存胃、神、根者如口舌生瘡、心熱煩躁、咽喉腫瘤、各種口炎、口腔潰瘍、頭痛頭暈、大便秘結、小便赤澀、下肢腫痛、咳嗽胸悶、經閉、白帶增多等症候，多為異常脈範疇。

——緊脈：主實寒、劇痛、宿食。其脈繃急彈手，來往有力。臨床見於破傷風、癲癇病、哮喘、慢性支氣管炎、肺氣腫、胸膜炎、生殖系結核、風濕病等。而不失胃、神、根之緊脈，多見於頭痛、胸悶、腹痛、肋脹、小便不利、男女不孕症、上呼吸道感染、流感、胃炎、胃神經官能症等。

——弦脈：脈直彈手，如按琴弦。若勁急如新弓、如刀刃則為死脈。病見肝膽系統疾病，如肝硬化腹水、肝癌、慢性肝病和內臟腫瘤、惡性瘧疾、先兆流產、子宮出

血、異位妊娠、血液疾病、高血壓疾病、甲亢等重病。若脈弦而緩多是胃氣之脈或見於春暖之日。多見於貧血性頭痛、癮病、偏頭痛、盜汗、神經衰弱、胃炎、小兒維生素D缺乏症、不孕症等。乳汁缺乏症、內分泌失調、甲狀腺腫、腎上腺皮質功能不全、肋間神經痛等也常見弦脈，但此脈弦而緩，不失胃、神、根。

——**長脈**：主實熱。若脈長而有力者為邪熱，臨床上肝病、膽及膽道感染、高血壓病、腦血管病、感染性疾病的中後期和部分精神分裂症，血液病如白血病，多有此脈。脈長而緩且四時兼象，則為平脈。咽炎、身體虛弱、自汗、神經官能症等，雖脈可長但不失胃、神、根。

——**風脈**：若見寸脈的增強，多見腦部血管的梗阻、出血、炎症、腫瘤、靜脈的淤血等。若寸脈的脈暈點脈力過強，則疾病多見危重。

(二) 陰性脈不得不足與不及

陰性脈中，虛、短、弱、微、代、遲、結、沉、風脈的關尺脈不得不足與不及。不足和不及，將失胃、神、根，而危及生命。

——**虛脈**：主氣血二虛。脈寬大浮軟，按之空虛。若該脈過虛無力則失去胃、神、根。例如，晚期腫瘤的慢性耗竭、慢性胃腸疾病導致的消化吸收障礙、慢性炎性疾病及寄生蟲的侵害、肺萎縮、肺不張、心臟供血不良、風濕性心臟病、冠心病、營養不良及貧血性心臟病、慢性失血、胎盤殘留、肝及胰腺的慢性炎症等均有危及生命的危險。脈象上多可呈現太過的虛脈。

若虛脈中存有胃、神、根，多為有治之病症，例如，某些臟器或人體機能的下降、免疫力的減低、部分貧血、納差、無力、失眠、多夢、神經衰弱、慢性胃腸疾病、月經失調、骨關節疾病、肌纖維病變、神經炎、筋膜炎等均可經過治療而康復。

——短脈：脈體短縮不滿三指所部，主氣鬱氣虛。若脈短有力則氣鬱，無力則氣虛。臨床上再生障礙性貧血、腫瘤、膿瘍、慢性肝膽疾病、腦血管疾病、休克、心力衰竭、循環衰竭、哮喘等多見該脈象。

脈短而緩，不失胃、神、根，則臨床上多以氣虛為常見，如酒後的脈象短滑、神經衰弱、消化功能障礙、缺鐵性貧血、營養不良性貧血、腎虛、下肢功能減弱、心肺功能不佳、記憶力下降、聽力減退等。

——弱脈：氣血不足，脈道失於充盈而有此脈。脈過於弱則成死脈。臨床上見於心腦血管疾病，如腦血栓形成，也見於食道腫瘤、賁門痙攣、重症結核、膽管疾病、破傷風、肺氣腫、肺心病、纖維素性胸膜炎、產後出血等疾病。若脈雖弱，但胃、神、根尚在，則多無生命之危，例如，神經衰弱、賁門痙攣、食道失弛緩綜合徵、癔病、肋間神經痛、內分泌紊亂、食慾不振、維生素缺乏症、經期水腫、陽虛遺尿等。醫者臨診，應辨病於輕重緩急，以脈辨病，區別對待。

——微脈：脈極細軟，似有似無。主氣血陰陽皆虛甚。微脈的取名有生命將微的寓意。若過極則見新病陽氣暴脫，久病正氣將絕，例如，各種休克、風濕性心臟病、貧血性心臟病、老慢支（慢性支氣管炎）肺心病、腎病綜

合徵、糖尿病、各種感染性疾病的後期。

若微脈尚存胃、神、根，則亦無生命之危，例如，上呼吸道感染、肋間神經炎及疼痛、陽痿、早洩、性功能減退、遺精等。當然如長期持有此脈，人體機能不能發揮，生命的品質也不會太高。

——代脈：有定數止歇，主臟氣衰微。該脈多見於重症，如心力衰竭、冠心病、心瓣膜病變、心源性休克、心肌梗塞、肺源性心臟病、腦血管疾病（例如腦血栓形成、蛛網膜下腔出血）、腸道傳染病（例如菌痢、霍亂、副霍亂、急性胃腸炎）、胸膜炎症、腎性水腫等，多有生命危險。當然，代脈若胃、神、根不失，也見於營養不良、消化機能不佳、植物神經紊亂、神經官能症、跌打損傷、各種疼痛、緊張、驚嚇及個別妊娠婦女。

有時短暫出現的代脈，多無生死之憂。對於經久而有臨床症狀的代脈，多是眉火積薪之危。「結生代死」之古訓還是刻骨銘心的好。

——遲緩脈：脈來怠慢，為脾胃虛弱，濕病之脈。過緩無力則多見於貧血、慢性消耗性疾病、肝膽系統疾病，凝血機制障礙、子宮出血、胎盤剝離不全、胎盤殘留、食道占位、食道狹窄、食道痙攣、腸結核等。若脈緩而從容平和、不疾不躁、順應四時之兼象，為正常脈象。

另外臨床上也還見寬大而緩之脈，例如濁脈，也是病脈。脈濡而緩可見於末梢神經炎、維生素缺乏症、腳氣病，脈弱緩見於腸炎、便秘、腸道功能紊亂、泌尿生殖系炎症，脈浮緩見於上呼吸道感染、神經衰弱、風濕熱、腸傷寒，脈細而緩見於胃部慢性炎症、胃下垂、胃瀦留等，

常是有胃、神、根之緩脈，臨診時應區別對待。

——遲脈：脈慢一息三至，主寒。脈遲有力為實寒，無力為虛寒。見於腦外傷綜合徵、腦溢血、顱內壓增高、冠心病、動脈粥樣硬化性心臟病、消化道腫瘤、風濕、類風濕、關節炎、心肌炎、慢性肝膽疾病、腸結核、胃十二指腸病變等，還見於各種貧血，例如，溶血性貧血、巨細胞性貧血、再生障礙性貧血、及妊娠、腫瘤等。

若脈遲而不失胃、神、根，則可見於經久參加體育鍛鍊的健康者，也見於健康人午夜沉睡時、植物神經紊亂、內分泌失調、迷走神經興奮性增高、慢性腸炎、曲張性靜脈炎、血栓性脈管炎、高熱汗後熱退時、甲狀腺機能減退等。臨診應審證得法，才能用藥得當，若輕重不辨，亂施湯丸則必醫患糾紛比肩接踵。

——結脈：脈緩時止，止無定數，主虛。重病見於元氣衰微。臨床上見於嚴重的心臟病、呼吸系統疾病、消化系統惡性腫瘤、肝膽系統疾病等。若脈結不失胃、神、根，則可見於精神病、消化系炎症、貧血、腎炎、氣管炎、咽炎等病患。

正常人迷走神經興奮性增高、過度疲勞、極度精神緊張也可出現此脈、這是人體的正常機能狀態，不應與病遲脈混為一談。醫者應圓機活法，不可蹈常襲故。

——沉脈：脈位深在，重按始得。多見實邪內郁或陽虛氣陷，臨床見於嚴重感染，菌血症、敗血症，心、肺疾病，泌尿系結石、炎症、腫瘤，各種原因引起的水腫，風濕病、骨質增生，心腦血管疾病，肝、膽、胰腺的慢性炎症，糖尿病等疾病。

　　若新病脈沉則實邪內盛，必見於重病。若久病脈沉則陽氣已陷，機體無力抵抗疾病，病情必見重。沉脈也可見於正常人，例如，冬天氣溫低，成年人尺脈與肥胖人脈多趨沉。還可見於慢性腸道炎症、骨骼病變、神經衰弱、貧血、慢性泌尿、生殖系統炎症等。

　　——潮脈：見心肌的嚴重受損，若潮脈合併有代脈則是危症。

　　——風脈：關尺脈過弱多提示癱瘓側肢體功能的嚴重受損。根據其脈力還能判斷癱瘓側肢體功能的受損程度。

　　總之，陽性脈的太過則臟器損害，陰性脈的不及則臟器失其功能，均是病性危重的脈象。一方面，疾病的輕重、脈間的變化與其相順應，另一方面正常脈、異常脈在一定條件下相互轉化，與疾病互成因果。

　　作為醫生應殫思竭慮、措置裕如，方能應對疾病與人體瞬息萬變的局面，稍大意則失之毫釐謬之千里。脈象的過極和不足，臨症之工應當審證施法。於醫者而言，人命關天，成敗乃一念之間，不遜色於二軍對壘，需審證求因，膽大心細，力挽狂瀾；若驚慌失措、亂了方寸，蝸行牛步、錯失良機，皆為草菅人命。

十一、婦女、兒童的脈象特點

　　男、女、兒童脈象各有其特點，如果把男性脈象視為一種脈象模式的話，女子、兒童的脈象總有其與之不同的地方。

(一) 女性脈象的特點

　　宏觀上，女子一生中有未經期、經期、停經期之分。而具有生育年齡（月經的建立）的婦女在一月中脈象又有經前期、經期、經後期、排卵期之別，另有妊娠、分娩、哺乳等生理上的改變，因此，脈象也會發生與其相適應的變化。

　　女子在未建立月經以前，她們的脈象與男孩沒有什麼區別。要說細微的區別也只有脈象稍細數的不同了。她們在青春期前，尺脈、關脈在脈位上偏沉，在脈力上偏弱，一般在 12～14 歲月經建立後進入青春期時，尺脈、關脈漸漸轉強。月經建立後，她們的脈象於經期前、後、中期，左寸脈、右尺脈、右關脈的脈位多浮、脈力增強而滑數。排卵期的脈象基本相同於月經期的脈象，只是滑而偏有力而已。停經期女性尺脈轉弱。體質好的女性 50 歲後關脈仍強，體質弱的女性關脈偏弱，而雙寸脈趨浮。

　　女子在生育年齡段，右尺、左寸脈稍強的原因可能與其內分泌的調節及其自身的理化代謝有關。經期女子在雌激素、孕激素、促性腺激素的作用下，微血管開放，血流加速，同時水鈉瀦留，心臟的活動增強（部分女孩青春期

便秘就是由於水鈉吸收能力增強的結果）。體內的各種代謝也加強，因而出現滑數的脈象。

又由於子宮供血增加，宮體的充血，內膜的剝脫，右尺脈必浮強。胃腸的充血、門靜脈回流的增加、肝臟代謝的增強等綜合因素導致右關脈增強。代謝的增加必然導致心搏出量的增加而出現左寸脈增強而滑數的脈象。而月經後期，體內激素水準下降，失血、血黏稠度降低，則脈象會出現脈力減弱，脈象仍滑數的改變。

此時若觀察女子的末梢循環，如瞼結膜的血管網、甲床、口唇，會發現輕度貧血症狀。醫生可以由脈滑及末梢血供情況來區別月經前後或經期或排卵期。

女子在月經建立直至停經期前或妊娠、哺乳早期，正常情況下關脈會增強，這與關脈脈氣的組成成分有關。前章中我們陳述過關脈是乳房、肝、膽、脾、胃、腎、胰的脈氣堆疊而成。經前期及妊娠時女人的食量，鈉、水攝入和代謝增加，乳房脹滿，而妊娠及哺乳期更是如此。個別女性妊娠出現消化道反應，關脈可減弱，而早孕反應後，關脈的增強與滑數是主要的。若哺乳期女性關脈偏弱，則乳汁分泌多困難，有時見缺乳。

另外，女性在二次月經的中期（排卵期）脈象多滑數，這可能與排卵期內分泌有關。女性排卵期體內促性腺激素達到峰值，子宮充血，又由於孕激素短期大量分泌，子宮內膜血供增強為其受精卵著床做準備，同時女性的性衝動也增加（在動物表現為外陰充血，求偶動作出現），人體各臟器在激素作用下代謝增強，微血管通暢，因而出現脈象滑數。

　　總之，女子受其自身生理因素的影響而出現與男子不同的脈象。當我們瞭解了女性生理特徵，就能理解其獨特的脈象表現形式。一般情況如下：

❖經前 10 天，脈象開始滑，雙關脈浮，脈力漸增。

❖月經前 1～2 天，脈象滑數明顯，左寸、雙關、右尺脈力增強明顯，末梢血供紅潤，如甲床、瞼結膜紅潤等。

❖月經期同上，但脈力減弱趨緩，末梢血供不見紅潤。

❖月經期後，脈仍滑，但左寸、雙關、右尺脈浮力趨弱，同時末梢血供呈輕度貧血貌。

❖二次月經中期，脈滑劇，左寸、右關、右尺脈浮滑數，但晨起體溫相對為低可見滑遲脈，多為排卵的體徵。

❖脈洪、大、滑、數——月經提前，量多。

❖脈沉、細、弱、遲——經後期、量少、色暗。

❖脈沉、細、弱、虛、澀、弦——月經量少或推遲，可見於不孕症。

❖脈細、弱、遲——月經延期，見紅不止，同時有貧血貌。也可見於不孕症。

❖脈芤無力——血崩不止。

❖左寸脈尚調和，尺脈沉弱——月經多不調。

❖脈沉、沉澀——月經不調或閉經。

❖雙關脈力增強，左寸、右尺脈見滑動，多見乳腺增生。

❖月經前雙關脈浮有力，見乳腺增生。

❖脈虛、細澀——體虛閉經。

❖左尺脈滑、擊，脈暈點出現，脈力的增強，均提示該女有婦科疾病，因為正常情況下左尺脈偏弱。

❖妊娠——停經、脈滑數有力，一般左寸、右尺脈數滑超過關位。妊娠月份越大，關脈脈力越強。

❖妊娠時尺脈的沉、弱、虛、澀、細，有先兆流產的可能。

❖關脈的脈暈點滑數有力，雙寸脈暈點出現，右關脈暈點脈力強，有乳腺癌可能。

❖妊娠期——脈洪，胎兒正常發育。若雙尺、左寸脈洪大可能是雙胞胎。

❖臨產——脈極滑而緊，中指動脈搏動明顯。

❖左寸脈浮滑——右尺脈弦、脈沉弦有時也見妊娠。

❖雙寸口脈弦滑——妊娠期高血壓。

❖男性胎兒——左寸和關脈浮大、滑、實數，且強於右寸關脈，反之則可能是女胎。

❖尺脈弱——多見月經不正常、腸道功能不佳（腹瀉或便秘）、腰酸、下肢關節病變、天冷四肢寒、下肢脫鈣、小便自解等。

❖雙尺脈弦細——子宮內膜炎、月經淋漓不盡等。

❖關脈細、弱——多見缺乳、消瘦、心情不舒暢、胃腸功能不佳等。

❖關脈強——生理情況下，乳房大、乳量大、胃口好、體胖、人的性格豪爽。病理情況下見於肝脾腫大、脂肪肝、眼結膜充血與不適、脾氣大易怒等。

(二) 兒童脈象的特點

兒童由於正處發育期，許多組織器官尚未成熟有別於成人，因而脈象也有其特點。首先是寸脈接近成人化，這

是相對於尺、關脈來說的，這說明兒童的腦部活動已經很接近成人了。關、尺脈特別是尺脈偏弱，這也說明兒童腎氣弱、四肢及內臟尚待發育。所以，候兒童脈時一指總候三部即可。一般中候有力即為腎氣充沛、發育正常。5～6歲兒童一息六至為正常，八九至為數，四五至為遲，三歲以下兒童八至為平、兒童脈無需細辨脈感，只需瞭解浮沉、遲數、緩急、強弱等脈之大意即可。習慣三指候兒童脈，需密佈指。多能得到正確診斷。

　　兒童的脈象多為寸脈明顯，關位、尺位合一。由於兒童多不能正確地陳訴病史，所以掌握他們的脈象規律對於兒童臨床診斷有一定意義。一般情況如下：

❖浮數為陽、沉遲為陰。

❖強弱表示虛實，緩急測試正邪。

❖脈數為熱、脈遲為寒。

❖脈沉滑為宿食。

❖脈沉弦多腹痛。

❖雙關脈尺側緣邊脈，見上腹部疼痛。

❖一側關脈尺側緣邊脈，見對側上腹部疼痛。

❖雙尺脈尺側緣邊脈，見小腹疼痛。

❖一側尺脈尺側緣邊脈，見對側小腹疼痛或疝氣。

❖尺脈橈側緣邊脈，多見下肢疼痛。

❖一側尺脈橈側緣邊脈，見於同側下肢疼痛。

❖脈浮弦為痰飲。

❖脈浮滑為風痰。

❖雙寸脈中有豆點樣脈暈點、左關脈強或出現左關脈暈並伴有脈滑數，多見於扁桃體炎。14歲後人體免疫功能

健全，有此脈象應檢查血象，排除血液疾病、網織內皮系統疾病等，特別在虛、虛滑、虛數脈中求此三點脈暈多見有臨床意義。

❖脈緊主寒，弦緊見於風寒。

❖脈緩見於濕。

❖脈虛澀為驚嚇。

❖單純左關脈強，多見於頸淋巴結腫大或脾臟的腫大等。

❖左關脈強伴雙尺脈病脈點、脈數洪應排除腸系膜淋巴結炎。

十二、脈診與辨證

中醫八綱辨證，是辨證的總綱，在臨床工作中具有提綱挈領、歸類共性的作用。八綱，即陰、陽、表、裏、寒、熱、虛、實。八綱中，陰、陽是總綱，表、熱、實屬陽，裏、寒、虛屬陰。而脈診又是八綱辨證的主要依據。

(一)脈診與陰陽

陰：沉、牢、伏、細、遲、澀、結、虛、短、弱、微、代、漾、潮。

陽：浮、洪、芤、濡、革、散、數、滑、動、促、實、緊、弦、長、濁、奇、邊、風、擊。

(二)脈診與表裏

浮脈——表證（浮而有力為表實，浮而無力為表虛）

沉脈——裏證（有力為裏實，無力為裏虛）

(三)脈診與寒熱

遲脈
緊脈 } 寒（緊而有力為實寒，緊而沉遲無力為虛寒）

數脈——熱（數而有力實熱，數而無力為虛熱）

(四)脈診與虛實

虛脈——虛（脈虛也可泛指各種無力之脈，如微、

細、濡、弱、漾、短等）

實脈──實（實脈也可泛指各種有力脈象，如實、滑、洪、長、濁、擊等）

(五) 脈的對舉

浮─沉，遲─數，虛─實，滑─澀，洪─細，長─短，緊─散。

十三、脈象的兼脈、命名原則

凡由兩種或兩種以上的單一脈素複合成的脈象稱相兼脈或複合脈。這是因為疾病是一個複雜的病理過程，有時多種致病因素互為因果，機體在與疾病鬥爭時會出現不同的即時狀態，脈象也會出現不同的即時變化，常常形成複合脈。例如二合脈、三合脈、四合脈，甚至五合脈，就是分別由2種、3種、4種、5種的脈象要素複合而成。在27脈中有許多脈象本身就是複合脈，例如濡脈、弱脈、牢脈、實脈等（見病脈章）。

當翻開脈學史冊的長頁時，我們發現許多脈學著作中有關脈象的兼脈及兼脈的命名存在著這樣和那樣的參差不齊，缺乏統一性，我們已經不可能改變先人的表達方式，但我們可以從現在做起擬訂一種方案來解決這一問題。儘管這一問題比較棘手。

(一)脈象兼脈的基本原則

——具有脈位性質的兼脈：

❖浮脈類可以同中位脈兼脈，例如浮緊脈等。

❖中位脈可以同沉位脈兼脈，例如沉遲脈等。

❖浮位脈不能同沉脈類兼脈，例如浮沉脈。

❖浮、中、沉三類脈可以同時兼脈，例如實、濁、洪脈等。

❖中位脈之間可以兼脈，例如滑數脈等。

❖浮脈類之間不兼脈，例如浮芤脈。

❖沉脈類之間不兼脈，例如沉牢脈等。

❖風脈、邊脈、脈暈點脈不受上述約束。

總之，具有脈位性質的對舉脈可共存但不兼脈。

——具有頻率性質的兼脈：

❖原則上不兼脈。

❖特別情況下緩、遲脈間可以兼脈。例如，脈的緩遲是指脈動在每分鐘 45～63 次範圍。

總之，具有頻率性質的對舉脈一般不兼脈。

——具有節律性質的兼脈：

原則上不兼脈，但可先後出現在同一寸口。如結代脈的先後間斷出現。

——具有脈勢性質的兼脈：

對舉脈不兼脈。例如虛實脈。

——長、短性質的兼脈：

不兼脈。例如，長短脈。但雙寸口可以分別出現。

——脈管緊張度性質的兼脈：

不兼脈。例如緊脈與緩脈不兼脈。

——脈流利度性質的兼脈：

不兼脈。例如滑、澀脈。

——相似脈一般不兼脈。例如：

❖沉、伏、牢脈。

❖虛、芤、散脈。

❖細、濡、弱、微脈。

❖動、短脈。

❖弦、緊脈不兼脈，但可以和長脈兼脈。

❖實、洪脈。

❖芤、革脈。

❖促、結脈均不應兼脈。

——寄生脈必須兼脈（寄生脈指風脈、邊脈、動脈、脈暈點脈）：

如邊脈、風脈、動脈、脈暈點脈象等。因為它們必須以兼脈的形式存在。

總之，對舉脈不兼脈，相似脈不應兼脈，脈的基本要素間可以兼脈，寄生脈必須以兼脈的形式出現。

兼脈時以基本脈素為依據，兼脈在各脈素間進行，但不是脈素間的排列組合。現推薦以脈素為依據分類法：

脈位：浮、沉、伏。

幅度：洪、細、漾。

力度：虛、芤、濡、弱、微。

流利度：滑、澀、濁、擊。

頻率：數、遲。

節律：促、結、代、十怪脈。

形狀：弦、緊、實、長、短、革、牢、動、散、奇、潮。

寄生脈：邊、風、脈暈點。

(二) 兼脈的命名原則

提倡脈位命名法：

——具有浮脈脈素的兼脈命名：脈名第一字以浮脈類為首字，第二位為中位脈。如浮脈與滑脈的兼脈，稱浮滑脈。

——具有沉脈脈素的兼脈命名：脈名第一字以沉脈為

首字，第二位為中位脈。如沉滑脈。

——大脈類的兼脈命名：大脈類為脈名的首字。如洪數脈。

——中位脈間兼脈的命名：以前後順序為列，前一字為名的首字。中位元脈的排列順序如下：

中位——動弦長微細緊短潮奇漾結代促風邊滑澀擊數遲

說明：按表中的順序，凡中位脈間的兼脈其脈名以左為脈名的首字。如弦長脈而不稱長弦脈，或脈細而弦改為脈弦細。

——浮、沉脈類同大脈類兼脈：兼脈名的第一字是浮、沉脈，多起到側重脈位成分的作用。脈理上一般不主張它們間兼脈，但古脈著則常見。脈既稱大則必滿三位，側重脈素的成分也有一定意義，完全偏廢又亂了古法。

上述脈象的命名法則尚不完全具備規範性與科學性，但在脈名這一棘手問題沒有得到徹底解決以前，該命名法則又有匯同古今的生命力。

事實上已經存在的脈名是形象性、會意性命名。若採取脈素命名法則揚棄部分已有的脈名，來一次大的變革，這將是一個系統工程。沒有百家共鳴，達成共識，只憑筆者的隻言片語，其力量還是薄弱的。以上僅供參考。

十四、脈證順逆從捨與脈證合參

(一) 脈證順逆從捨

　　所謂脈證順、逆，是指疾病與脈象的相應性。一般脈症是相順應的，但有時脈證也會出現不相順應的情況，甚至還會出現相反的特殊現象。

　　一般功能不足的疾病，會出現陰性脈如沉、細、弱、微、濡、結、澀、短、遲、緩等脈象。功能亢進的疾病會出現陽性脈，如：浮、洪、數、大、長、寬、濁、實等脈象。功能亢進的疾病出現了陽性脈象，功能不足的疾病出現了陰性脈象，這是脈證相順。功能不足的疾病出現了陽性脈象，功能亢進的疾病出現了陰性脈象，均為脈證不相順應，甚至是脈證相逆。根據臨床經驗，脈證相逆的脈象是存在臨床風險的脈象，是病脈、死脈。例如，上呼吸道感染，早期病人出現發熱、怕冷、頭痛、鼻涕、咽痛、咳嗽、脈見浮數，是以寸脈為主的浮數脈，這說明脈證相順。雖然邪盛而正氣未衰，預後尚良好。若脈沉、細、虛、弱為脈證不相順，多是病進、久病、重病、難醫之病。又例如，慢性胰腺炎患者，脈象出現沉、細、虛、弱為脈證相順，它提示由於疾病的慢性折磨，人體的機能下降，病程趨緩慢，人體機能在下降，但短期內病人無生命危險。若脈洪、數、浮、實，則脈證相逆，表示正氣已竭而邪更盛，多是慢性胰腺炎的急性發作，或併發其他疾病，也預示生命危險的來臨。

再如，大葉性肺炎早、中期或流行性疾病的早、中期，脈象出現浮、洪、數、實為順，說明疾病來勢兇猛，而機體抵抗力也強，正邪相搏、脈洪實有力，這是脈證相順，多能給臨床醫生提供正確的參考意見，處理起來手段也較單一明確。若脈沉、弱、細、微則說明病情危重，機體抵抗力低下，病邪的力量壓倒了人體正氣而出現不良後果，這是脈症相逆之相，臨床上多會出現風險，處理起來也多棘手。

若脈有餘而證不足，若證有餘而脈不足皆為相逆，輕者疾病遷延，重者病情沉篤或為不治之症。

一般情況下：

❖功能不足的疾病——出現陰性脈，如沉、細、弱、微、漾、結、澀、短、遲、緩等脈象，這是脈證相順的情況。

❖功能亢進的疾病——出現陽性脈，如浮、洪、數、大、長、寬、濁、實等脈象，為脈證相順。

❖功能不足的疾病——出現了陽性脈象，為脈證不相順應。

❖功能亢進的疾病——出現了陰性脈象，也是脈證不順。

❖浮脈→沉脈——新病見重、病進。久病則病情遷延、難治。

❖沉脈→浮脈——病趨癒合，或久病加重或出現併發症。

❖遲脈→緩脈——病近癒或亞臨床狀態（新病見脈遲病遷延，久病相順但病亦可遷延）。

❖數脈→緩脈——感染性疾病早期見病重、病進或積極治療後，病向癒。

❖緊脈→緩脈——病向癒。

　　　　→脈弦——加重。

❖短浮→細弱脈——新病見重、病進。久病則病情遷延、難治。

❖實脈→新病為順有治，久病見之危象（數、洪、長、滑相同）。

❖虛脈→見胃氣，病癒；

　　　　→見芤病進。

❖擊脈→滑脈——病向癒。

❖濁脈→清虛脈——病向癒。

❖代脈→結脈——病向癒。

　　　　→潮脈，病進。

　　脈證的順逆，只是針對一般情況而言的，少數情況下也見脈證相順但病人病情危重現象。這說明臨床工作中脈證的順逆是相對的，並非絕對不變。脈與證的順應不等於疾病輕，容易治療，預後良好，有時反而病情危重。

　　這裏的脈證順逆多表示該病的病機較明確，辨證較明，易於臨床對症處理而已。例如，部分久病臥床的病人，慢性消耗性疾病晚期，嚴重疾病晚期其脈象出現沉、細、微、弱脈象為順。如果病人出現末梢循環衰竭，慢性血管內凝血，脈道也是沉、細、微、弱，脈象與病程相順應，如果此時誤把此脈認為是脈證相順、有治，則必失去快速搶救的機會。同理，脈證相逆並不都是病性危重、預後不良的徵兆，而只是病機較複雜，一時難以辨證，難以

肯定地對病下藥而已。

脈證的順逆，有時尚須考慮許多脈外因素，例如季節、地理、環境、男、女、老、弱等情況，畢竟脈象是一種動態的存在形勢，古人關於脈象的「四時兼象」也是出於這種考慮。

既然臨床上脈證有順逆，作為醫生，是決定取脈捨證，還是取證捨脈，這是候脈診病的常見問題。對脈證的判斷上必須從疾病的本質下手，抓住本質、捨棄假象。

就疾病本質來說，一種疾病有其自身存在的規律。中醫講病機，西醫談病理。疾病的病機、病理過程就是脈證出現的基礎與本質。醫生不但應瞭解疾病的不同階段出現不同的脈象形式，還應瞭解它的正常脈象（相順脈象）應當什麼樣，只有知道正常才能體察不正常。拿休克一病來說，休克的不同階段為：血壓下降（缺血期）期；微血管障礙（凝血期）期；彌漫性血管內凝血期；器官衰竭期。

早期血壓下降期，從臨床症狀上看病人只是面色發白、頭昏、自汗、手涼、反應不敏感，而脈象為虛數、細、微、弱等。脈象與臨床症狀不相順，表現在脈的先行，而臨床症狀滯後。此時雖然脈證相逆但病情易治。在血壓下降期後，會出現代償期表現，血壓回升，面色會紅潤，涼手變得有熱度，病人自覺症狀緩解，但脈象仍然沉、數、細、弱等，還是脈證相逆，也預示疾病風險的到來。

症狀上我們一時看不出病人此階段的休克是機體內部的代償表現，事實上此階段是機體內部應急功能起作用，是機體減少了次要臟器的血液供應而保障了生命器官的血

液供應。雖然臨床症狀上看不出疾病的嚴重性，但是脈象上已現危重。此時如果我們捨證取脈，抓緊時間應對休克，此時應當是好治的階段。例如，採取血管活性藥物調理和液體的補充，病人會很快康復。但是，如果我們採取的方式是捨脈取證，則休克很快進入第二期，即凝血期。

凝血期是休克的失代償階段，為病進的標誌。此期病人的臨床症狀是表情淡漠，面色青紫，四肢濕冷青紫，心跳快而弱，血壓下降明顯，甚至測不出，尿量少。脈象出現微、弱、散、澀等。為脈證相順狀態。此時雖然脈證相順但已經是難治階段，千萬不能以脈證相順而低估了治療難度。雖然進步的現代醫學對於凝血期休克採取輸液、糾正酸中毒、活血化淤，使用血管活性藥物等手段，病情有治癒的可能，但是，潛在的風險不可低估。

凝血期雖然脈證相順，但不易治療。醫生若知道病情的危重性，棄脈取證，及早採取應對措施，臨床風險就大大降低。如果此時被脈證相順誤導，將會延誤積極搶救的機會，病情向危重發展，淤血期進入凝血期。凝血期機體重要臟器，例如腦、心、腎、肝、等內臟微血管廣泛性凝血，血管通透性增加，出血現象嚴重，臨床治療增加了困難。此時病人的臨床症狀為昏迷、青紫、廣泛出血，血壓測不出，生命體徵出現了危象，重要臟器功能衰竭，甚至臨床死亡。此時就是脈證順應也是回天無術了。當人們認識了休克病的機理並借助於現代醫學科技手段，在搶救凝血期重要臟器的衰竭時，一方面積極抗休克，一方面採取支援療法，及時進行人工復蘇、透析，尚有把部分病人從重度休克的死亡線上拯救回來的可能。

　　所謂捨脈從證或捨證從脈，是在脈證不相順、疾病的機理複雜不易掌握的情況下，醫生經過綜合分析所採取的取捨而已。臨床工作中捨與取是相對的，往往是二者結合，捨中有取，取中有捨。是疾病發展的不同階段而採取不同的辨證側重方法。在一定程度上它還取決於臨床醫生的診斷水準及臨床經驗。古人提出脈證合參就是告誡我們診病辨證要綜合分析病情，脈與證要互參，要去偽存真、治病求本。

　　關於脈證取捨的具體方法，可以借鑒張景岳的精闢論述：「凡治病之法，有當捨證從脈者，有當捨脈從證者，何也？蓋證有真假，脈亦有真假，凡見脈證有不相合者，則必有一真一假隱於其中矣。故有以陽證見陰脈者，有以陰證見陽脈者，有以虛證見實脈者，有以實證見虛脈者，此陰彼陽，此虛彼實，將何從手？病而遇此，最難下手，最易差錯，不有真見、必致殺人。矧今人只知見在，不識隱微，凡遇證之實而脈之虛者，必直攻其證而忘其脈之真虛也。或遇脈之弦大而證之虛者，亦必直攻其脈而忘其證之無實也。此其故正以似虛似實，疑本難明，當捨當從，熟知其要？醫有迷途，莫此為甚。余嘗熟察之矣，大都證實脈虛者，必其證為假實也；脈實證虛者，必其脈為假實也，何以見之？如外雖煩熱而脈見微弱者，必大虛也；腹雖脹滿而脈微弱者，必胃虛也。虛火虛脹其堪攻乎？此宜從脈之虛不從證之實也。其有本無煩熱而脈見洪數者，非火邪也；本無脹滯而脈見弦強者，非內實也。無熱無脹，甚堪瀉乎？此宜從證從虛，不從脈之實也。凡此之類，但言假實，不言假虛，果何意也？蓋實有假實，虛無假虛。

假實者病多變幻，此其所以有假也；假虛者虧損既露，此其所以無假也。大凡脈證不合者，中必有奸，必察其虛以求根本。庶乎無誤，此誠不易之要法也。真實假虛之候，非曰必無，如寒邪內傷，或食停氣滯而心腹急痛，以致脈道沉伏，或促或結一證，此以邪閉經絡而然，脈雖若虛，而必有痛脹等證可據者，是誠假虛之脈，非本虛也。又若四肢厥逆，或惡風怯寒而脈見滑數一證，此由熱極生寒，外雖若虛而內有煩熱便結等證可據者，是誠假虛之病，非本虛也。大抵假虛之證，只此二條。若有是實脈而無是實證，即實脈也；有是實證而無是實脈，即假實證也。知假知真，即知所從捨矣。」

「近見有治傷寒者，每以陰脈作伏脈，不知伏脈之體，雖細雖沉，亦必隱隱有力，亦必明明有症，豈容任意胡猜以草菅人命哉！仁者必不然也。又有從脈從證之法，乃以病有輕重為言也。如病本輕淺別無危候者，但因見在以治其標，自無不可，此從證也。若病關臟氣，稍見疑難，則必須詳辨虛實，憑脈下藥，方為切當。所以輕者從證十唯一二，重者從脈十當八九，此脈之關係非淺也。雖曰脈有真假，而實由人見之不真耳，脈亦何從假哉！」

(二) 脈證合參

——合參有利於區分病、證

症狀是機體病理變化的外在表現，是證候的基本要素。抓住這一要素對區別病、證有重要意義。脈診是「四診」的主診，是內窺人體的潛望鏡。脈、證的有機結合將對病、證的鑒別與診斷有主導作用。

例如，某病人的症狀是頭痛：

頭痛伴形寒身冷，得溫而減，遇寒加重，頭部緊束，脈象浮緊或寸脈浮緊則可診斷為風寒性頭痛。在這裏頭痛是主證，溫減寒重、頭緊束為兼證，風寒性頭疼是一種證型並由脈浮緊而診斷。一般因寒冷、受涼而導致的上呼吸道感染或機體抵抗力不足而導致的感冒多見上述症狀及脈象。如果僅以頭痛、溫減寒重、頭緊束或僅以脈浮緊而定風寒性感冒那就過於草率了。例如，女人經期也可出現頭痛並且溫減寒重。不過，其脈象可見左寸脈浮滑、右尺脈滑數等。過敏性鼻炎、過敏性咽鼓管炎、慢性咽炎等也可出現寸脈的浮緊，但它們的臨床症狀與頭痛不同。

頭痛而脹，面紅目赤、遇熱加重，發熱怕風，咽喉腫痛，口渴欲飲，舌尖紅，脈象浮數，為風熱性頭痛。上呼吸道感染、急性咽炎、扁桃體炎導致的發熱，常見上述證候。症狀上我們很難把它們區別開來，但脈象上咽炎、上呼吸道感染、扁桃體炎是可以區別的。脈象浮數是一種感染脈象，寸脈的浮數常是上呼吸道感染，急性咽炎的脈象常是左寸脈浮數、雙寸尺側緣為明顯。扁桃體炎的脈象常是脈象浮數、左關脈、雙寸脈中段出現特定的脈暈點。

症狀出現在不同的部位，脈象也有特定的指向，對病、證的鑒別有重要意義。例如甲狀腺機能亢進、頸淋巴結炎，症狀都是頸部包塊，體徵也是頸部包塊，脈象滑數是它們的共同特點。但事實上甲狀腺機能亢進的脈象特點是脈滑數、雙寸脈中段沉位出現兩枚滑動的脈暈點、尺脈沉而無力，頸淋巴結炎的脈象特點是脈滑數、左關脈、雙寸脈中段各出現一枚脈暈點。由脈、證的合參我們可以很

方便地把病、證區別開來。

　　——合參有利於認識疾病的機理

　　中醫認為疾病是人體內部陰陽失去平衡的一系列反應。疾病的過程是正邪交爭的過程。疾病的機理貫穿著疾病的病程始終不停地變化，它是一種不斷變化的量。在臨床診治工作中，如果我們不能由疾病某種內窺的視窗或外露的蛛絲馬跡就不可能正確地加以認識。就認識疾病的深度而言，疾病的機理較症狀更深刻。同時，症狀、脈診、疾病機理間又存在著廣泛的深層次的辨證關係。脈證的合參可以視其外而知其內，知其表而揣其裏，這是醫家慣用的知病途徑。正如《靈樞‧本臟篇》所說：「視其外應，以知其內臟，則知所病矣。」

　　一些情況下，疾病的機理、症狀、脈診間將存在著一種順應的關係，它們所反映的機制內含都較直接和明顯，對於疾病的診斷大都有直接的意義。例如病人畏寒，怕冷，無汗，頭身疼痛，鼻塞流涕，脈浮緊。我們很容易診斷為外感風寒。疾病的機理是風寒襲表、衛陽被鬱所致。

　　現代醫學的特異性症狀就是疾病的機制與症狀相順應的關係，我們可以由一種疾病的特異性症狀對疾病作出診斷，這也說明特異性症狀的機制明瞭。若特異性症狀與特異性脈象相結合，對疾病的診斷則更具有明確診斷的作用。例如，尿頻症狀，將其分為膀胱濕熱尿頻、腎陰虧虛尿頻、腎氣不固尿頻、脾肺氣虛尿頻等。膀胱濕熱尿頻症狀：小便頻數，尿急尿痛，尿道灼熱、刺痛，便短黃，腹脹、大便乾，也見發熱，舌紅咽乾苔黃膩，脈象滑數或雙尺脈浮數並出現小黃豆樣脈暈點。現代醫學認為的因泌尿

系統病原微生物感染而出現的膀胱刺激症狀與膀胱濕熱尿頻證候相似。膀胱濕熱尿頻與腎陰虧虛尿頻均為泌尿系統感染症狀，前者為實證，後者為虛證。腎陰虧虛尿頻症狀見尿頻而短黃，口咽乾燥，面紅唇赤，眩暈耳鳴，五心煩熱，骨蒸勞熱，盜汗，大便硬結，舌紅苔少，脈細而數或雙尺脈細數。腎陰虧虛證候相當於現代醫學的泌尿系統結核性感染等。腎氣不固尿頻症狀：見尿頻清長，憋不住小便，活動、大笑時小便自下。患者頭昏目眩，耳鳴耳聾，氣短虛喘，面色萎白，腰膝酸軟，四肢不溫，舌胖色淡，苔薄白，脈沉細弱，或雙尺脈沉，或雙尺脈沉細。現代醫學的精神性多尿與腎陰虧虛尿頻證候相似，多見停經期婦女及長期不鍛鍊的中老年人等。脾肺氣虛尿頻：尿頻清長，也見尿失禁或遺尿，頭眩氣短，咳吐痰涎，納減便溏，舌淡苔白，脈虛弱或雙尺脈虛、弱。該證候與現代醫學的慢性胃腸疾病、慢性肺部疾病等導致的慢性營養不良、神經性尿頻相似。

由特異症狀及特異脈象的互參，我們很容易認識疾病的機理，同時對疾病的診斷也具有極大的幫助。

事實上，許多症狀及疾病的機理都是多元化的，並沒有明顯的單一模式。非特異症狀就具有廣泛性或普遍性，症狀與症狀之間並沒有明顯的區別標誌，它們錯綜複雜、相互交織，症狀與病的機理間的關係也更複雜，甚至相互矛盾不易揣摩。當我們從症狀與四診的綜合判斷上找出某種具有代表性的要素即「典型症狀」或「典型脈象」並把它們有機地結合起來，就能識別複雜的疾病現象，剖析疾病的機理，明辨疾病的症候。

　　不過，在紛紜變幻的臨床實踐中，醫者自身水準的提高和經驗的不斷積累始終是重要的。

　　——合參有利於認識病理

　　人類大多數疾病都有明顯的形態結構變化，機能及代謝的異常，三者之間的變化又是密切相關和不可分割的。我們在研究疾病病理時，必須借助某些深入疾病內部的工具，方能對疾病病理加以認識。症狀僅是疾病最確切的外在表現，而脈診是揣測疾病內部形態結構的變化、機能及代謝異常的有力武器。症狀與脈診的互參對認識疾病及其病理，有內外互揣、由表及裏、表裏結合的作用。

　　例如，休克病人的症狀是血壓下降；當脈象細微、澀或脈細微合併寸脈遠心端出現脈暈點時（當微血管痙攣時，寸脈的前端血流受阻，會出現脈暈點），即可診斷為微血管痙攣期。在休克的早期認識上，人們普遍認為休克是小血管的擴張而導致的血壓下降。事實上休克的最終認識是微血管的痙攣，如果脈證合參，則休克的病理早期應該被正確認識。再例如，外傷性大出血，心輸出量減少和動脈血壓下降，脈象為芤脈。這是因為血液突然喪失過多，血管來不及收縮的原因。此時的臨床症狀只是血壓下降，心跳加快等。而當血壓進一步下降，反射性地使交感神經興奮，皮膚、內臟的微動脈和小靜脈收縮，此時的脈象是脈細、脈微。出血的臟器也可在寸口脈上投影出病臟的脈暈點。這時的臨床症狀是血壓進一步下降，四肢變涼，意識模糊等。

　　若疾病進一步發展，組織由於缺血、缺氧，毛細血管大量開放，大量血液淤積在毛細血管及微靜脈中。其結果

是回心血量銳減，心輸出量進一步減少，動脈壓進一步降低，組織缺血、缺氧更嚴重，這樣可造成生命危險。此時的脈象則出現微澀或無脈的「死脈」。而臨床症狀可見四肢冰涼，血壓測不出，意識喪失等。急、慢性右腰椎間盤突出症，早期右腰或右下肢酸痛，脈象見右關尺脈實，提示右腰神經根被壓迫，關尺脈實為急性右椎間盤突出症的特異脈象。晚期右關尺脈力明顯下降或脈細或出現邊脈等，但此脈象並不是右椎間盤突出症的特異脈象，因而不能立即得到明確的診斷。而進行拇趾背伸試驗，其陽性者即可診斷為慢性右椎間盤突出症。這是因為右下肢神經幹的長期被壓迫、神經的脫髓鞘、支配右下肢的神經出現了功能性障礙，因而拇趾背伸肌張力下降。這都是脈證合參認識病理的範例。

——合參有利於疾病的診斷

脈象是捕獲體徵的一種方式方法，而症狀與體徵的有機結合則是醫生診病的有力武器。

以咳血為例：咳血是一種臨床症狀，單以此症難以定奪是呼吸系統哪一種疾病，而脈症的合參可以以極快的方式作出診斷。①痰血、寸脈浮數可診斷為外感咳血。②痰血、奇脈可診斷為肺動脈瓣狹窄。③粉紅泡沫痰、潮脈可診斷為左心衰。④乾咳少痰或咯鮮紅血、午後低熱夜間盜汗，雙寸脈細數可診斷為肺結核。

以嘔吐為例：①嘔吐、雙寸脈浮滑可診斷為暈車、船。②噴射性嘔吐、風脈則多為腦中風。③嘔吐、雙寸脈豆樣脈暈點可診斷為頭痛。④腹痛、嘔吐、大便閉、雙尺脈尺側緣邊滑脈可診斷為腸梗阻，等等。

十五、脈診的作用及意義

中醫就人體脈象的研究長達幾千年歷程，其中不乏大量仁人志士的嘔心瀝血，把僅容指之橈動脈研究得淋漓盡致。透過脈診可以瞭解人體氣、血虛實，陰、陽之盛衰；可以瞭解臟器的功能強弱和正邪力量的消長，對疾病的治療、預後都有十分重要的意義。歸納起來，脈診有辨別病情、判斷證候、定位病臟、判斷病情的功能，有闡述病機、指導臨床治療、用藥及推斷預後的功能，部分還有替代現代理、化檢測手段的功能。

(一) 辨別病情，判斷證候

脈診在一定程度上能反映出疾病和病理特點，例如：數脈表示體內有熱，遲脈表示身寒、代謝低下，細脈表示人體機能低下，脈滑、脈寬、脈實為實證，脈小為虛證，脈之結、代、促表示嚴重的心律失常，浮脈主表、沉脈主裏等。糖尿病的脈象為動脈加左尺脈出現脈暈點，根據左尺脈脈暈點的力度、大小基本可以推斷糖尿病的血糖高低和用藥治療效果。痛風病的脈象相似於糖尿病脈象，根據左關脈脈暈點及脈力的大小，基本可以判斷痛風病的尿酸高低和用藥治療效果。在排除心臟疾病的情況下，瞭解脈動次數可以推判體溫的高低。根據脈搏的力度，也基本可以準確推斷血壓的高低，有時其結果與血壓表測量相差不多於 5mmHg（當然候脈測血壓有時是有難度的，特別是遺傳性高血壓的弦脈）。也可根據濁脈的程度瞭解血脂的高

低。因此由脈象可部分替代檢驗儀器與繁瑣的抽血等。

(二)脈診與病臟定位

脈診的感應範圍涉及全身，由對植物神經和人體血供分屬的研究，重新認識寸口脈臟器的分屬。按新寸口分屬候脈可準確地感應出疾病臟器的所在，在一定程度上不遜色於 X 光攝片、B 超、CT、磁共振等。

例如：脈濁、右關脈沉，為脂肪肝。脈弦、左右關脈沉力如蠶豆，多為肝硬化、肝脾腫大。關尺脈的獨實有力，為同側椎間盤突出症。雙寸脈邊脈，為頸椎病。單側寸邊脈，為同側脈肩周炎等等。在一定程度上，脈象有替代現代化診療儀器的作用。但就方便程度來說，由候脈可以內窺人體，感應人體的上下、左右、前後、內外，這是現代化儀器難以相比的。

(三)闡述病機

透過對脈象的推斷可以瞭解疾病的病機。例如《傷寒論‧脈法》就有由脈象來瞭解病機的提法。其曰：「脈浮而緊，浮為風，緊為寒，風則傷衛，寒則傷榮，榮衛俱病骨節煩疼。」即是由脈象浮緊形成的原理來反證骨節煩疼的病機，提出骨關節的疼痛是由風邪襲表，上呼吸道、扁桃體炎症，直至榮衛俱病、免疫紊亂而至病。

(四)指導治療

中醫診病用藥，脈象起決定性作用，特別是在臨床症狀一時難以清楚的病況下，以脈斷病非常重要。脈證合參

更是前賢所宣導的方法。由脈證合參，我們能明辨病機，確立治療原則，選擇合適有效的方劑和藥物，達到最大療效。例如張景岳所言：「如外雖煩熱而脈見微弱也，必大虛也；腹雖脹滿而脈微弱者，必胃虛也。」表面上病人外觀煩熱，這是表面現象，而真正的病因在於虛；表面上病人腹部脹滿煩躁不安，但從脈上分析，是消化不良，是胃的機能減弱，為胃虛，由補陰溫胃則二病皆得到有效治療。現代醫學的「腸型感冒」與此類似。

有時我們可根據新寸口脈臟器定位，一步到位作出診斷，迅速把藥物用到病人體內，使病人得到更快的治療。例如：脈數、雙寸脈出現滑動的脈暈點，左關脈強，為扁桃體炎，迅速抗炎治療，病情立刻緩解。脈滑數左關脈如黃豆，多見淋巴結炎，可進一步檢查及治療等。

再如甲狀腺亢進疾病，病人多有心慌、易怒、易餓症狀，一時許多醫生難以診斷。由候脈，病人出現雙寸脈中段二枚脈暈點滑動、脈數，立即做 T_3、T_4、TSH 檢驗並確診，給予抗甲亢藥物治療。當雙寸二枚脈暈點減弱或脈緩為病情好轉，雙寸二枚脈暈點消失脈緩則甲亢病治癒。

(五)脈診與臟器病理

一般來說，臟器的充血、初期炎症，脈象為浮。臟器的水腫、纖維化、腫瘤、壞死，脈象為沉而有力。空腔臟器脈氣居浮，實質性臟器脈位趨沉。臟器的體積變大，脈暈點趨大。臟器的縮小，功能減退，其相應的脈暈點變小，脈象也趨細弱。如果臟器缺如或手術切除，則其對應的寸口脈位沉而無力甚至無脈。結石、腫瘤或小實質性臟

器的脈暈點如豆粒。

(六) 推斷，預後

《景岳全書・脈神章》曰：「欲察病之吉凶者，但當比胃氣為主。察之之法，如今日尚和緩，明日更弦急，知邪氣之愈進，邪愈進，則病愈甚矣。今日之弦急，明日稍和緩，知胃氣之漸至，胃氣至，則病漸輕矣。即如頓刻之間，初急後緩者，胃氣之來也。初緩後急者，胃氣之去也。此察邪正進退之法也。」

脈象能判斷疾病的輕重、吉凶並能觀察治療的效果。如新病脈浮，轉滑轉緩為病漸癒，久病脈力漸緩和是胃氣漸至，病退而自癒。若新病脈沉或脈虛數為病進。若久病脈虛浮大則多為正衰邪盛，病情向危重的方向發展。

當然，關於疾病的預後尚應脈證結合，綜合參考，方能正確地推斷預後。而且，隨著現代醫學科技的發展，對一種疾病的生理、生化、病理的研究，將逐漸認識其規律性及必然性，採取脈象與臨床工作的互參，更具有跨時代意義。

《醫宗金鑒・四診心法》[13]將病脈的順逆編成四言歌訣，較有影響。選擇如下供臨床參考。

脈之主病，有宜不宜；陰陽順逆，吉凶可推。

中風之脈，卻喜浮遲；堅大急疾，其凶可知。

傷寒熱病，脈喜洪浮；沉微澀小，證反必凶。

汗後脈靜，身涼則安；汗後脈躁，勢盛必難。

陽證見陰，命必危殆；陰證見陽，雖困無害。

勞倦傷脾，脈當虛弱，自汗脈躁，死不可卻。

瘧脈自弦，弦遲多寒，弦數多熱，代散多難。

泄瀉下痢，沉小滑弱；實大浮數，發熱則惡。

嘔吐反胃，浮滑則昌；沉數細澀，結代者亡。

霍亂之候，脈代勿呀；舌捲囊收，厥伏可嗟。

咳急抬肩，浮滑是順；沉澀肢寒，切為逆證。

火熱之證，洪數為宜；微弱無神，根本脫離。

骨蒸發熱，脈數而虛；熱而澀小，必損其軀。

勞極諸虛，浮軟微弱；土敗雙弦，火炎細數。

失血諸症，脈必見芤；緩小可喜，數大堪憂。

蓄血在中，牢大卻宜；沉澀而微，速癒者稀。

三消之脈，數大者生；細微短澀，應手堪驚。

小便淋閉，鼻色必黃；實大可療，澀小知亡。

癲乃重陰，狂乃重陽；浮洪吉象，沉急凶殃。

癇宜浮緩，沉小急實；但弦無胃，必死不失。

心腹之痛，其類有九；細遲速癒，浮大延久。

疝屬肝病，脈必弦急；牢急者生，弱急者死。

黃疸濕熱，洪數便宜；不妨浮大，微澀難醫。

腫脹之脈，浮大洪實；細而沉浮，岐黃無術。

五臟為積，六腑為聚；實強可生，沉細難癒。

中惡腹脹，緊細乃生；浮大為何？邪氣已深。

癰疽未潰，洪大脈宜；及其已潰，洪大最忌。

肺癰已成，寸數而實；肺痿之症，數而無力。

癰瘻色白，脈宜短澀；數大相逢，氣損血失。

腸癰實熱，滑數相宜；沉細無根，其死可期。

婦人有子，陰搏陽別；少陰動甚，其胎已結。

滑疾而散，胎必三月；按之不散，五月可別。

十六、怎樣候脈

歷代醫學家對於怎樣候脈多有不同見解。耳聽記問之年常是聆聽師長的教誨，但經由長期的學習和臨床實踐，每人都會漸漸形成自己的候脈風格和方法。不管何法，只要更適應正確候脈就是好的方法。但掌握必要的規範和技巧還是需要的，一種好的風格可以增加候脈的敏感性，並有效地排除脈外干擾。

候脈並不是簡單地把手指放在脈管上就可以把疾病感應出來，它需要醫生經過艱苦的訓練、反覆的體會才能有所感知。要做到心手相應、運用自如，實踐證明至少需要5年的潛心鑽研。著名醫學家李東垣言：「夫診候之道，醫者之難精也，若非燈下苦辛，勤於記誦，參師訪友，晝夜不遑，造次巔沛，寤寐俯仰，存心於此，安能知神聖之妙哉。」有些脈象，門診一時難以見到，經常到病房去候一些危重病人的脈象，可迅速提高候脈技藝。如果能經常與同仁們相互切磋、交流與學習，快速進步是必然的。

(一)排除脈外干擾

溫度對脈象的干擾

人生活在自然界，人的生命運動與自然環境的改變有著密切的關聯。一年四季的季節變化，必定會對人體產生一定影響，促使人體不斷地進行自身調節來適應外部環境的變化，脈象自然受到影響。

　　低等動物及冷血生物以蟄伏應對寒冷。人體則由收縮毛孔、皮膚、汗腺、外加保暖衣服來禦寒。天熱時人體皮膚腠理開放，出汗、心跳加快，借此來散熱。由於外界環境的改變，影響到人體的生理，因此脈象也會發生變化。觀察疾病必須排除這些干擾，才能真正內窺人體。

　　季節的變化主要以氣溫的高低為形式，外界溫度高，人體體溫相應地也增高，外界溫度低，人體體溫也相對降低。一般體溫每升高 1 度則心跳增加 10 次，脈象自然也數，反之脈跳趨緩。古人經過長期的臨床經驗總結，提出脈象變化緊隨四時，順應四季的變化而變化。春弦、夏洪、秋毛、冬石的脈象兼像是人體適應四時的脈象規則，也是正常脈象的一種存在形式。現在由於室內人工環境的建立越來越多，這部分人的脈象理當別論；同時隨著全球氣溫的變暖，脈象也會順應其變化而發生相應改變，這些都是候脈時應該兼顧的。

地理環境的影響

　　在不同地理環境生活著的人其脈象多不一樣。我國江南人和大西北人的脈象就有差異。江南人的脈象稍微細軟等，這是由於江南的平均氣溫高，氣壓低，空氣濕潤，人體皮膚腠理舒緩。西北地方人肌膚腠理緊縮，脈沉而關脈突出，這是因為西北地方高寒、空氣乾燥，同時北方人普遍食量大，脾胃功能強，愛食辛辣等。同理，赤道國家天氣炎熱，那兒的居民脈寬稍數洪；冰島人地處寒冷，脈多實沉。人的突然遷居、行距過遠，由於地球磁場等差異也會給人體造成一定的影響，脈象也會發生相應的變化。例

如內地人突然飛到青藏高原，會出現頭昏、心慌、胸悶、脈數等。人種的不同，脈象也有變化。例如，俄羅斯中年婦女的脈象與上海姑娘的脈象一定區別很大。這是因為俄羅斯中年婦女多發胖，乳房也大，所以脈較沉而關脈強，上海姑娘多節食而纖細，關脈多弱。

體格的差異

人種有別，同種人又有高矮胖瘦、體質強弱之分，脈象均不相同。就體高來說，脈道（手腕部的橈動脈）的長短與人的高矮成正比。人高脈應長，人矮脈亦短。黃種人脈道相對白種人為短、細、弱，而白種人的脈象相對為沉、長、寬、軟、大。黑種人的脈長、浮而有力，這是因為黑人的皮下脂肪少、肌肉及體質強壯、血紅蛋白多、氣血旺盛，因而脈象充實有力。

從體質上講，體質強、氣血旺盛的人脈象充盈有力；而貧血、體質弱、久病、非體力勞動者脈象趨弱無力。胖人皮下脂肪多而脈多沉實；瘦人肌膚薄而脈多浮長。肌肉豐滿的人和腹大腰圓的人關脈強。乳房大的女性及產、乳期女性關脈也強。瘦高個人脈長而浮，關脈稍弱。小而胖的人脈沉而短，等等。

勞逸差別

體力勞動者脈象強於非體力勞動者，尺脈及關脈也強。腦力勞動者寸脈強於非腦力勞動者。經常勞作及體育鍛鍊的人脈象常奔湧，安靜時為寬緩。而非體力勞動者脈象多濡弱或稍數。

人在晝夜之間脈象也有改變，夜間脈象寬緩，白天脈象則強於夜間。急速運動後脈可疾促。大量運動後脈可洪湧。中午午休後脈見寬滑。吃飯後關脈強，吃飯時脈體寬，節食時關脈弱。

年齡不同脈見參差

年齡不同，氣血盛衰不同，脈象也不一樣。小兒脈數，年齡越小脈搏越快，嬰兒的脈跳可達 120～140 次 / 分，5～6 歲的幼兒脈跳 90～110 次 / 分，年齡越長脈象越緩。青少年脈多滑，寸脈多強。壯年人脈多充盈有力，關尺脈偏強。老年人尺脈多弱。老人若尺脈洪滑多見長壽，老年男性尺脈出現豆粒狀脈暈點則多見前列腺增生。

性別不同脈各有異

成年女性的脈較成年男性脈為弱且稍快。個小的女性有時脈象難容三指。因此，凡小個（一般身高在 155cm 以下）女性不容三指的脈，也應三等分部。應分出寸、關、尺脈而不應以尺脈弱或尺脈短論之。有生育能力的婦女，左寸脈和右尺脈多見浮滑。特別是在月經前後、排卵期或妊娠時。稍胖、雙乳房又大的女性，雙尺脈趨沉而雙關脈浮強。

男子脈稍緩，70 次 / 分左右，而脈力稍強，同時脈體亦寬大，尺脈多沉。

脈隨情志

一過性精神刺激、激動、大怒、驚嚇、恐懼等都會引

起脈象的短暫改變。例如過度恐懼，心跳加快，冷汗出，脈可數、弦、細等，應視生理性反應而不應視病脈。長期的憂傷、生悶氣則關脈可沉細。長期思考問題，用腦過多的人，如作家、教師、會計、醫生、文秘等，他們的寸脈常較關、尺脈為膨大而浮，但多見尺脈沉。

古人觀察脈象常常與人的情志相關聯。例如《醫學入門》❶說：「喜傷心脈虛，甚則心臟反沉。思傷脾脈結，甚則脾脈反弦。憂傷肺脈澀，甚則肺脈反洪。恐傷腎脈沉，甚則腎脈反濡。」另外尚有「驚則氣亂而脈動」，「怒則傷肝而脈多弦」，「喜則傷心而脈緩」等說法。

飲食而別

人在饑餓時脈稍緩而無力，特別是左關脈，飯後脈稍數寬有力，酒後脈洪數，甚者大而洪。長期飲食厚膩的人脈寬而濁，甚者寬濁而力。雙關脈有力寬大而實的人多見食慾旺盛，口味好，消化好，吸收也好。有些高血壓患者服降壓藥過量或服擴血管藥物過量，脈寬大而芤。

有時病人可因食入某種食物而出現脈象的改變。例如過食冷飲脈趨緩，過食熱食寸脈浮、脈寬。長期吸煙的人右脈浮。長期食辛辣的人左寸脈浮。長期便秘的年輕人左尺脈實。老年人左尺脈短、沉、細等多見腸功能的紊亂。減肥的女性，關脈多弱，同時脈力也弱。

寸口不等

雙寸口脈常不相同。在脈寬上，右手脈寬於左手脈；在脈力上右手脈大於左手脈。這是因為上肢動脈在主動脈

分支時的角度大小不一樣而導致，左手脈因腋動脈分支角度小，動脈內壓力小於右脈。正常情況下，右脈壓大於左脈壓 10mmHg。一般左寸脈強於右寸脈，右尺脈強於左尺脈。

有時一側上肢動脈脈道上出現病變，則該側脈力明顯改變。例如左腋動脈瘤，脈管炎可導致左寸口脈減弱和消失，我們稱其為無脈症。有人橈動脈分支早可以出現雙寸脈。也有人的橈動脈長在寸口背面為反關脈。有時還見脈體的過長等。這都是正常的解剖變異，不應以病脈視之。

（二）樹脈風

養成良好的候脈風格，一是可以體現醫生的素質和修養，二是可以增加病人對醫生的敬仰和信任。候脈時應態度認真、靜心靜慮，視精神、察五色、聽聲音、按寸尺、問所苦。由望診及切診，門診絕大部分病人可獲得滿意的診斷。若醫生切脈所獲的資料不滿意，可由問診與病人交流。交流的語句應言簡意賅，乾脆俐落。醫生應認真聽取病人與其疾病有關的陳述，引導及順應病人，道出其疾苦。

對病人作出診斷應深思熟慮，不可輕言論病。更不能口若懸河，誇誇其談，唾沫飛濺，甚至七上八下前後不能照應。應安詳處治，忠言詳告，舉止大雅端莊。對於一時難以明斷的疾病，語言要留有餘地，爭取病人按醫生的要求去行進一步的理、化檢查。那種候脈操作時衣帽不整，袖口及指甲漆黑，與病人交談時左顧右盼、擠鼻弄眼或與叼煙嚼食，心猿意馬或油頭滑腦，動作輕浮皆有遊醫之

嫌，皆為庸醫之屬。李東垣言：「輕談言笑，亂說是非，左右瞻望，舉止忽略，此庸醫也。」

如望診及切脈仍對疾病不得明瞭時，可再行體格檢查。體格檢查可借鑒觸、叩、聽診之法。採用望、切、問、觸、叩、聽六診的相互參考，取長補短，補偏救弊，借以完成正確的診斷任務是我們提倡的。當然在六診中，切脈是首要的方法。

（三）候脈方法

一般在清晨未進食和活動前候脈為最佳。因為此時病人的內環境沒有受到干擾。如無此條件可讓來診病人休息3～5分鐘再候脈，如果有的病人劇烈運動或緊張，可讓病人多休息一段時間方可候脈。寒冷及危重病人可臥床，待保暖後或安靜時候脈。候脈時室內應安靜，避免對病人心理影響及分散醫生的注意力。當然在特殊條件下醫生應不拘泥於條件的限制去候脈，如病人休克、外傷及其他緊急狀態。

如果採取坐位候脈，醫患之間均應端坐。病人的上肢外展大於60度為佳。手放的高度與心臟平齊。手背放在脈枕上要自然，腕腹部不要繃緊。繃緊後將增加對濡脈及虛、細等脈的候診難度。肩關節不能內收，上肢應舒展、放鬆，總之上肢動脈不能受到壓迫為好。

如果採取臥位。上臂亦外展，自然放鬆，病人面朝上，手腕下亦可放鬆軟的脈枕。醫生也可以右手端起病人左手候脈。

醫生如果能養成一手候脈的習慣還是應當提倡的。經

常訓練一隻手候脈，可專一地找出那種感覺，增加敏感性。比如醫生如果養成左手候脈，右手寫病歷，開處方是較合理的安排。左手平時做事比較少，皮膚細膩，敏感性也強。

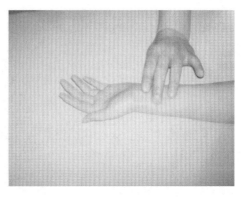

圖 17　中指先及高骨

醫生的布指也是有講究的。人的指目最敏感，候脈應當把指目接觸在脈管上。一般中指指目先放在橈骨莖突內側的位置為關脈。見圖 17。

緊接食指候寸脈，無名指候尺脈。醫者三指指端應平齊，同在一個水平面上。布指的密度應根據病人的高矮適當調整手指的間距，病人高大則疏布指，病人矮小應密佈指。見圖 18。

拇指應自然放於病人手腕的背側，在感覺脈位時不是用三指直接的下按，而是食、中、無名指與拇指的對指，這種按法較直接下按的準確，特別是感應脈

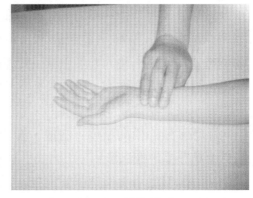

圖 18　餘指齊布

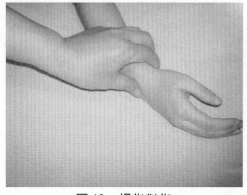

圖19 拇指對指

力上非常重要，因為脈枕是柔軟的，容易造成誤診。見圖19。

三指與拇指同時對指稱總按。三指分別與拇指對指為單按。總按、單按各有意義；總按可感應人體氣血的總體狀態，可感應出寸、關、尺三部的脈力，脈位之差，還能感應脈的節律、緊張度、均勻度、脈位、脈率、脈力、節律、寬度，並可行三部的比較。單按可獨視人體各臟器並比較、推斷疾病臟器之所在。單按是對總按的進一步求證，單按更適應於脈暈點脈法。

候脈五法即：舉、按、尋、推、摳。舉、按、尋是前人的教誨，元滑壽的主張。舉為輕循之或是輕按而後抬指藉以感應脈管對手指的浮力，舉也可稱輕取。按：重手下按、亦稱重取。不輕不重而取之為尋，亦稱中取。舉、按、尋基本可候出脈的九個脈素，即脈勢、節律、脈率、脈位、粗細、脈緊張度、脈的長短、脈流利度和血液的成分改變、脈暈點及雙手脈的異同。當然上述脈感只是脈的順向脈感。脈的橫向脈感可由摳、推二法得之，如果是邊脈更應掌握摳、推二法。

推：即醫生用手指把脈管前推，以感應脈的外越力量及脈管的縱向抗力。摳：是用手指把脈管往醫生方拉回，

也可感應脈管的外越力。此二手法對診斷弦脈、芤脈、緊脈、邊脈有一定的意義，特別是邊脈及芤脈的感應更需要此二法。

　　若重點體會某部的脈感，也可用一指單按某部，其他二指同時抬起，例如，雙寸脈與關脈的感應。若尺脈沉，可同時將寸脈、關脈按下，然後無名指才下按。臨床上候脈時需要各指的相互配合，總按、單按、總尋、單尋、總舉、單舉、總摳、單摳、總推、單推。各法相互切換，靈活使用。若診兒童寸口脈可一指總攬三關，不必贅分。有時兒童的脈象也同成人一樣豐富多彩，三分脈體極有臨床意義。

　　候脈應堅持一定的時間，大約 1～3 分鐘，古人稱 50 動。要求醫生心中一定要數脈搏 50 次，最好 60 次以上。其臨床意義在於候脈時間過短，可致許多脈象的漏診，例如代、結、促脈及十怪脈常因候脈時間短而漏診。候脈時間略長也可免去草率從事之嫌。

意候與微候

　　中國山水畫有大寫意與工筆之分。候脈其實也是門藝術。怎樣候脈？這是歷代醫家普遍求索的難題，意候、微候事實上也還是脈診的常見方法。

　　——意候：這裏的意思是大意、會意，整體候脈之意。傳統脈法 27 脈，主要是意候。取脈體及脈勢之大體，瞭解脈象整體的變化，來應對人體整體氣血及生理改變。該法對研究人體疾病的性質、判斷證候、闡述病機、疾病的預後有重要意義。但它也存在著一定的不足。例如，指

病泛泛不能具體到病種，一種脈象多種疾病，幾種疾病一種脈感，傳統脈法病、證與現代醫學的語言也需要匯通，等等。事實上，歷代候脈名家及名醫都認為將脈象抽象到某一病及某一證是對脈象的曲解，但翻開歷代醫學著作，每一位醫家都在嘗試這方面的工作。

當然傳統脈法臨床應用幾千年，傳遍世界各地，肯定有其自身的生命力，筆者這點脈技也得之於該學。如果沒有傳統脈學這一母學，也不可能演化出《脈神》這個子孫。傳統脈法雖取大意，但她是我們學脈的基礎。只有打好這門基礎，候脈才能有更深的創意。27 脈如同英語字母，沒有 A、B、C 就難有西方語言文明。同理，沒有傳統脈學這一母學，我們就難找到脈中的「小人」。

意候的方法，也就是傳統脈法的候脈方法，除 27 脈、十怪脈之外，也加邊脈、濁脈、擊脈、風脈、奇脈、漾脈、潮脈等。

──微候：微候應包括兩個部分。第一部分也就是在 30 餘脈象中的寸、關、尺的分部候脈法則，詳見病脈章及歷代脈學著作。

微候的第二部分是指脈每一脈分割成 3 乘 12 份來進行候脈的一種脈法。更精確地說，是把寸口脈在浮中沉三個不同平面（脈位）上各分成 12 份來精確地候脈。如此候法可精確到某個臟器的脈象。

形象點來說是把脈中的「小人」，從頭到四肢，從腹前到後背，從內臟到外表，三維立體的觸摸，這就是脈暈點候脈法則。在脈暈點候脈法中大體脈作為人體大環境並加以辨證，脈暈點作為尋找疾病臟腑的標誌。如此候脈既

能立即診斷出什麼臟器有疾病，同時又能瞭解這一臟器的疾病對全身有什麼影響，這就是意候與微候的精髓。不過這裏浮、中、沉的概念並不完全等同於中醫脈診的浮、中、沉。《脈神》的候脈法則是全息脈法。把浮位看成是圓的邊，候脈時在脈的邊緣瞭解機體的體表和浮位器官以及疾病的初級階段。把沉位看成是圓心，在沉位尋覓實質性臟器和疾病的嚴重狀態。把中位看成是疾病的恢復期或亞臨床狀態。

實踐證明，這種脈法一般情況下都能準確地指出疾病的臟器所在，能具體說出什麼病、在什麼位置、是哪一臟器。如果是多種疾病同時出現，尚可分出疾病的主次，也能立即識別疾病對全身的影響，當然這需要長期的候脈經驗總結。

微候的方法：一段橈動脈，長不過 5cm，粗不足 5mm，要分成 3 乘 12 份簡直是天方夜譚。就是分成了這麼多份，三個手指要把它們的脈象感應出來也是不可能的。這需要我們醫生詳於其功能而略於其形體，不斷地挖掘自身的潛能，經由一定時間和方法的訓練，還是有可能的。只要我們經常鍛鍊，不斷提高，就可熟能生巧，舉一反三，觸類旁通。

❖心中有圖。微候脈必須把「寸口脈器官分區表」牢記在心中，方可清楚寸口脈上各臟器的具體位置。候脈時當指觸到各臟器的脈位感覺出現了與整體脈象的不同，例如脈力的增強、減弱，脈管的粗細不等，脈位的沉浮有別，脈的緊張度異常，脈的流利度有獨等皆為相應臟器有疾病的可能。見表 6。

表6 寸口脈器官分區表

	浮	沉	浮	浮	沉	浮	
寸	枕後軟組織	頸部顱內	額面	額面	顱內	枕後軟組織	寸
	後背、軟組織	胸中胸椎	前胸	前胸	胸中胸椎	後背軟組織	
關	後胸軟組織	右上腹內胸椎	上腹前	上腹前	左上腹內胸前	後胸軟組織	關
	腰部軟組織	右中腹內腰椎	中腹前	中腹前	左中腹內腰椎	腰椎部軟組織	
尺	上下肢近端軟組織	髂內骶椎	小腹前	小腹前	髂內骶椎	上下肢近端軟組織	尺
	上下肢遠端軟組織	下肢	會陰前	會陰前	下肢	上下肢遠端軟組織	

右手脈　　　　　　　　　　　　　　　左手脈

橈側緣　　　　　　尺側緣　　　　　　　　　　橈側緣

右寸口　　左寸口

寸　　　寸

關　　　關

橈側緣　尺　尺側緣　尺　橈側緣

說明：

A.表中左右內側為人體面，頸、胸、腰、會陰的正面投影區域。其脈感在雙寸口脈的尺側緣。如面部、頸前、胸前壁、肺、心、乳房、膽囊、胃、腸道、膀胱等均在此層，其脈位見浮，感應此脈輕手即得。

B.左右寸口脈的中位是人體內部器官的脈氣。如顱內、鼻

實、甲狀腺、肺部腫塊、肝、脾、胰、子宮、前列腺及腸道氣位情病變,脈位於沉,感應時應按而得之。

C.人體側面及後背軟組織病變,其脈氣常常顯示在脈道的橈側緣,居浮位,感應其脈感則輕手即得並需雙手合參。

「寸口脈器官分區表」是對寸口脈的進一步分區,看上去複雜,如果此表人格化,記憶起來並不困難。

為方便臨床使用和記憶,特擬「寸口對應器官表」。僅供參考。見表7。

表7　寸口對應器官表

額面	前額、五官、鼻咽、眼、三叉神經、牙周、舌、副鼻竇、印堂穴區、人中區
顱內	耳、顱中、耳大神經、腮腺、頭維穴及運動區
枕後	小腦、頭皮、風池穴區
頸中	甲狀腺、扁桃體、咽部、喉、聲帶、頸前淋巴結、甲狀膀腺、主動脈竇、氣管、扶突穴區
項後	頸部軟組織區、頸椎、肩周、肩井穴區
前胸	左咽、右氣管、左心、肺、縱膈、食道
腋胸	右肺、左心、心包、胸膜、腋淋巴結
後背	肩周、肩胛區、頸椎、後背肌肉筋膜
上腹部(浮)	左:胃、膽、左乳房、左胸肌、腹肌 右:膽、膽道、胃、右乳房、右胸肌、腹肌
右上腹內(沉)	肝、肝內膽管、淋巴、胸右側肋神經、胰頭部、門靜脈、側6-12胸椎、右腎、腎上腺
左上腹內(沉)	脾、脾門、淋巴、肝左葉、左側6-12胸椎、左腎、腎上腺、腎

續表

右後胸區	右側腋胸後背部肌肉腱膜及神經無菌性炎症
左後胸區	左側腋胸後背部肌肉腱膜及神經無菌性炎症
右腹前(浮)	胃小彎、胰腺、十二指腸、腸
右中腹內(沉)	升結腸、回盲部、腸系膜淋巴結、結腸右曲、橫結腸、右腎、右腎上腺及腰椎
左中腹內(沉)	乙狀結腸、肛門、盆腔、左腎及左腎上腺腰椎、左輸尿管
右腰	右側腰背部肌肉腱膜及神經無菌性炎症
左腰	左側腰背部肌肉腱膜及神經無菌性炎症
小腹會陰	泌尿、膀胱、腸
髂部	髂、臀部病變
上下肢遠端	上下肢遠端、足、手病變，直腸、生殖、附件

需要說明的是：

○一般左頸中及胸前區同時浮數多咽部疾病，右頸中及胸前同時浮起為氣管病變。

○心區一般範圍多較大並覆蓋左頸中、項、胸前、腋前。

○膽及胃部病變應左右手合參。

○肝居右上腹，脾居左上腹，其浮位是兩側乳房。

○左尺下多見肛門、直腸、泌尿病患，右尺下多主生殖系統病變。

○邊脈、浮為軟組織病變，沉為脊柱病變。弦緊弦如刀刃則病重，細弦、弦虛趨輕。發生在一側為同側病變，

兩側同時出現為頸椎、脊柱病變。發生在一側的尺緣及另一側的橈緣為橈緣同側的病變。若單側尺緣出現邊脈也見於鎖骨、胸骨柄區神經及腹部軟組織病變。

〇下肢與尺脈為同區。尺上區為上下肢近端、尺下區為上下肢遠端。筆者認為：尺脈雖然是近心端也是血來之處，但就脈氣來說，是人體脈氣的遠端。人心臟的射血力量來自於心肌收縮力，當心肌初始收縮時的力量最大，它順應主動脈弓及其分支的血供信息，只有這種功能狀態血流才能克服脈管阻力、疏通微循環。心肌收縮中間階段順應人體的腹腔動脈供血區域的脈氣。

❖一指多候。人的手指以中指最敏感，而一指的指腹區最敏感，指腹區以指目最敏感，指腹周圍指感稍次之。候脈時應把食指、中指、無名指的指目對準寸、關、尺相應部位的中間。三個指頭除指目派上用場以外，指目的遠、近端二指的側邊都能派上用場。例如，食指指目候寸的頸中區，食指的拇側緣候寸頂端的額面區。食指的遠心端候右脈的尺側緣，左脈的橈側緣。食指的中指側候前胸、腋區。中指、無名指類推。

候脈時一指多用，敏感區應對敏感區。左手候脈這只是筆者的候脈習慣，讀者也可自我取法，不可拘泥於一招一式。

初用此法候脈時，有時你會有脈象並非像寸口器官分區表那樣明顯對號入座。例如上呼吸道感染一病：表現為雙寸關脈浮數，但若經過長期的細緻感應，慢慢地就會分辨出頭、鼻、咽、氣管的脈氣了。比如說，上感是雙寸脈浮，合併有頭痛時是雙寸脈浮的基礎上寸脈的遠端出現二

枚豆樣搏動的脈暈點。若一側寸脈遠端出現該脈暈點則為同側偏頭痛。合併鼻竇炎時與偏頭痛的脈感不易區分，但多伴脈滑數。咽炎多見雙寸脈的浮合併雙寸尺側緣脈力的增強。有咽炎及氣管炎的病人，特別是氣管炎的病人以咳為主，這需要脈證的合參。如一時難以感應，取其會意也是可取的，經驗可慢慢總結。

❖點脈結合。點脈結合，是指由對脈暈點的感知，當清楚疾病的臟器所在以後，結合 35 脈來完成對疾病的最後診斷。點即脈暈點，脈即 35 脈。點脈結合的點有定點定部位的作用，而傳統脈有定病性、病機、病理、病程、預後等作用。例如：

○左耳區脈暈點減力（局部脈力減退），脈象細、虛、澀、遲、診斷為聽力下降，耳鳴、耳聾、鼓膜內陷、中耳炎等。

○左耳區脈暈點無脈：脈澀、虛、診斷為耳聾。

○左耳區脈脈點增強，脈象細、弱、虛、濡，診斷為耳鳴。若脈暈點搏指，伴脈澀脈牢，應排除腦腫瘤。

○雙前額面區脈暈點增強，脈象細、弱、虛、濡，診斷為神經衰弱。休息不佳，失眠多夢等。

○雙前額面區脈暈點增強，脈象促、澀、左寸橈邊脈，診斷為上感、頭痛等。脈弦、弦細等應排除精神性疾病。

○一側額面區脈暈點增強，脈滑或正常見於偏頭痛、鼻竇炎、眼炎，也見同側牙齦炎。

○一側額面區脈暈點增強，脈澀見於神經痛、偏頭痛。

○雙額額區脈暈點增強：脈濁、脈弦、緊、診斷為高血壓頭昏，老人腦血管動脈硬化、腦供血下降。

○雙額顳區脈暈點增強，雙寸脈浮、滑，診斷為暈車、暈船、嘔吐，嚴重者關、尺脈細弱。

○寸脈暈點增強合併橈邊脈，脈見弦、緊、結、代、促、澀、漾，可診斷為心肌梗塞等。

○左寸脈暈點沉弱，脈象濁、弦、緊，診斷為冠心病、動脈硬化。

○左寸脈暈點沉弱，脈象遲、緩，診斷為心臟傳導阻滯，心肌供血下降。心電圖 S-T 改變，T 波改變等。先天性心臟病，如室間隔缺損等，若病人出現杵狀指則以先心為主。

○左寸脈暈點沉弱，脈象澀、促、奇，診斷心包炎、先天性心臟病。

○雙寸脈暈點沉弱，脈象結、澀、濁，診斷為腦供血不足，或見於記憶力下降，聽力減退或耳鳴、胸悶等病症。參考病脈點歌訣，這裏限於篇幅不一一贅述。須知，點脈結合診斷疾病，尚需大量的臨床研究與探索，筆者的工作只是拋磚引玉，喚起後學。

❖剝蔥皮與開抽屜。候脈應心脈相照，脈人結合，脈象既然從寸脈到尺脈分成若干區域，在候脈時也應採取相應的手法。如從頭區到尺下區水平方向共分為 6 層區域，在脈象的縱向候脈時應採取開抽屜的方式和方法。每個抽屜（區域）相互比較其脈象組成要素的不同。比較區與區之間、區與部（三部）之間、部與部之間的異同。

脈象既然有前後、內外之分，又有浮、中、沉之分。

那麼在候脈時我們可採用剝蔥皮的形象比喻。按脈位、前後把臟器脈解剖開來。我們的先人曾提出六位脈法或更多的脈位分解法，也詔示後人候脈應層層剝皮，借此發現病臟所在。一般寸脈僅分浮、沉二脈位即可比較頭、面、頸部的病患，而關尺脈，則應分浮、中、沉三位。

例如關脈：在女性浮位候乳房、胃、膽、腸，沉位候肝、脾、腎、脊柱。出現關脈上的邊脈為胸、腰部病變為多。關邊脈為浮位則表示為腰背部軟組織病變（背部皮膚的、肌肉的、筋膜的、神經的）；若脈位於沉則此邊脈則是脊柱的增生性病變。

尺脈：尺脈在浮位上可候及腹壁、腸管、膀胱等病變。在沉位上可候出腹腔腫瘤、生殖炎症，還可推斷人體下肢的功能狀態。

脈象還需從左到右或從外側到內的候脈。例如，邊脈出現在左寸橈側，為左肩周炎。邊脈出現在二寸脈的橈側為頸椎病。邊脈出現在左寸脈的橈側，同時右寸脈的尺側緣也出現邊脈，則提示患者左後背軟組織有病變。若單純寸脈一側尺側緣的邊脈則是胸前、上腹壁軟組織或對側肩部病變。一般脈象的橈側緣為人體後背及軀幹兩側組織脈氣，有時內臟的牽涉性疼痛也在該區域。尺側緣為人體胸、腹前臟器的脈氣區域。

總之，剝蔥皮、開抽屜候脈法只是橫向及縱向剖析脈象的方法，更主要的是候脈應三維思維，以人體比擬脈象而取之。

❖脈人合參，脈證合參，雙手合參。正常情況下，候脈除脈證合參以外，在獲取脈象的方法上雙手合參脈象非

常重要。一般說來，人體左、右寸口脈力，脈位等九大要素是基本相同的（其解剖學上的脈力、管徑差異為右大於左，但這點差異臨床上可忽略不計，視為均等）。而病脈往往就存在於脈象要素的差異中。

一般雙手合參，主要應瞭解兩手脈象的尺側緣（寸口脈器官分區表）的差異，寸、關、尺各部間的差異，兩手脈象橈側緣的差異。差異的內容為九種脈素的異同。

○雙手合參尺緣脈。脈象的尺側緣是指兩手脈的內側（尺緣）部分，不是指尺脈。雙手合參尺緣候脈主要應合參左右寸口尺緣的九大要素脈感。脈象的雙尺緣主要感應人體額面、頸前、胸前、腹前諸多臟器，也就是人體空腔臟器的脈氣。寸脈尺側緣多為前額區、面部、頸前、前胸各臟器的脈氣所在。關脈尺側緣多為上、中腹部臟器的脈氣所在。尺脈尺側緣為小腹、會陰、下肢內側組織的脈氣所在。

咽炎與氣管炎，肺部腫瘤與心臟、頸淋巴結、甲亢、甲減、扁桃體炎症的鑑別，由脈暈點出現的位置，脈象的脈力、脈寬、脈勢等不同進行鑑別。一般寸脈的脈位僅限於浮沉。浮、沉或二手不等，脈力過強、過弱，兩寸不等脈、不等寬，流利度不等，緊張度不同，長短不一等均為寸脈應對器官的疾病脈象。

例如，左寸脈的尺緣脈浮於右寸尺緣，或兩寸尺緣均浮起，多見以咽炎病為主。若脈數見於急性咽炎。若右寸尺緣脈浮多為氣管炎病變。

○關脈，雙手合參尺緣脈更為重要。借雙手合參可以區別腹部空腔臟器的疾病所在（實質性臟器的脈象較易區

別，而空臟器的脈象較難鑒別）。例如膽囊、胃二臟器，脈位在浮，部位於左、右關，它們相互為鄰，其臨床症狀相仿，有時兩個臟器的病變相互影響，互為因果。慢性膽囊炎可導致慢性胃炎，慢性胃炎也可影響膽的功能。

合參雙手之脈，要求我們從脈象的九大要素上鑒別出兩脈與整體脈象的異同，若明顯差異者即為病臟所在。慢性功能性減弱性病變，若左關沉陷明顯異於整條脈管應是胃患，若是右關減脈力，明顯於整條脈管，則膽患的可能性為大。特別是右寸關脈邊脈合併右關脈綠豆樣脈暈點對膽囊疾病的診斷有特異意義。

臨床上也多見右寸關脈橈邊脈、左寸關尺側緣邊脈同時出現或該部的浮位出現脈暈點。凡是功能亢進性疾病、急性炎症病變，右關脈位的浮，脈力的強，出現流利度、緊張度、脈的長短、脈的寬窄，明顯異於脈管，則多見膽囊病變，否則為胃部疾病。這裏還應該特別注意的是女性，雙關脈浮應首先考慮為乳房疾病，特別是月經前。

就尺脈來說，尺脈的尺側緣多為腸、膀胱、子宮、前列腺、直腸的脈氣。若急性炎症表現為脈的浮起，若慢性增生、腫瘤、水腫則脈力多增強，若流利度的改變伴脈力的增強要注意鑒別占位性病變的存在。正常情況下，男女左尺脈均偏沉、弱。若左尺脈的脈氣特異均應行左腰、左腹、乙狀結腸、直腸、左臀、附件、盆腔等部位的詳細檢查，而女性則以左附件或婦科病為多見。若左尺脈擊多見婦科炎症或泌尿系炎症等。

○關於寸、關、尺部的脈象差異。事實上古人對此種差異已經研究得比較透徹，只是在臟腑的分屬上與筆者的

經驗脈法有異。我們殷切地希望各位同仁在候脈時要時刻將寸口脈與植物神經分佈範圍和動脈供血範圍相聯繫，理解氣、血的本質。理解寸、關、尺脈氣分部的實質。

○關於雙手合參候橈緣。脈的橈緣是人體兩側面各組織的脈氣。比較兩手橈緣的異同對鑒別後背組織的病變所在和人體側面組織的病變所在以及內臟牽涉性疼痛性病變有十分重要意義，甚至有立斷疾病所在的效果。

○關於合參雙脈的內容。

▶脈力：透過對二手脈力的比較，尋找疾病的所在，是較簡單的候脈手法。就脈力來說，二手脈總體有明顯區別時，脈力過小與過大為病變所在。例如，一側腦占位、出血導致一側肢體的功能障礙（半癱），脈象會出現患肢側的脈力明顯減弱，而其脈的寸頂端額、顳、枕區相對正常。

例：左腰椎間盤突出症的脈象表現為：早期左關尺脈的橈緣或難分橈緣的脈力明顯增強於對側（同時左拇趾背伸力減弱），這是神經受壓迫後神經的刺激現象，而慢性的腰椎間盤突出症則以關尺脈的減弱為主。

又例：右寸脈橈緣的脈力明顯減弱，診斷為右耳聽力下降，耳聾耳鳴、耳膜內陷等。多提示由於二手脈力的不同而對應某處的疾病所在。

二手脈各部的脈力最強最弱處為疾病之所在。

▶脈位：透過二寸口脈位的異同尋找疾病之所在。若一側脈位過浮、過沉或一側脈的寸、關、尺某部脈的浮、沉異常均提示疾病之所在。

例1，右關脈沉於左關脈，同時整體脈象濁實，可診

斷為脂肪肝。

例 2，婦女左關脈明顯浮於右關脈，這是因為女性左乳一般均大於右乳，這與其解剖學有關，月經前期可診斷為左乳腺增生。而月經期的脈象又為右尺脈的浮滑，左寸脈的浮滑也是脈位的差異。

例 3，左尺脈的沉、弱，有慢性結腸炎的可能或大便不規律的現象，還見於左膝關節功能的不足。右寸脈的明顯沉、弱，有慢性支氣管炎，支氣管哮喘，慢性肺功能減退疾病的可能，甚至右耳聽力下降、耳鳴、耳聾的存在等。

▶**脈勢：**二側脈勢的不同，異處為病。有時脈的來勢或脈的去勢不同也提示疾病所在。

例如，右尺脈獨洪或浮洪，提示泌尿系炎症；左寸脈去勢中有條索狀槍擊感，為左側頭部血管性頭痛，古時又稱「寸上擊」；而雙寸的擊脈應排除頸部大血管狹窄的可能。

▶**雙脈合參較管徑：**正常情況下雙手脈管徑是基本等同的，若獨粗、獨細、獨膨大均為疾病所在。

左寸脈額面膨大，為左額偏頭痛，若左寸部膨大則尚應考慮有心臟病的存在。左關脈獨細為慢性胃炎，免疫力低下等。左尺脈橈緣邊細脈為左下肢酸軟、麻木無力，多見坐骨神經病變。一般兩隻手脈管管徑粗細的比較方法為：

雙寸口比：比較兩寸口脈管的粗細，過粗、過細為病側。雙寸口比應按部來比：應寸比寸、關比關、尺比尺或寸關比對側寸關、關尺比對側關尺等。

▶**雙手合參較長短**：正常情況下雙手脈象是等長的，若一側脈象的獨長獨短皆為病脈所在。或左寸長、或右寸長，或左寸短、或右寸短，或左尺長、或左尺短、或右尺長、或右尺短等，均是病脈所在。脈長為熱、為實，脈短為虛、為鬱。長短殊於何處，何處有病，何臟有病。如左寸脈短，多見心供血不足，左耳聽力下降，若合併右關尺脈的明顯減弱則多見右偏癱之風脈。

▶**雙手脈合參較緊張度**：正常情況下兩寸口脈的緊張度基本相同，異常情況下二脈明顯差異。如左關脈緊，有因肝臟疾病導致胃腸功能障礙、消化機能減退、嘔吐納差等症狀，也見胃腸本身的病變。又如右尺脈的細、弱、濡、虛等低張力脈，在女性多有月經不調、卵巢機能減退、性功能障礙、慢性婦科疾病、不孕症等疾病。

▶**合參雙脈尋獨異**：正常情況下二手脈象九大要素基本相同，若一側脈象發生了特殊的改變，均提示相對應部位出現疾病。例如，右關脈出現芝麻點樣脈感或出現該點伴右關橈邊脈或左關脈尺邊脈，右關脈橈邊脈或出現該點伴左關脈尺邊脈，此幾種脈象都應排除膽石症。關尺脈交界處出現芝麻點樣脈感提示腎輸尿管有結石，有時這種異常的搏動點帶有「彗尾」更是結石的特異脈感。右寸尺緣及左寸尺緣出現邊脈提示前胸軟組織或肋神經、軟骨、胸骨疼痛。右尺脈的獨洪應排除泌尿生殖系炎症、腫瘤等，均為脈象中出現異於整條脈象的特殊脈感。

總之，雙手合參兩側脈管也是候脈診病的重要方法，我們不僅要注重對人體脈象的感應，還應三維立體全面地分析脈象的變化，擴大對脈象研究的視野角度，力爭捕捉

到更多的脈象信息。

❖診脈的幾點經驗手法。當我們手觸脈管時，脈象上有無限的信息，怎樣從紛紜變化的信息中辨別出我們所需要的資料呢？又怎樣在脈象中挑選最主要的疾病去加以診治呢？這是徒手診病面臨的重要課題。古人提出 27 脈，十怪脈。就是說病脈有 27 種，這 27 種脈象是古人從紛紜變化的脈象信息中提煉出來的脈象精華，只要你觸到此種脈象，就等於找到了病脈。

○在陽性脈中抓寸關的太過。在陽性脈，即浮、洪、濁、芤、濡、革、散、數、滑、動、促、疾、實、緊、弦、長、擊、風等脈中，應重點在寸關二脈上尋找突出的暈脈點，凡明顯強於或弱於整條脈管的脈暈點均應視病脈所在。這是因為陽性脈多為陽氣外越性病變的脈象。頭面、頸、胸、上腹部皆為人體生命器官，當人體生命臟器疾病時出現了陽性脈，多是嚴重狀態。

例如：雙寸脈浮，寸頂端額、顳、枕區出現膨大如黃豆的脈暈點，可診斷為上呼吸道感染、頭痛或頭部病患出現了發熱。此時尺部脈象雖然相對為沉，但可作為次要脈象棄之，這是因為寸關脈的浮起相對的情況下尺沉。有時病人的尺脈及關脈沉細而寸脈獨浮可診斷為胃腸型感染，這是因為關尺脈的沉、細脈素明顯。

例如，病人脈濁、左寸脈沉、右關脈沉及右尺脈沉細，診斷為高血脂、冠心病、脂肪肝、腦中風前兆、性功能減退、右下肢功能減弱、麻木症狀等。在此脈象中，脂肪肝及性功能減退可次求之而直取冠心病、高血脂及腦中風前兆為要。

○在陰性脈中抓尺關之過。在陰性脈中應重點關注尺脈及關脈的太過。這是因為關、尺二部為脈之胃氣，為脈之根。陰性脈多主人體機能的低下，在各器官功能不足的病變中再沒脈根，改了胃氣，多預示疾病的風險。在陰性脈中對脈暈點的無力、太沉、太弱、太虛、太細等皆為病患所在。

○多枚脈暈點共振求其大。許多脈暈點同時存在時，應注意較大的脈暈點，而捨棄體積較小的脈暈點。例如病人的雙關脈中都出現了脈暈點，右關的脈暈點為大，應檢查肝、膽、胰病患；若左關的脈暈點為大，應檢查脾臟的大小、胃部占位、頸淋巴結。若出現貧血還應檢查血小板，排除因脾功能亢進而導致的一系列臨床症狀。

○多枚脈暈點挑其強。在眾多脈暈點中，應抓最有力的脈暈點。許多情況下，脈暈點最有力處為病處。例如：雙關脈暈點脈力強於整體脈象，同時左尺脈出現一枚強於脈象的脈暈點，如果左關脈暈點最有力應檢查尿酸，排除痛風疾病，並可根據左關脈病脈點的脈力、大小來辨別痛風疾病的輕重。若左關脈暈點減弱，則痛風病的病情在減輕；如左關脈脈暈點不明顯，則提示痛風病痊癒。若右關脈暈點脈力強，則重點檢查肝、膽，排除肝膽系統疾病，如重症炎症、占位、肝硬化等。若左尺脈脈暈點力最強，應重點檢查尿糖、血糖，排除糖尿病。也可根據左尺脈脈暈點的脈力來判斷糖尿病的輕重，如左尺脈脈暈點增強，則糖尿病較重；若左尺脈脈暈點脈力減退，甚至同於整條脈管脈力，則可認為糖尿病病情得以控制。在濁脈上或細數、滑數脈上尋左尺脈暈點對糖尿病的診斷更有意義。

○抓無脈。脈力最弱甚至無脈的脈暈點往往是疾病之所在。例如：左寸脈暈點的明顯減弱，應檢查左耳的聽力或 CT 檢查腦部排除左腦的缺血、腦組織的軟化等。左寸脈暈點無脈尚應檢查心臟，排除心臟疾病，例如，心臟的傳導阻滯性疾病、心包炎、心肌缺血、冠心病、先天性心臟病等。

○抓獨異。脈的獨異多見病處。例如：寸關脈基本正常而尺脈獨細應重點檢查胃腸、婦科及下肢關節疾病，特別見於右尺脈。但凡右尺脈細弱者，多有腸道疾病、月經淤滯量少，若是妊娠女性多有流產、早產的可能，女性 40 歲以上往往見下肢骨關節酸軟以及手術切除了子宮、卵巢或便秘或慢性結腸炎等。但凡左尺脈獨強者多見泌尿、生殖系統疾病。若脈象中尺關二脈正常，寸脈獨粗、獨細，應重點檢查心肺、五官、腦部疾病。若寸尺二脈正常而關脈獨異，應重點檢查肝、脾、膽、胃等疾病。過沉過弱則應排除手術摘除了某器官，特別是實質性臟器。若右關脈的脈力強，應排除結石、占位、硬化等疾病。

○多枚脈暈點共振。多枚脈暈點同時出現，常常提示某種病變，如上述的扁桃體炎、淋巴結炎、血液病、代謝性疾病，其脈暈點的顯現常有一定規則，抓住這一規律，認識這種規律，對疾病的診斷可能達到立竿見影的診斷結果。

總之，對寸口三部中獨沉、獨浮、獨大、小、滑、澀、強、弱、無脈、實、虛、芤、弦、緊、洪、擊、粗、細等異常脈象均應重點檢查人體相應之臟器，而多數情況是病患之所在。

脈人合一

在脈象產生原理一篇中我們描述過，人手握拳相似於人體，手腕部的組織結構相似於人體腹部及軀幹。《全息醫學大全》中說：「──全息醫學中的全息元是一個強調其上存有整體全部信息的概念，這裏強調的是人體的某一『碎片』（人體的某一局部）的具體形態，這和中醫中的其他概念一樣，是詳於功能而略於形體的概念。」李萊田教授等關於醫學全息元的精闢論述，告訴我們，用全息醫學的眼光看待脈象，不是單純強調橈動脈的具體形態，而是應詳於其功能而略於其形態。從直觀的形態上看不出橈動脈與其他動脈血管有什麼兩樣，但由對橈動脈所表達的脈象加以研究，我們驚訝地發現它囊括了人體的生命信息。在長期及大量的臨床實踐與研究中，我們越來越清楚地認識到，所謂的候脈就是候人，就是在摸我們手腕部的「小人」。一側寸口脈就是軀體的半身縮影。天與人合一，人與脈合一。這如同觀看三維立體畫一樣，只要你掌握了方法，就能看出畫中之畫。只要你心中有人，知道病人的脈中有人，你的指下也會感應出脈人。

──脈與其人形體合一。如果其人的個子很高，手腕部的「小人」個子也不會太矮（長脈）。如果其人個頭很矮，腕中的「小人」個頭也不會太高（短脈）。反之，如果其人很高，而脈人個矮或其人個矮而脈人很高，則此人有病。個頭高而脈人矮則為短脈，主虛或氣鬱。個矮而脈人長為長脈，主熱與實。只有脈與人相應，人與脈相順，方為正常。一般正常情況下，腕中「小人」的個頭長可容

三指，在 40～50mm 左右，約是身長的 1／35。女性稍短，個矮的人稍短，兒童更短。

假如腕中的「小人」過胖（脈寬）而其人過瘦，或脈人過瘦而其人過胖（脈細），則該人有病。瘦人有了胖（寬）脈，體闊的人有了瘦（細）脈，均為疾病狀態。脈過粗則有熱為實證。體闊的人有了細脈一定會胃腸功能不佳，消化機能不良，下肢關節酸痛或臟器的虛損，出現水腫或營養不良、貧血、神經衰弱、頭痛等。一般橈動脈粗細在 3～5mm 左右。男性稍粗，女性稍細，非體力勞動者稍細，兒童更細。

若脈中的「小人」頭大、下肢小（尺脈弱、寸脈強），則其人多見頭昏、頭痛、頭重腳輕，嚴重者腦部腫瘤或神經衰弱，下肢酸軟，脫鈣，胃腸疾病，生殖功能減退，暈車、暈船，易出現嘔吐性病變等。如果脈人下肢大而頭小（尺脈強、寸脈弱），則其人多見婦科疾病，泌尿、生殖系統疾病或盆腔腫瘤，腰椎間盤突出症。也可見耳鳴、聽力下降，嚴重者耳聾、心腦供血不良、冠心病、傳導阻滯、先天性心臟病、大腦記憶力下降、胸悶等病症。生理情況下見於兒童和老人。

譬如脈人兩頭大中間小（尺脈、寸脈強，關脈弱），一般情況下其人多瘦，腹部也乾瘦。多見於慢性胃、腸疾病，肝、膽、慢性炎症，脾及淋巴系統功能減弱，食慾不佳、消化不良，甚至乳房、脾臟、膽囊的切除，還見神經衰弱，生殖、泌尿疾病。

如果脈人的形體像棗核（尺脈、寸脈弱，關脈強），表現為兩頭小而中間大，則其人正常情況下一定是腹大腰

圓，消化、吸收能力好，力大無窮，肌肉豐滿。異常情況下則多見肝、膽系統炎症，腫瘤，肝硬化，門靜脈高壓症，脾大，淋巴結病，血液病，乳房偏大、乳腺增生、乳房腫塊，等等，還見腦血供不足，下肢骨關節病變等。

　　——脈與人的體質合一。如果人體質好，力量強，氣血旺盛，而腕中的「小人」也一定會充盈飽滿，和緩從容（正常脈），若脈人虛大無力，或弱、細、短、濡，則其人一定是氣喘噓噓，四肢無力，面色萎黃，無精打采，久病臥床或慢性疾病、營養不良等。若脈弦、脈緊、脈數，必有重患。

　　一般其人的體質狀態與其脈人的脈力、脈勢、脈的胃神根相吻合。

　　——脈與人情感合一。人的情緒高昂、心情激動，則脈人跳動的速度加快，跳動的力量也偏大；人的情緒低落，脈人的跳數也減少。若其人受到刺激、驚嚇、驚恐，脈人也會出現結、促、澀的改變。人體快速運動，脈會增加跳數。人長期勞動及體能鍛鍊，脈人會胖大，脈力也會增加。人發熱，脈人跳數會增加，借脈洪而數，有助散熱。當人受到寒冷，脈人會沉或緊，藉以保暖。

　　總之，脈與人相應，情感合一。關脈的沉、細、弱，多見病人的肝氣鬱滯、情緒不佳、憂鬱、好生悶氣等；關脈的浮、脈力增強，多出現眼病。

　　——脈人與其人同病。人有多高多胖，脈人有多寬多長。人有頭、軀幹、四肢，脈也有相應的頭區、軀幹區、四肢區。當人頭痛、頭昏時，脈人的頭區膨大、脈力增強與滑動。人有頸椎病時，脈人的頸椎區也會出現相應的邊

脈。人的後背軟組織病變，脈人的後背也會出現相應的邊脈。借此告訴你：「我的主人，這兒有病！」其人有高血壓，脈人的力量（脈力）也會增加。人有高血脂、高血糖，脈人會清楚地告訴你，它也有此病。甚至還像檢驗室那樣把血糖、血脂高出的範圍、治療效果顯示出來。

——**脈人的脈力與人的血壓相關**。脈來時的挺力為收縮壓，脈氣去時的張力為舒張壓。手感脈力測量血壓可以做到不超 1kPa 的水準。一般：

❖脈體粗大且脈濁者多會出現舒張壓的增高，若該種脈的關脈脈力強，多為繼發性高血壓，且血壓不穩定。

❖脈弦力者多見原發性高血壓。脈弦應手如鐵絲，沉按脈體整體下沉、脈氣不消為血管硬化。

❖老年人脈擊多見收縮壓增高，常提示心功能良好。若有脈暈及臨床症狀，應排除脈管的栓塞與狹窄。

——**人中風，風脈出現早**。腦中風脈象的交錯性改變完全與人體的運動神經分佈有關。臨床觀察證明：風脈可以早於腦中風數天或數月甚至兩年出現。事實上，腦中風從病理角度上來講，它的發生是一個緩慢的過程，因為腦血栓的形成是一個緩慢的過程。當血栓沒有完全地堵塞腦動脈時病人已經具有臨床症狀，只是病人不能夠主觀地感知或臨床症狀的間斷出現或中風症狀不典型而已，而脈象則能有效地提前作出診斷。臨床此類病人常見。

總之，脈象基本與人體即時狀態相吻合，人有什麼疾病，脈有對應的變化。透過候脈我們不但能準確地瞭解疾病的所在，而且能知道疾病的性質以及疾病的病程、治療效果和預後。

【注釋】

❶ 顏之享，《中醫診斷學》，P352。

❷《中醫脈診學》，朱文鋒主編，P344。

❸ 脈暈點，是疾病臟腑在寸口脈上的資訊顯示點。脈暈點產生原理是疾病臟器的血管發生形態學變化，改變在心搏時的固有縮舒狀態而產生回音震盪。

❹ 橈側緣，是指將寸口脈道縱向分成橈骨側緣和尺骨側緣兩側。

❺ 尺側緣，見（4）。

❻《針灸反射學》，（美）金觀源著，北京科技出版社，2004 年版。

❼《全息醫學大全》，山東醫科大學，李萊田教授主編，中國醫藥科技出版社，2000 年版。

❽ 程仲齡，即程國彭，清代醫學家。安徽歙縣人。以醫術聞名，編有《醫學心悟》一書，是一本簡明切用的醫書。另有《外科十法》一卷。

❾ 李東垣（1180—1251），即李杲，著名醫學家。是金元四大家之一。字明之，自號東垣老人。河北正定人。從學於張元素。他提出「胃氣為本」的理論，認為「內傷脾胃，百病為生」，治療疾病強調調理脾胃，自製補中益氣湯等新方劑。他是「補土」派的創始人。其代表著作有《脾胃論》、《內外傷辨惑論》、《蘭室秘藏》等。對中國醫學理論的豐富及發展貢獻很多，對後世影響很大。

❿ 太素脈，太素脈最早見於或使用於宋朝，揚其法者為張太素。該脈法不是用於醫療範疇，是用於診脈占卜的手段。

⓫《四診抉微》，診斷書名，8 卷，清代林之翰撰於 1723

年。作者以《內經》色脈並重為據，選擇古今有關四診論述編纂
而成。脈診部分詳於脈理，並結合診斷介紹治法。末附《管窺附
會》，介紹「原脈體會」，重點分析浮、沉、遲、數等脈之長
變，對讀者有一定啟發。書中也雜有太素脈之「驗胎貴賤壽
夭」。

⓬《脈簡補義診法直解》，即《脈簡補義》，脈學著作，2
卷。清代周學海著。為《周氏醫學叢書脈學四種》之一。

⓭《醫宗金鑒》，叢書，90 卷。清代吳謙等編撰。刊於 1742
年。全書包括《訂正仲景全書傷寒論注》、《金匱要略注》、
《刪補名醫方論》、《四診心法要訣》、《運氣要訣》、《傷寒
心法要訣》以及內、外、婦、針灸、正骨各科心法要訣等 15 種。
係採集歷代各家學說，加以刪定，整理而成。該書簡明扼要，切
於實用，流傳較廣，影響頗大。

⓮《醫學入門》，書名，共九卷。明代李梴編。刊於 1575
年。該書纂輯各家醫書分類編成。內容有醫學略論、醫家傳略、
經穴圖說、經絡、臟腑、診法、針灸、本草、內、外、婦、兒各
科及急救方等。以歌賦形式為正文，以注文為補充說明，參與作
者個人見解。是一部極有影響的醫學門徑書。

BING MAI ZHANG

一、浮　脈

(一)概述

　　浮脈為單一脈素，它脈位表淺，輕觸即得，舉之有餘，按之不足。

(二)浮脈的病理與解剖

　　——人體橈動脈正常情況下均行走於腕部橈側皮下。其上方是皮膚，下方是腕屈肌腱及尺、橈骨間肌群，前方被覆於腕曲肌支援韌帶，周圍被覆於皮下脂肪並借此而被固定，橈動脈的前下方恰是橈骨莖突之高骨，因此，寸脈正常情況下較尺脈為高（水平位）。瘦人橈動脈表淺，老人血管硬化皮下脂肪少時血管多滾滑。

　　在致病因素作用下，炎症初期，機體的代謝稍增強，微血管擴張，心動也稍加速，組織也飽滿，橈動脈也飽滿（橈動脈稍飽滿的輔助因素還有腕屈肌支持韌帶的束縛）。橈動脈充盈，其管壁的張力會下降，飽滿的組織將飽滿的橈動脈托起，指感橈動脈將有浮於肉上的脈感。因此，浮脈只是脈位的表淺，不應加其他因素。此時橈動脈飽滿尚沒有發生脈力的增強性改變，相反脈管壁的張力卻下降。心動稍加速也不應發生每息脈動的明顯異常，否則是浮數脈，這要視體溫的高低及病情的演變而定。嚴惠芳主編的《中醫診法研究》❶認為：「心輸出量增多，外周血管擴張和血流通暢是產生浮脈的直接原因。」

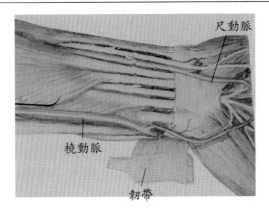

尺動脈

橈動脈

韌帶

圖20 腕部解剖

——人體的血液總量是相對恒定的

在微血管充盈、組織飽滿時脈管內壓不會增加。這種炎症早期的特定條件將致使橈動脈的脈力不會增強而只會稍充盈，雖然脈管浮起但不是車胎充氣的浮而是充盈組織的托浮，是一種綜合力量導致的浮。因此這種脈浮將是輕觸即得，舉之有餘，按之不足。但按之雖不足也不會一點力也不支撐，更不會虛或空。這是因為有脈管內外組織的撐托及橈動脈前方韌帶的束縛及橈動脈腔內血液在指壓下的阻力等綜合作用。

——浮脈是機體炎症早期的特定脈象

當外遇風寒（病源微生物侵害機體）時，機體神經系統將參與調節使脈管收縮而產生浮緊脈、浮弦脈；若致病力強、機體抵抗力也強時還可出現浮洪脈，此時人體的體溫也升高；機體的代謝率進一步增強時，以及疾病的恢復期尚可出現浮滑脈；若有體溫的改變則見浮數脈。詳見脈的兼象。

（三）浮脈的特徵

——浮脈性質：脈位表淺，是單一脈素。

——浮脈的指感標準：輕手即得，舉之有餘，按之不足

——浮脈的形象標準：如舉按勞動人手背怒張的靜脈，它的脈力如同常人手低垂於心臟水平時手背靜脈怒張的脈感。浮脈的脈力小於浮緊、浮弦、浮洪脈，大於虛、芤脈。見圖 21。

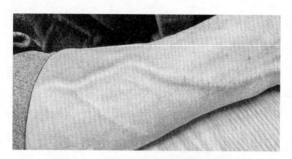

圖 21　浮脈如前臂怒張的靜脈

——浮脈作為單一脈象要素，可構成浮脈類及其兼有的脈象。浮脈不能同沉脈及其沉脈類脈象相兼，但能和沉脈共同組成實脈、洪脈、濁脈，也能同沉脈同時出現在寸口中，如寸脈的浮、尺脈的沉等。

（四）浮脈的研究

歷代脈學著作中唯有《脈經》對浮脈的認識最被推崇。即：「舉之有餘，按之不足。」簡短的八個字，即概

括了浮脈的性質，也準確地描述了浮脈的脈形和浮脈的指感形象標準，乃至今日該論述仍然是認識浮脈的準則。

《脈訣》在認識浮脈時有「指下尋之不足，舉之有餘，冉冉尋之如太過」之說。「冉冉尋之如太過」一句與前言「不足」有矛盾，若是太過應當理解為脈力的增加，浮脈脈力的增加不過是浮緊脈、浮弦脈等，這是浮脈的兼脈而不是浮脈。

《古今醫統》❷在認識浮脈時說：「浮有按無，無根之喻。」其意：一是浮脈按之什麼感覺也沒有，二是沒有根。此語顯然是不正確的，浮脈雖然按之不足，但不足不是「按無」，更不是「無根」。顯然該著作對浮脈的脈力把握不夠正確。《診宗三昧》❸尚有「舉之泛泛而流利」的提法，張璐此語只是浮滑脈的概念而不是浮脈。

事實上浮脈只是指脈位表淺的單一因素，而浮脈的脈力則是舉之有餘而按之不足。傅聰遠認為：浮脈的脈壓大約在 $5kPa \sim 10kPa$❹。

現代脈象的研究已經突破指感的體會和古脈學的瓶頸以及取脈象儀器的取法壓力表示方法，並打破僅從血管位置深淺來討論脈象的浮沉。取而代之的是從生理、病理及生物力學的角度進一步加以研究。

費兆馥等❺認為：「正常人四季脈象與外感發熱病人的浮脈除與血管的解剖位置、皮下組織及黏彈性等因素有關外，還與橈動脈的舒張狀態有關。」而龔安特❻認為：「橈動脈的幾何位置是不易改變的，指下脈道的浮沉變化主要是血壓、脈管半徑、脈管剛度、外周軟組織剛度四個因素相互作用的結果，這種結果將受制於人體的生理、病理

和環境因素。」張崇等[7]對 1000 餘例脈圖血流動力學資料進行分析後認為：「浮脈與沉脈的心功能狀態及體循環容量並沒有大的不同，但沉脈的壓力梯度和動脈壁張力大於浮脈。」

現代研究認為，機體在外感等因素作用下，其毛細血管床擴張，橈動脈內的血流加速，橈動脈管壁的張力可減小，血管對血流的側壓力及阻力也減小，橈動脈應指時有一種表淺的感覺。這種感覺是，指按時其力不足，抬指時具有浮力。

（五）浮脈現代臨床意義

浮脈與人的體溫及外界環境有很大關係，而人的體溫調節則主要受控於下丘腦體溫調節中樞，同時也受制於其他許多因素。一般天氣熱則人的脈多浮。女子的脈比男子稍浮，特別是在月經前後及排卵期、妊娠期更明顯。年齡越小其寸脈越浮，大約年齡每增加 10 歲，脈象的浮將減少一定梯度，年齡 40 歲後大部分人出現尺脈沉的脈象。老人與小兒的脈象又有相似之處，多見寸脈浮與尺脈沉。

臨床上一般病毒感染或病源微生物感染的早期、變態反應性疾病、結締組織病、血液病、代謝紊亂、神經性疾病等早期病人或惡性腫瘤的晚期均可觸及浮脈。臨診時可根據寸口脈三部的分屬及其脈浮的具體變化，尋及疾病的臟器。

一般寸脈浮多見於神經系統、五官、頸部淋巴結、甲狀腺、兩肺、氣管支氣管等感染的早期脈象（中醫稱：外感、傷寒、風寒、中風等）以及頸部淋巴結、惡性淋巴

瘤、肺部腫瘤等晚期脈象。

關脈浮多見於女子月經前的乳房脹痛，膽囊或膽道感染的早期、胃部消化不良、低鉀血症、各種腸道感染的早期脈象等，也常見於淋巴系統病變的脈象。

尺脈浮，多見於泌尿、生殖系統等各種感染，盆腔積液的早、中期脈象。

(六)浮脈的三部分屬現代臨床意義

表8　浮脈三部分屬臨床意義

寸	頭、頸、胸各組織及氣管、支氣管感染的早期脈象。頸淋巴結、肺部惡性腫瘤晚期脈象等。
關	女子月經前後的乳房脹痛，膽囊炎、膽道炎、胃部脹滿、消化不良，低鉀血症，眼睛不適，腫瘤等脈象。
尺	泌尿、生殖、盆腔、乙狀結腸、直腸有菌性炎症的早中期脈象，下肢及臀部無菌性炎症脈象。

總之，浮脈所主疾病以外感見多，內患為次，久病多風險。

(七)浮脈兼象脈現代臨床意義

浮脈兼象脈很多，這是因為浮脈作為脈象的單一脈素是構成複合脈的綱領性脈象。其常見兼象脈主要有：浮緩脈、浮滑脈、浮細脈、浮數脈、浮短脈、浮緊脈、浮澀脈、浮遲脈、浮弦脈、浮邊脈等。

有一些脈學著作載有浮洪脈、浮長脈、浮實脈，這是

不妥的，因為洪脈、長脈、實脈中含有浮脈的成分，再與浮脈兼脈就顯得不太合脈理，或許是出於浮脈的成分占主要因素，加以強調而誤贅。

另外，也有部分脈學專著中載有浮濡脈、浮細脈、浮芤脈、浮虛脈、浮弱脈、浮革脈、浮散脈等，這也都是欠妥的，因為濡脈、芤脈、虛脈、革脈、散脈本身就是浮位脈，不應該再同浮脈兼脈。浮細脈就是濡脈。浮弱脈則因為弱脈的脈位在沉位因而不能相兼脈，很可能是濡脈。

浮脈兼象脈的臨床意義：

——**浮長**：多見感染性中樞神經、泌尿生殖系統病變或瘦高個病人的脈象。

——**浮短**：多見腦、心的供血及功能不足，臍以下臟器或肢體神經功能不佳等。

——**浮滑**：疾病的早期或恢復期脈象，婦女經期及其前後或排卵期脈象。

——**浮澀**：多見於水、電解質紊亂、缺水，心臟傳導功能失常性心臟病等病人脈象。

——**浮數**：多見於感染性病變或體力活動後，也見血液病、便秘等。

——**浮遲**：多見於上呼吸道感染，也見因機體代謝緩慢及老年支氣管炎或各種疼痛性病變。

——**浮緩**：多見於病人免疫力低下或紊亂而出現的早、晚期感染狀態，也見上呼吸道感染性疾病經治療而緩解時。

——**浮弦**：多見於咽部、上呼吸道、氣管、支氣管炎症病人或早期肝病、植物神經紊亂等的脈象。也見上胸部

因感染而出現的疼痛等。

——**浮細**：見於機體臟器血供不佳、體能低下、外寒內熱的病人。也見部分神經、精神性病變。

——**浮緊**：見於風寒感冒、各種疼痛、消化不良等症。

——**浮邊脈**：見於人體兩側、後背、肩周、肋神經、胸骨、胸壁、腹部、坐骨神經等無菌或有菌性炎症、疼痛等。也見感染後心肌病變。

(八)浮脈的鑒別

浮脈應同芤、虛、濡、洪、散、革、實、風、濁脈相鑒別，它們的共同特點是脈居浮位。

——**芤脈**：浮大中空，如按蔥管。一般芤脈不遲，如按勞動人超過心臟水平時的手臂靜脈。

——**虛脈**：浮大而軟，應指無力。如按勞動人平心臟水平的手背靜脈。

——**濡脈**：浮而柔細，如按女童手背靜脈。

——**洪脈**：浮大而勢盛，來盛去衰，有波濤洶湧之勢而非舉按皆然。

——**散脈**：浮散不聚，至數可不齊，如觸擠出的牙膏。

——**革脈**：浮而弦芤，如按鼓皮。

——**實脈**：浮沉取皆充實有力、寬大且長。

——**濁脈**：浮沉取渾厚，似泥漿管湧，如瀉漆之韻。

——**風脈**：寸浮則關尺脈雙手不等。

(九)浮脈示意圖

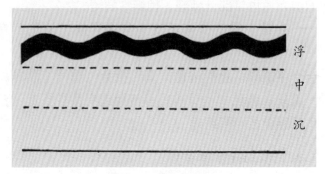

浮
中
沉

圖22　浮脈示意圖

(十)浮脈脈訣歌

浮　脈　歌

靜脈怒張如脈浮，輕手舉餘按不足。

初病脈浮主外感，久病脈浮內傷候。

來盛去衰脈為洪，浮大中空脈為芤。

虛浮大軟革鼓皮，散觸牙膏無邊際。

濁似泥漿管中湧，實大長強濡柔細，

遲風數熱緊為寒，風寒風熱或風痰。

寸浮胸頸重頭癲，關浮肝膽乳胃炎。

尺浮下身泌尿火，俱浮陰虛陽外顯。

遲風肢痛皮搔煩，緊見風寒炎鼻咽。

風熱瘡毒滑風痰，貧血結核消耗染，

角弦反張病在腦，流行季節流腦炎。

慢炎浮弦病在胸，浮長癲癇或卒中。

浮促浮數高熱狂，浮結脈寒關節僵。
寸浮外感咳痰炎，雙乳增生浮雙關。
上腹臟病關浮力，肝脾腫大淋巴巨。
右尺脈浮回盲靁，左尺脈浮大便秘。
尺浮生殖泌尿炎，女子滑數月事前。
雙寸關浮腸上感，雙關尺浮胃腸炎。
坐骨神經痛放電，尺見脈浮加邊弦。
勞心寸浮可視平，勞力寸浮頭暈眩。
勞力關浮可稱平，女見關浮力必病。
男子寸浮女右尺，老人寸浮頭多暈。
右尺左寸過關滑，停經嘔吐妊娠查。

二、沉　脈

(一) 概述

沉脈脈位深在，舉之不足，按之有餘。

(二) 沉脈研究

歷代脈學專著中唯有《脈經》對沉脈的認識最被後人認可與尊重。「脈位深在，舉之不足，按之有餘」。這是王叔和對沉脈的高度總結。這一經典論述顯然與浮脈截然相反。誠然，沉脈與浮脈僅是脈位的深、淺這一單一因素，無須其他附加條件。

我們對脈位的理解不能僅停留在幾何空間意義上的高低與深淺，就脈的浮沉，應當理解為：人體氣血的變化，機能與代謝的即時狀態。更確切地說：應當理解為微循環與心臟的每搏輸出量、脈管的張力、外周阻力間的生理與病理變化的結果。脈象的浮與沉僅是微循環即外周阻力與心血管的功能和機體的生理、病理間代謝的失常而已。事實上胖人的脈沉與瘦人的脈浮是血管顯現問題。

對於沉脈，《脈訣》有「按之至骨」，《脈訣刊誤》有「在肌肉之下」之說。其後諸家均在脈位上「隔皮識貨」，有的說在肌肉下、骨上，見《脈訣匯辨》；也有的說「沉脈行於筋間」，見《醫宗必讀》；還有的說「近於筋骨」，例如《四言舉要》❸。《瀕湖脈學》也認為：「重手按之筋骨方得。」不是把沉脈說成是伏脈，就是把

橈動脈的解剖位置說移位了。《中華脈診的奧秘》❾云：
「如石在水，必極其底，外柔內剛……必極其底」有沉伏
不分之嫌，「內剛」有脈力之極。

現代醫學認為，瘦人脈浮則是皮下脂肪的減少、脈管
的外顯；胖人的脈沉則是皮下脂肪的淹埋。心功能不佳，
體液的減少並導致循環血量的減少，橈動脈及其周圍組織
沉陷，脈沉是必然的，但不是橈動脈解剖位置的變異。我們
已經無力糾正古訓，但我們應當以正確的認識詔示後人。

(三) 沉脈的特徵

——**性質**：沉脈特指脈位深在的單因素。

——**指感**：重手乃得，舉之不足、按之有餘。如沉按
耳垂下緣，如按運動時的蚯蚓體。見圖 23。

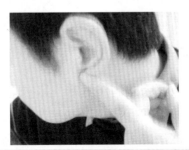

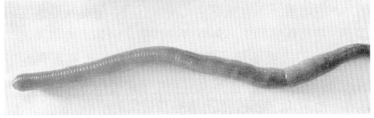

圖 23　上：如沉按耳垂下緣　下：如按運動時蚯蚓

——**兼脈**：沉脈是綱領性脈象，能同中位脈兼脈，不能同浮位脈和有沉脈脈素的脈兼脈。但能同浮位脈、具有沉位脈素的脈同時出現在寸口脈中。

(四) 沉脈的現代病理解剖學基礎

——外周毛細血管的收縮，組織充盈度和彈力的降低，橈動脈失去了組織的支撐。

——外環境的寒冷，皮膚和組織的繃緊，橈動脈隱潛。

——體肥或水腫病人皮膚及皮下組織的淹埋。

——心功能的不足，心輸出量的減少，血管充盈度的降低，橈動脈隱沉。

——體液減少，組織失充盈。

沉脈還可以因心功能狀態不同，心輸出量減少，外周血管充盈狀態和阻力的不同而出現不同的沉脈兼象。

(五) 沉脈的現代臨床意義

一般機體在致病因數的作用下，其生理、病理會發生相應的改變；當機體的抵抗力尚強，致病因素也強的情況下，脈沉有力。當機體虛弱，疾病臟器功能虛衰時則脈沉無力。生理情況下也見正常人持有沉脈，但從長期的臨床觀察，持有沉脈的人多為亞健康狀態。例如：成年人隨年齡的增長其尺脈漸沉，而人的體質和體能也在逐漸地下降，不過這種下降是一種整體的、平衡的、緩慢的過程，這種平衡的減弱能使這部分人自我感覺良好。

臨床觀察發現：平均在 30 歲以上的人其尺脈開始漸

沉，直到 40～50 歲尺脈的沉才較明顯。

X 光檢查可見下肢長骨的骨質脫鈣已經開始，肌肉的張力及爆發力也在下降。女子可表現為月經的減少，男子可表現為性生活要求的減少。臨床較普遍的反應是兩腿酸、寒，容易疲勞，腸功能不佳等，這與中醫的腎虛相似。健康的生活方式可以緩解或延緩這種衰退，但生物的自然規律總是自有定數。

臨床上但凡急性疾病的中期以及慢性疾病脈象多見沉，這可能與機體的體液的減少有關。也見部分發熱病人早期出現脈沉，中醫所謂：「風寒束表，經絡壅塞。」

一般來說，急性發熱的中晚期，長期低熱患者、週期性發熱、感染性疾病的中晚期、消化系統、內分泌系統、血液系統、惡性腫瘤、結締組織性疾病、代謝性疾病等均可因為內環境的改變而使病人脈沉。

中醫認為：凡痰飲、水濕、氣滯、血淤、食積、裏寒等陽虛、氣虛、血虛、陰虛等證皆見脈沉。

(六) 沉脈寸口分部的臨床意義

表 9　沉脈寸口分部臨床意義

寸	心、肺功能的不足，心、腦供血的下降，五官的功能不足及慢性器質性疾病，甲狀腺機能的減退，頭暈、記憶力下降，胸悶、耳鳴、聽力下降等。
關	肝、腎功能的不足，免疫力低下，肝氣鬱滯，肝囊腫，脂肪肝，胃納不佳、慢性胃腸疾病。
尺	腸功能不佳，腰及下肢的酸、寒，骨關節的功能障礙，月經紊亂，泌尿生殖系統疾病，性功能的下降，不孕症等。

總之，沉脈多見於慢性疾病，功能不足性疾病，中醫認為的裏證。

(七) 沉脈的兼象脈

沉脈可與中位脈兼象，如：沉弦、沉緩、沉遲、沉數、沉滑、沉澀、沉細、沉微、沉緊、沉代、沉結、沉促、沉短、沉漾、沉邊、沉潮、沉風等兼脈。不應同浮脈類相兼脈，如浮、虛、散、濡、芤、革等。也不應同沉脈類再兼脈，如沉、弱、牢、伏等。還不應同部分中位脈，如長、動等相兼脈，也不應同含有沉脈脈素的大脈兼脈，如洪、濁、實脈再兼脈。

(八) 沉脈兼象脈的現代臨床意義

——**沉弦**：心、腦血管疾病，神經、官能性頭痛，氣管炎，胸膜炎，肺氣腫，胃炎，胃功能紊亂，胃十二指腸潰瘍，慢性肝炎，慢性胰腺炎，各種腸炎，泌尿系統炎症、生殖器感染，月經不調，先兆流產，妊娠水腫，宮外孕，胎盤殘留等。

——**沉緩**：神經、血管或感染性頭痛，肝、腎、心、肺、慢性疾病營養不良性水腫，痛經，子宮發育不良，腫瘤，異位妊娠等。

——**沉遲**：慢性腎炎，腸結核，腎上腺皮質功能減退症，腸功能紊亂，慢性肝、膽、胃、腸疾病，肺、氣管、支氣管、胸膜炎，泌尿、生殖器炎症，下肢關節的病變等。

——**沉數**：各種水腫，妊娠中毒，激素後遺症，糖尿病，感染性疾病的中、晚期。

——沉滑：腦血管疾病，癲癇持續狀態，精神性疾病，妊娠性水腫等。

——沉澀：肺膿腫，大葉性肺炎，肺吸蟲，肝、脾腫大，肝癌，膽囊炎、結石，月經不調，生殖器炎症，囊腫，腫瘤，內膜移位等。

——沉細：慢性消耗性疾病，神經官能症，精神病的恢復期，慢性胃腸疾病等。

——沉微：胃潰瘍，膽道疾病，食道靜脈出血，脾腎功能減退，感染性疾病的中毒症狀，慢性腸道疾病等。

——沉緊：支氣管哮喘，胸膜炎，胃腸功能障礙，婦科病等。

——沉代：心臟疾病。

——沉結：心臟疾病。

——沉短：心、腦的供血不佳，慢性胃腸疾病，不孕等。

——沉促：心臟疾病。

——沉漾：心臟疾病。

(九)傳統醫學對沉脈的認識

中醫認為沉脈是實邪內鬱，困遏氣機，脈氣鼓動於內，故脈沉而有力。陽虛氣陷，脈氣無力鼓動於外，故脈沉而無力。

(十)沉脈的鑒別

沉脈應同牢脈、伏脈、弱脈相鑒別。

它們的共同點是：同屬沉類脈，但就脈位而言，它們

的脈沉順序依次為沉、弱、牢、伏。

——**沉脈**：舉之不足，按之有餘。

——**弱脈**：沉而柔細。

——**牢脈**：沉、弦、實、大、長五脈的複合，如按女子中指掌肌腱。

——**伏脈**：沉極而伏。

(十一) 沉脈示意圖

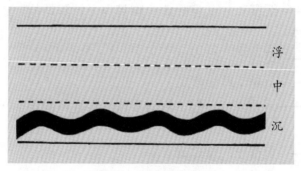

圖 24　沉脈示意圖

(十二) 沉脈脈訣歌

沉 脈 歌

按之有餘舉不足，虛衰實邪脈力估。

左尺脈沉可見平，感染極盛病可驚。

伏脈推筋著骨尋，弦長實大見牢型。

沉而無力氣血虛，沉而有力寒和積。

沉候肝脾腎脊椎，數熱遲寒滑痰推。

沉數炎染內熱診。沉澀血瘀沉細虧。
沉弦細脈腎虛多，產娠感染沉實數。
沉微胃腸多虛寒。慢性胃病脈沉短，
脾虛宿食四肢懶，沉緩肢腫與寒酸。
沉兼促結代漾邊，心臟病變檢心電。
寸沉胸悶記憶差，關沉中寒納欠佳。
尺沉天寒腳似冰，經少推後性低能。
寸關沉澀休克象，關尺沉澀脈無根。
左寸脈沉心悶煩，右寸沉多悶咳喘。
左關脈沉寒宿食，右關濁沉脂肪肝。
左尺脈沉腸不佳，右尺沉細難孕娃。
炎在三焦脈細沉，陽虛火衰為裏證。
血淤氣滯脈沉弦，肝氣上逆腦血管，
胰腺肝膽盆腔內，不是腫塊即是炎。
沉緊氣管炎哮喘，腹痛經多因血寒。
脈沉遲滑左尺顯，結腸癌變皮癢煩。
沉滑沉風腦見恙，沉遲肝膽病臉黃。

三、遲　脈

(一)概述

遲脈特指每次呼吸脈動（心跳）三次，僅是指心跳頻率的緩慢，不加其他因素。

(二)遲脈研究

遲脈雖早見於《內經》「獨小者病，獨大者病，獨疾者病，獨遲者病……」但歷代脈學著作中唯《脈經》「呼吸三至」最為規範，以至於被歷代脈學著作所收錄。如果以每分鐘 18 次呼吸記，則每息三至相當於心跳 54 次 / 分，這相當於現代醫學的心動過緩。

緩脈每息四至，遲脈每息三至，正常脈每息五至，數脈每息六至，疾脈每息七至，這僅是指脈動的頻率快慢問題，它僅涉及的是心跳頻率的快慢，不涉及其他問題。《中醫善本‧古籍叢書》❿記載有：「……一二至敗，兩息一至死非怪，……八脫九死十歸墓……」可見就脈象的頻率問題尚有空間可供探討，就臨床意義來說，每息二至或每息八、九、十至都是危重病人。

每息 2、3、4、5、6、7……至的脈動，尚有一個尺度問題。每息 2～3、3～4、4～5、5～6、6～7、7……至尚有一個界限和過渡問題。每息 2～3 至是敗脈還是遲脈，每息 3～4 至是遲脈還是緩脈，每息 4～5 至是緩脈還是正常脈，每息 5～6 至是正常脈還是數脈，每息 6～7 至是數脈

還是疾脈等均有一個量化工作需要完成。

　　不要小看一至的差別，以每分計算就是 18 次心跳的差別，以心跳每增加 10 跳，人體體溫將升高 1 度計算，體溫就近於 2 度之差。心率正常與否的界定是比較嚴肅的，心跳每分 100 次以上為心動過速，相當於每息 5.5 至，如每息 5.6 至則就是心動過速。因此，我們有必要研究每息至數間小數點問題。

　　每息 2～3 至以 2.5 為界，2 至為敗脈，它相當於脈動 36 次 / 分。2～2.5 至為敗遲脈，它相當於脈動 36～45 次 / 分。每息 2.5～3 至稱遲敗脈，它相當於脈動 45～54 次 / 分。每息 3 至稱遲脈，遲脈的定義域當應是每息 2.5～3.5 至之間。每息 3～4 至以 3.5 為界，每息 3～3.5 至稱遲緩脈，它相當於脈動 54～63 次 / 分，這是緩脈的病脈範疇。每息 3.5～4 至，它相當於脈動 63～72 次 / 分，是正常的脈至範圍，每息 3.5～5 至範圍為正常脈象，它相當於脈動 63～90 次。每息 5～6 至為數脈的範圍。每息 6 至以上為數脈的外延等。每息脈動的次數超過 6 次或心動超 100 次以上可以直接記心動。

　　將脈動小數點化將給臨床醫生帶來麻煩，在記脈動的同時又要記呼吸次數，那是不現實的。還是以息計數較為方便。如計每分鐘的脈動次數比 18 則更規範。這是因為生理情況下脈動的小數點可以忽略，病理情況下脈動的小數點不能忽略，如緩脈與遲緩脈就是疾病與否的區別，緩脈多見正常人，遲緩脈則多見病態，部分運動員脈遲緩。正常人安靜時每息脈動不能超過 5 至，否則將是心動過速，這應當排除「太息」的因素。

(三)遲脈的特徵

——**性質**：遲脈僅是指脈動頻率較慢的單因素。

——**指感**：每分脈動 45～63 次，每息 3 至。甚至有脈率少於 3 至的外延。

——**兼脈**：不能同每息脈動大於 4 以上的脈象兼象。

(四)遲脈的現代臨床意義

——**心源性遲脈**：指因心臟疾病而導致的脈遲，如竇性心動過緩，心肌梗死、冠心病、心肌病、心肌炎、完全性或不完全性束支傳導阻滯，病態竇房結綜合徵，室性心率及心肌占位等。

——**神經性遲脈**：迷走神經的興奮性增高，交感神經的興奮性過低，神經官能症，頸動脈竇壓迫性病變，眼球壓迫性刺激，膈肌的刺激症，如頻繁性嘔吐、噁心等。

——**內分泌及代謝性疾病為病因**：甲狀腺機能減退，腎上腺皮質功能減退，高鉀血症，尿毒症，中毒性心肌病，病毒性心肌炎等。

——**藥物性遲脈**：心得安、安定、苯巴比妥、希力舒等，洋地黃、夾竹桃、巴豆等中毒，麻醉藥過量，高鉀血症等。

(五)遲脈的寸口脈分部

脈遲是心動頻率的緩慢，對寸口脈來說不可能出現寸、關、尺的獨遲，獨不遲。但遲脈中有心功能的不足、血管的充盈、微循環的灌注程度的改變和寸口脈分屬器官

的獨病變化，在遲脈脈體上會出現一系列獨異的脈暈點。研究遲脈上脈暈點的變化及其相互間的關係對機體在低代謝情況下臟器的功能有特殊意義，見脈暈點章。

(六)遲脈的兼象脈

遲脈不能同心動頻率大於 4 至以上的脈象兼脈。因此，它不能同數脈、疾、促、動等脈相兼脈。一般常見遲脈的兼脈有：浮遲脈、沉遲脈、滑遲脈、澀遲脈、實遲脈、緩遲脈、緊遲脈、細遲脈、邊遲脈等。

(七)遲脈兼脈的現代臨床意義

——**滑遲脈**：見於各種腸炎、細菌性痢疾、低鉀血症等。

——**澀遲脈**：見於各種貧血，如缺鐵性貧血、巨細胞性貧血、溶血性貧血、再生障礙性貧血等。

——**實遲脈**：見於各種疼痛等。

——**緩遲脈**：見於膈肌痙攣、食道及胃部腫瘤，風濕、類風濕類關節炎，慢性腸炎、腸結核等。

——**緊遲脈**：見於各種寒症及痛症。

——**細遲脈**：見於部分植物神經功能紊亂、腦皮質功能失調、腸胃功能及子宮宮縮乏力等。

——**邊遲脈**：見於各種肌肉、肌腱、肌膜無菌性炎症等。

——**弦細遲脈**：多見神經系統病變，如精神病等。

(八) 傳統醫學對遲脈脈理的認識

傳統醫學認為：遲脈是寒邪凝滯氣機，陽失健運，則脈遲而有力，陽氣虛衰，無力鼓動血行，故脈遲而無力。若邪熱結聚，壅滯氣機脈亦遲無力。

(九) 遲脈類的鑒別

遲脈應同緩、澀、結鑒別。

——**遲脈：**每息 3 至，甚至是每息少於 3 至的外延。

——**緩脈：**每息 4 至，是正常脈動範圍。

——**澀脈：**血行不流利，脈感如「輕刀刮竹」。

——**結脈：**脈緩或遲，時有一止，止無常數。

(十) 遲脈示意圖

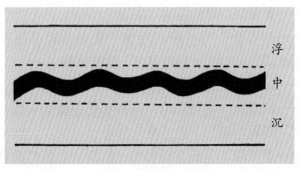

圖 25　遲脈示意圖

（十一）遲脈歌訣

遲 脈 歌

一息三至脈為遲，陰寒濕困氣血滯。

虛如靜脈浮大軟，一息四至脈為緩。

輕刀刮竹脈見澀，緩而一止複來結。

浮遲虛寒卡它炎，蕁麻皮疹流行感。

遲弦細虛心膽戰，遲細諸虛四肢寒。

遲弦肝膽胃胰炎，寒濕閉塞肢脈管。

關節脈管曲張炎，生殖炎症陰吹煩。

多種貧血脈遲澀，下痢腸炎遲滑觀。

三焦寒邪脈遲緩，腰背疼痛脈橈邊。

遲因機體代謝慢，傳導阻滯或實緩。

四、緩　脈

(一) 概述

每息脈動 4～5 至，特指每息脈動 4～5 至的單因素。

(二) 緩脈的研究

　　事實上緩脈不必另立章節。歷代醫家所論緩脈主病也只是遲緩脈或緩脈的兼脈而已。知道每息 4～5 至為正常脈動範圍即可。從脈理來說把正常脈稱緩脈更合適。古脈學緩脈多指正常脈。按每分鐘呼吸 18 次計，每分鐘心動 72 次是無可非議的正常脈率。

　　麻煩的是，歷代脈學著作中的緩脈多不只是單一的脈動頻率問題，常附加許多條件。例如《脈經》云：「緩脈，來去亦遲，小駃於遲。」而在《傷寒論》說緩脈為：「陽脈浮大而濡，陰脈浮大而濡，陰脈與陽脈等同者，名曰緩也。」在論述病理時說：「太陽病，寸緩，關浮，尺弱……寸口衛氣和名曰緩。」

　　《診家樞要》：「緩不緊也。往來迂緩，呼吸徐徐。」

　　《外科精義》：「緩脈之診，舉按似遲而稍駃於遲……」

　　《瀕湖脈學》：「緩脈，去來小駃於遲。一息四至。如絲在經，不捲其軸，應指和緩，往來甚勻。如初春楊柳舞風之象。如微風輕颭柳梢。」

　　《景岳全書》：「緩脈，緩和不緊也，緩脈有陰有

陽，其意義有三：凡從容和緩浮沉得中者，此自平人之正
脈，若緩而滑大者多實熱，如《內經》所言是也。緩而遲
細者多虛寒，即諸家所言者是也。」

《診家正眼》：「體象：緩脈四至，來往和勻，微風
輕颭，初春楊柳。」

《診宗三昧》：「緩脈者，從容和緩，不疾不徐，似
遲而實未為遲。不似濡脈之指下綿軟；虛脈之瞥瞥虛大；
微脈之微細而濡；弱脈之細軟無力也……」

《脈理求真》[11]：「緩，來去和緩。」

剖析緩脈歷代名家論述，緩脈每息4～5至是諸多脈學
著作的主要認識，餘多見緩脈的兼象脈。至於4～5至之外
的附加因素，皆是因脈緩而產生。從容和緩、不疾不徐、
初春楊柳、微風輕颭等均是對緩脈在每息4～5至情況下的
形象描述。將每息4～5至定為緩脈的主幹，附加因素則多
見緩脈的兼象。

脈緩是正常脈象的脈率標準。在這一問題上統一認識
將是歷史的主流。其病緩的主病，多是緩脈的兼脈。脈學
大家李中梓曰：「緩為胃脈，不主於病，取其兼見，方可
斷證。」

(三)緩脈的特徵

——**性質**：每息4～5至。

——**指感**：中候，從容和緩，來往和勻。形象於指腹
輕觸運動時的水蛭或運動時的蚯蚓。

——**兼脈**：緩脈的兼脈很多。緩脈在與陽性脈兼脈時
多提示胃氣的存在，疾病的向癒。與陰性脈的兼脈多提示

機能的不足，在緩的基礎上向遲的方面發展則多預示病情的加重。

(四) 緩脈的分部

緩脈是心率慢的脈象表現。在脈緩的前提下，諸部皆緩。歷代脈學著作多有緩脈的分部提法，事實上也還是緩脈分部的兼脈，如寸脈的浮緩、沉緩、虛緩、實緩等。不可能出現寸脈緩而關脈數或尺脈正常而寸脈獨緩等現象。

(五) 歷代對緩脈主病的認識

《內經》對緩脈主病的認識尚不明確。以《脈經》「寸口脈緩，皮膚不仁，風寒在肌肉，關脈緩，其人不欲食，此胃氣不調，脾氣不足。尺脈緩，腳弱下腫，小便難，有餘瀝。」為緩脈主病的早期認識。

《脈訣》：「緩主四肢煩滿，氣促不安。緩脈關前搐項筋，當關氣結腹難伸，尺上若逢癥結冷，夜間常夢鬼隨人。」

《活人書》：「緩則為虛，太陽病其脈緩者為傷風。唯脾得之即是本形。」

《三因方》：「緩為在下，為風、為寒、為弱、為痹，為疼痛、為不仁、為氣不足、為眩暈。」

《瀕湖脈學》：「緩脈榮衰衛有餘，或風、或濕、或脾虛，上為項強下痿痹，分別浮沉大小區、寸緩風邪項背拘，關為風眩胃家虛。神門濡泄或風秘，或是蹣跚足力迂。」

《診家樞要》：「緩以氣血向衰，故脈體為徐緩爾。為風、為虛、為痹、為弱、為痛，在上為項強，在下為腳

弱。在寸緩，心氣不足，怔忡多忘，亦主項背急痛；關緩風虛，眩暈腹脇氣結；尺緩腎虛冷，小便數，女人月事多；右寸緩，肺氣浮，言語氣短；關緩，胃弱氣虛；尺緩下寒，腳弱，風氣秘滯。」

《診家正眼》：「緩為胃弱，不主於病，取其兼見方可斷證。」

《醫學入門》：「緩為正緩脈之本，非時得之氣血虛，在上項強下腳弱，右尺單見命將殂。」

《古今醫統》：「緩為風熱膚頑痿痹，小兒風熱，緩生急死。」

《脈確》：「肌肉不仁緩在寸，關知脾胃食難磨，吃為腳弱下身腫，小便難而餘瀝多。」

《醫宗金鑒》：「緩濕脾胃。」

《脈學闡微》：「瘡瘍及瘧疾之後，餘熱未清，其證多煩熱口臭腹滿者，多緩脈。若病後外邪肅清。而氣血疲憊，亦可見緩脈……」

(六) 緩脈示意圖

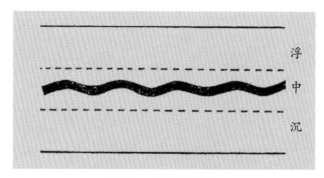

圖 26　緩脈示意圖

(七) 緩脈歌訣

緩 脈 歌

緩息四至病在兼，陽緩見胃陰病觀。

夏秋緩常冬春寒，部兼求病遲為先。

五、數　脈

（一）概述

數脈單指脈搏（即：心跳）的頻率加快，一般每次呼吸 6 次脈動為標準，不附加其他條件。

（二）數脈研究

數脈是綱領性脈象，它標誌著人體代謝的加快。現代醫學以時間計脈動，這是最標準的方法。以呼吸計脈動，最大的弊端是人體在疾病狀態下呼吸的頻率同時也會改變。因此，以呼吸計脈動並不能真實地反映心臟的頻率。如果正常人每分鐘呼吸以 18 次為準，則數脈的脈跳頻率應當是 108 次／分，再加上呼吸加快的因素，則數脈就是現代醫學的心動過速。當然記脈動的每息是以醫生的呼吸為準，它可以減少疾病條件下呼吸加快的弊端，這也要求醫生必須瞭解自身各種環境下的呼吸頻率。

《脈經》在其「去來促疾」的注解中載有「一曰一息六七至，一曰數者進之名」，明確了數脈的每息至數，但病處多見。崔真人《脈訣》則明確載有「六至為數」。至此後世諸家脈著中均以每息六至作為數脈的定義域。

數脈僅是指脈動頻率的單因素，無須附加其他條件，如加了其他條件則為多餘。如《外科精義》❷載有「其狀似滑」等把數脈說成是數脈與滑脈的兼象脈了，這是概念上的錯誤。《景岳全書》載「五至六至以上」，《脈理求

真》載「數則呼吸定息每見五至六至，應指甚速」，《醫學實在易》❸載「一息脈來五六至或一息七八至」等，都含糊其辭或沒有清楚地道明每息六至的標準。《景岳全書》言「五至六至以上」，此語是贅語。《脈理求真》「應指甚速」附加有滑脈的性質。《醫學實在易》「一息七八至」是疾脈的範疇。《醫學心語》❹云「數，一息五至也」，把數脈正常化了。莊氏《中醫診斷學》❺云「一息六至，脈來急促」，促在此用欠妥。《中華脈診的奧秘》曰「脈來急速，一息六七至」。「急速」有脈流利度的變化，七至當是數脈的外延或疾脈的範疇。

脈動的動力是心臟，心動則脈動，心不動則脈亦不動。數脈是心跳頻率的加快。寸口脈上絕不會出現寸脈數而關、尺脈不數，關、尺脈數而寸脈不數，關數而寸、尺脈不數或尺脈數而寸、關脈不數的怪現象。歷代脈學著作中皆言寸口脈的獨數是不合適的，這是流弊。在大量的臨床實踐中我們發現：數脈脈體上常常會出現獨異的脈暈點，數脈上脈暈點是疾病臟器的信息符號，數脈是人體疾病的脈象結局。詳見脈暈點章。

(三) 數脈的現代病理解剖學原理

——各種感染性致熱源作用於體溫調節中樞，或變態反應性疾病、結締組織病、血液病、惡性腫瘤及其代謝產物、代謝性疾病等作用於丘腦體溫調節中樞使體溫調節中樞的功能失常而出現體溫的升高。

——神經及生理性脈數：心臟竇房結病變或心肌病，導致交感神經的興奮性增加，心動加速。副交感神經興奮

性下降，脈數。小兒脈數多見生理性。

(四) 數脈的特徵

——性質：數脈特指脈象頻率的加快，每息六至，不附加其他條件。我們把數脈規範在每息 5.5～6.5 至的範圍。

——外延：傳統脈學尚有脈象加快的泛指。

——兼脈：數脈僅是脈象頻率加快的單因素脈象。因而它能同許多脈象相兼脈。但數脈不應同遲脈、緩脈、結脈兼脈，也不應再同動脈、代脈、促脈兼脈。這是因為動、代、促脈中有數脈的成分。在動、促、代的脈性中並沒有把數脈的脈素限制在特定的六至範圍，它可以是心動大於正常，也可以是數脈的外延。數脈可以同虛脈兼脈，這是因為虛脈中並沒有遲脈的成分。《脈經》將虛脈中加有遲脈的成分是欠妥的。

(五) 數脈的現代臨床意義

數脈常見於多系統、多種疾病引起的臨床體徵。常見有各種感染性發熱性疾病、各種貧血、甲狀腺機能亢進、急慢性肺部疾病的機體缺氧、急性心肌梗塞、心包炎、心肌炎、風濕熱、心力衰竭、休克等。在生理狀態下，年齡越小，心跳越快，脈動越數，氣溫越高脈越數。

病理狀態下各種發熱疾病均可以出現數脈。諸如急性發熱，長期發熱，週期性發熱，慢性發熱等。

(六) 數脈的分部

數脈是心臟頻率的增快。因此，寸口脈上不可能出現

某部的獨數、獨不數。常見數脈上出現浮、沉、強、弱、大、小不等的脈暈點，研究數脈上脈暈點的變化及其點與點之間、點與脈之間的相互關係有重要臨床意義。詳見脈暈點章。

（七）數脈兼脈的現代臨床意義

數脈常見兼脈有：浮數脈、沉數脈、弦數脈、滑數脈、緊數脈、洪數脈、細數脈、長數脈、澀數脈、短數脈、虛數脈、實數脈、風數脈、濡數脈、芤數脈、散數脈、弦細數脈、弱數脈、弦滑數脈、濡滑數脈、細滑數脈等兼脈。

——**浮數脈**（見前章）。

——**沉數脈**（見前章）。

——**弦數脈**：見於傳染性腦炎，高血壓及其眩暈、耳源性眩暈，肺、支氣管、氣管各種感染，食道、各種嚴重肝病胃部占位性病變，急性胃腸炎，細菌性痢疾，胰腺炎，泌尿、生殖系炎症，妊娠反應，功能性子宮出血，先兆流產等。

——**滑數脈**：見於氣管支氣管炎、支氣管哮喘，肺膿腫，風濕性心臟病，肺源性心臟病，各種關節炎，消化道腫瘤，泌尿、生殖系炎症等。

——**緊數脈**：見於各種感染性疾病的早期及其緊急物理降溫或受寒者，如感冒、流感、支氣管肺炎，急性胃腸炎等。

——**洪數脈**：見於高血壓，血管硬化，鼻出血，維生素 C 缺乏，急性血液病，牙周病、牙齦炎，肺、氣管支氣

管感染，糖尿病，闌尾炎，內分泌失調，代償性月經等。

——**細數脈**：見於各種貧血，結核，神經功能紊亂、神經衰弱，精神分裂症，膈肌痙攣，心臟疾病，胃部疾病，血液病，腳氣病等。

——**弱數脈**：多見於陰虛血少病人。

——**風數脈**：多見於腦出血病人。

——**長數脈**：見於感染性疾病的早期且病人體質尚好的情況下。

——**澀數脈**：見於嚴重的心臟病等。

——**短數脈**：見於心肌缺血、心絞痛等患者。

——**虛數脈**：見於肺部特異性感染，細菌性感染，神經衰弱，慢性焦慮症，更年期憂鬱症、精神病，泌尿系炎症、結石重症感染的後期等。

——**實數脈**：見於重症感染的早期。

——**芤數脈**：見於高熱、失血、脫水病人。

——**散數脈**：見於嚴重的心臟病，如各種心律失常、室性自主心率等。

——**濡數脈**：多見於上呼吸道感染、氣管支氣管感染，神經衰弱，泌尿生殖系炎症等體虛病人。

——**弱數脈**：見於心臟病、貧血、神經功能紊亂，還見於危重病人的晚期等。

——**弦細數脈**：見於高血壓，神經衰弱，肝癌、腹水，低蛋白血症，感染後期等。

——**弦滑數脈**：見於腦出血、腦栓塞、血栓形成，肝炎、肝昏迷、肝壞死等。

——**濡滑數脈**：見於各種腸道炎症性病變。

——細滑數脈：見於泌尿系結石、炎症等。

(八)傳統醫學對數脈的認識

血得熱而行。如熱邪熾盛，迫血運行加速，故脈數而有力；如陰虛火旺，虛火迫血加快，則脈細數無力；氣血虛少，形體失養，機體經由自身的調節，使氣血運行加快，或陰氣虛衰，亡陰亡陽，虛陽外越，脈亦數，但多數而無力。

(九)數脈的鑒別

數脈應同促、疾、動脈相鑒別，它們的共同特點是脈率快，一息五至以上。

——疾脈：一息七至（相當於每分鐘脈動 120～140次）。

——動脈：脈滑而數、動處脈高、餘部下附。

——促脈：脈數，時而一止，止無定數。

(十)數脈示意圖

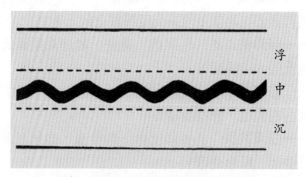

浮

中

沉

圖 27　數脈示意圖

（十一）數脈歌訣

數　脈　歌

一息六至脈稱數，氣血加速邪熱多。
火熱溫暑為病因，虛實有別脈勢明。
熱者寒治虛清補，實火治當施寒若。
肺病秋深數可驚，平見小兒數脈神。
脈數應別促動疾，促時一歇無定期。
動脈滑數伴豆圓，一息七至脈為疾。
滑數脈見三焦炎，上炎咳喘痰心患，
中焦胃腸肝膽炎，下元炎症或孕產。
弦數肝火耳鳴眩，上元鼻衄血病纏，
橫逆胃腸胰乳炎，子癇婦炎月經亂。
細數陽虛氣血貧，洪數瘍毒兒可驚。
弦細數見神經衰，弦滑數防腦栓脈。
洪數癃疽力淋赤，細滑數擊炎尿石。
風數見擊人九死，散數心病人一生。
弱數於尺生育難，濡滑數脈多腸患。
二敗九死八為脫，過多過少皆命薄。

六、虛 脈

(一)概述

虛脈是浮、大、無力脈的複合脈。

(二)虛脈的研究

《中醫脈診學》❶所載「虛脈具有浮、大、軟（無力）的複合條件」，最符合虛脈的標準。歷代脈學著作中，在虛脈的描述上，《脈經》出現了不應有的遺憾，其載有「遲大而軟，按之不足，隱指豁豁然空」。《脈經》把虛脈的成分附加了遲脈的脈素及芤脈的脈感，乃至後世千餘年來大有筆錄《脈經》的著作，致使虛脈出現與遲脈的兼脈化並與芤脈難以在脈力上區別。這也是脈學大家王叔和的悲哀。按叔和之語，虛脈至少有遲、浮、大、軟、芤的五種成分。

《張仲景・醫學全集》❶在論虛脈時曰：「脈來細弱，舉之無力，按之空虛。」脈的虛而細弱，與濡脈、弱脈界限不明。按之脈空與芤脈不易區別。《脈訣》記錄的虛脈有其不足，其曰：「尋之不足，舉之有餘。」把虛脈與浮脈混為一談，這顯然是錯誤的。但《脈訣》是反對把虛脈遲脈化的，這在脈學史上也是有貢獻的。其曰：「虛者陰也，指下尋之不足，舉之亦然，曰虛。」《脈學心語》載「虛不實也」，此是贅語。《醫宗金鑒》載「浮、中、沉三部俱無力，謂之虛脈」，此語是病語。既然浮位

上已經無力，中、沉位上哪還需要提到力？這是因為脈氣已經被指阻斷。

朱氏《中醫診斷學》曰：「舉之無力，按之空豁，應指鬆軟。」「舉之無力」為浮，「按之空豁」為大，「應指鬆軟」雖有軟，但鬆有散意。莊氏《中醫診斷學》言：「寸關尺三部脈舉之浮大遲軟，按之空虛。」把虛脈附加有遲脈的脈素不妥。《中華脈診的奧秘》曰：「浮大遲軟，按之無力為虛；脈形軟弱細小，中取無力，重按脈形若失，三部皆然亦為虛。」「浮大遲軟」亦附加遲脈脈素，「脈形軟弱細小、中取無力，重按脈形若失，三部皆然亦為虛。」應是廣義的脈虛（泛指脈的無力）而非虛脈。否則虛脈將與細、弱脈不分。

(三) 虛脈的現代病理解剖學原理

機體在嚴重營養不良、貧血、低蛋白血症或慢性消耗性疾病時，人體各個器官的功能都處於低下狀態。表現為：心臟的收縮力下降、血行速度降低、血液黏稠度降低、血流對血管壁的側壓力也降低，這是虛脈「無力」的基礎。

由於組織的缺氧，組織的血液需求量增加，反射性引起血管的擴張，這是「大」的基礎。又由於長期的營養不良致使人體皮下脂肪被消耗，因而動脈脈管外顯，這是脈浮的基礎。綜上原因，脈象出現了浮、大、無力的脈感。

(四) 虛脈的特徵

——**虛脈的性質**：虛脈是浮、大、無力脈的複合脈。

──**虛脈的指感**：如按勞動人平心臟水準時前臂靜脈（參考浮脈）。

──**虛脈的兼脈**：歷代脈學著作中虛脈的兼象脈比較混亂，應該進行規範，如浮虛脈、沉虛脈、虛洪脈、虛芤脈、虛細脈、虛小脈、虛弱脈、虛弦脈等。

❖浮虛脈：虛脈脈位本身在浮位，無需再兼浮脈。

❖沉虛脈：虛脈脈位定在浮位，已無沉脈與虛脈兼脈的可能。此脈應被稱為沉無力脈，但沉無力脈不應有大的成分，因為脈沉必收。

❖虛洪脈：虛脈是無力脈的代表，洪脈是脈來勢強的代表，虛、洪脈不得兼脈。從人體病理來說，人體既虛，脈只能數促而不應洪。

❖虛芤脈：兩脈脈素中都有浮脈和大的成分。浮脈是脈管的柔軟無力，芤脈是脈管腔內的空但不是沒有。虛、芤脈不應兼脈。它們間有脈力的漸減之不同。

❖虛細脈、虛小脈：虛脈是浮位脈，又含大軟的成分。細脈、小脈是中位脈，其脈管細如髮絲。此兩脈的兼脈可能是濡脈或微脈。

❖虛弱脈：弱脈是沉細無力之脈，再與虛脈兼脈是沒有道理的，它們脈位不同。此兼脈可能是弱脈。

❖虛弦脈：虛脈是柔軟無力之脈，弦脈是脈管壁收縮、脈力增強的脈，兩脈兼脈是無先例的。此脈可能是革脈，是弦脈與芤脈的兼脈。

(五) 虛脈的現代臨床意義

人體營養的過度消耗、丟失，質與量攝入不足，各種

心臟疾病導致的心臟收縮力下降，每搏輸出量減少，體液喪失過多，血液有型成分的減少，腦垂體功能減退，腎上腺皮質功能減退，甲狀腺機能的減退及亢進，糖尿病、大出血、慢性失血、長期發熱、惡性腫瘤的慢性消耗，嚴重的神經衰弱、紊亂等均見脈虛。

(六) 虛脈的三部及其現代臨床意義

虛脈是浮大而軟之脈，脈虛則人虛，人虛則全虛。寸口脈上可出現三部脈中某部的獨虛。

但臨床上常見虛脈上出現脈暈點的獨沉、獨浮、獨強、獨弱、獨大、獨小等。但稱之為沉虛、浮虛、虛有力、虛無力、虛大、虛小等不合情理。以脈暈點的形式稱謂最符合現代臨床。

(七) 虛脈的兼象脈的現代臨床意義

虛脈的常見兼象脈有：虛遲脈、虛緩脈、虛澀脈、虛滑脈、虛數脈、虛長脈、虛短脈、虛促脈、虛結脈、虛代脈等。浮虛細為濡，沉虛細為弱。

一般虛脈與遲脈、緩脈、短脈、結脈兼脈多見於各種貧血、營養不良、血虛等證候。與數脈、長脈、促脈兼脈多見於急性失血、骨蒸勞熱及慢性消耗性疾病的晚期等。與滑脈、代脈兼脈多見危重病人，與澀脈兼脈多見於重度脫水、循環衰竭等。見表10。

表 10　虛脈兼脈的臨床意義

虛數脈	多見結核等病變，身體體虛骨蒸，陰虛勞熱等症。
虛長脈	陰虛、早洩、體溫高於常人等。
虛短脈	氣短、腦、心血供不佳，四肢關節不良，性功能及生育能力下降等。
虛促脈	見於甲亢性心臟病等。
虛結脈	見於甲減性心臟病等。
虛代脈	多見於嚴重心臟病患者。

（八）虛脈的鑒別

虛脈應當同浮脈、芤脈、濡脈等鑒別，見浮脈的鑒別。

（九）傳統醫學對虛脈的認識

血虛，脈失充盈，按之則空虛，陽氣失斂而外浮，脈道鬆弛，故脈浮大。脈見浮大而軟虛也。

（十）虛脈示意圖

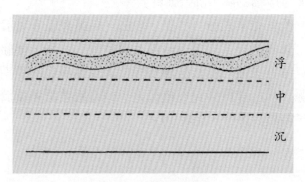

圖 28　虛脈示意圖

（十一）虛脈歌訣

虛 脈 歌

浮大而軟脈為虛，觸臂靜脈平心齊。

七情勞倦多傷氣，飲食不節傷胃脾。

寸沉氣血不榮心，關沉縮食肝脾捫。

腎虛骨蒸經不調，便溏尿殖炎尺尋。

虛數前期經紅多，虛緩乳少炎婦科。

怔忡驚悸寸虛邊，氣虛血虧心痛攣。

右寸脈虛咳喘炎，左寸耳鳴紅舌尖。

左關脾虛氣息短，右關肋痛耳鳴眩。

左尺沉虛便清溏，右尺肢麻月紅長。

正氣不足脈見虛，慢病炎瘤虛在氣。

陰虛而數陽虛遲，血虛而浮氣虛沉。

此與虛脈不相宜，稱之為虛是廣義。

七、實　脈

(一) 概述

實脈是長、大、弦三部都盈指的複合脈。

(二) 實脈的研究

《脈經》記載實脈為：「大而長微強，按之隱指幅幅然。」後世基本接受了王叔和的意見，唯獨「微強」一句被李時珍以「微弦」替代。後人以李時珍《瀕湖脈學》「實脈，浮沉皆得，脈大而長微弦，應指幅幅然」為藍本。

崔真人《脈經》言：「沉而有力，其脈為實。」顯然以牢代實，忽略了脈位。《診脈三十二辨》[18]曰：「實統革、牢。」此語不妥。革內空而上弦，牢為沉屬，風馬牛不相及。《中華脈診的奧秘》言：「脈形長大而堅，應指幅幅，浮中沉三候皆然。」此「堅」在《脈經》後提及不多，實脈不應該硬如堅石而以微弦更妥，若以石論實，則與弦硬的動脈粥樣硬化性脈象不易鑒別。

(三) 實脈的現代病理解剖學基礎

——實脈的產生可見於心搏出量的增加，有效循環血量的增多。

——外周阻力的增加。

——中樞神經和神經幹的早期壓迫。

（四）實脈的特徵

——**實脈的脈素：**為長、大、弦有力脈的複合脈，非單一脈素。

——**實脈的指感：**浮、中、沉三部充盈有力。如觸收縮時蚯蚓。見圖 29。蚯蚓在收縮時有實脈的脈感。

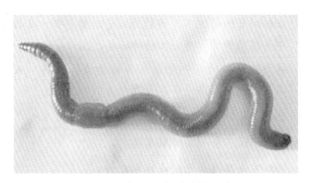

圖 29　實脈如觸收縮蚯蚓

——**實脈的兼脈：**實脈可同浮脈、沉脈、洪脈、數脈、澀脈、緊脈、遲脈、緩脈、滑脈兼脈。實脈多在機體抵抗力強，疾病致病力也強的情況下產生。如各種病毒、細菌的嚴重感染，急性傳染病等導致的機體高熱、亢奮狀態。也常見消化不良，腹滿飽脹，口舌生瘡，大便乾燥，小便赤短，泌尿、生殖系統感染等。還常見於椎間盤突出症、神經根的壓迫症、腦中風等病人。

（五）實脈的脈暈點

實脈脈體上可見脈暈點，多提示相應臟器出現疾病。

　　實脈脈體上出現獨實獨不實也是臨床常見脈象，但以脈暈點論之更具規範性，所謂實脈分部事實上僅只是脈暈點的變化。

(六) 實脈兼脈的臨床意義

表 11　實脈兼脈的臨床意義

實洪脈	正邪同實的情況下，機體的亢奮狀態，如中毒性腦病、中毒性精神病、感染性精神病等。
實數脈	感染性疾病的發熱期，如各種傳染性疾病、流行性疾病、猩紅熱、斑疹傷害、流行性出血熱等。
實澀脈	感染性疾病導致的微血管障礙，多見危重病人。
實緊脈	見於消化不良、腰腿酸痛等症。
實遲脈	腸傷寒、腸阿米巴痢疾等寒實症。
實緩脈	多見各種腫痛、腫瘤、梗阻性病變。
實弦脈	見於腦炎、腦膜炎、敗血症、破傷風、狂犬病、腦性瘧疾、肺炎、小兒肺炎。
實風脈	見於三高症之腦中風。
實代脈	見於感染性疾病的心臟損害。
實滑脈	見於感染性疾病的早期及發汗之際。
實促脈	見於傳染性疾病的心臟損害。
實結脈	見於感染性疾病的心臟損害。

　　總之，實脈的不同兼象脈多見於感染性疾病的不同時期與性質或早期、中期，或寒或熱，或實或虛。

(七) 實脈的鑒別

凡脈來應指有力皆具有實脈的性質，但實脈必須是三位都有力。另外，實脈還應同滑脈、緊脈、弦脈、長脈、濁脈進行鑒別。

——**滑脈**：往來流利，應指圓滑，如盤中走珠。

——**緊脈**：脈數而繃急，如觸壁虎尾。

——**弦脈**：指下端直挺然，如按琴弦。

——**長脈**：端直如肌腱，超寸尺。

(八) 傳統醫學對實脈脈理的認識

邪氣亢盛而人體正氣不虛，正邪交爭，氣血壅盛，脈道堅滿，故舉按脈皆長大而有力。

(九) 實脈示意圖

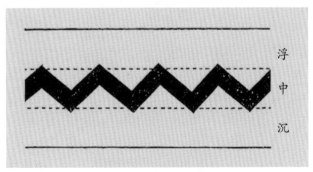

圖30　實脈示意圖

(十) 實脈歌訣

實 脈 歌

脈實浮沉長大強，譫語吐頻壯火旺。
脈實寸浮咽頭痛，鼻塞舌瘡咽腫紅。
關力肝脾重症患，尺力腰腸痛不堪。
實洪脈主陽明狂，精神病患脾氣剛。
弦實脈主熱與痙，重症感染牽神經。
實力氣滯血淤聚，內臟腫瘤肝脾巨。
六脈俱實見疫毒，血分有熱面斑突。
左寸實力心火旺，心煩咽痛口舌瘡。
左關力實腫肝脾，脘腹脹滿淋巴巨。
腹脹便秘左力尺，下焦濕熱尿頻赤。
右寸實力咳喘痰，右關實力腫肝膽。
關尺力實間盤突，哪邊實力突哪邊。
寸弱交叉關尺實，高壓中風人多癡。

八、長　脈

(一) 概述

長脈特指脈體長或脈勢長的單因素，常見寸、尺脈的延長或寸尺脈勢的延長。

(二) 長脈的研究

臨床上我們見到過的長脈：寸長入魚際，尺長入肘彎，當然這只是個例，沒有臨床統計學意義。長脈也絕不是長到如此地步才算長，臨床上只要三指所布有餘即為脈長。長脈以尺脈長為多，寸脈長次之，關脈單獨無長。

事實上古今所指脈的長短多是指脈體物理性質的長短，並非指脈勢的長短。高鼓峰[19]的《四明心法》[20]提出「有往來之長，謂來有餘韻（暈）也，此脈最善。」其意在脈長短的基礎上而求脈韻（暈）的長短，這是有創意的。寸口脈脈體雖有長短之分，而脈勢可另當別論。

有許多人脈體長而脈勢短，又有許多人脈體短而脈勢長。寸口脈不論其長短，求其脈勢的長短而辨別疾病，其臨床意義大於脈體物理意義的長短。脈的來去勢能稱脈勢，脈勢就是脈氣。在寸口脈上觸及三分脈勢，在人體足背動脈、顳動脈、唇動脈等都能觸及這種三分的脈勢，而其動脈的長短顯然是不一樣的。

歷代脈學著作和近代脈學著作常常以長竿比喻長脈，多不妥，也多餘。脈長僅以三部有餘為定論即可。長杆、

長棍與脈象同嗎？不同。當然這僅是比喻。

　　脈體物理性質的長短，事實上僅只是脈體解剖意義橈動脈觸及範圍的長短。而脈的長短，非橈動脈觸及範圍的長短。脈象的三分脈勢是由人體心臟的輸出量、血管的彈力、血容量、微循環和神經的功能狀態決定的。只有上述各因素相互匹配與平衡，脈象才能正常，否則是病脈。

　　在三分的脈勢中，脈勢的前端應對人體的頭、頸、胸（主動脈弓分支血供的範圍），以寸脈感應之。脈勢的中間應對人體的膈下及臍水平以上器官（腹腔動脈幹、腸系膜上下動脈及腎動脈及其分屬），以關脈感應之。脈勢的後端對人體臍水平的器官（髂動脈及其分屬），以尺脈感應之。當脈勢的前、中、後（寸、關、尺）發生了不平衡或不均等現象時，獨處就是病變的臟器。

　　脈長的實質是心搏力有餘、微循環阻力不夠、循環血量有過、人體代謝的增強等因素。

　　同時，脈勢的強弱和長短對脈道又有直接的鼓動作用。只要人體脈勢的長短與強弱發生改變，人體的脈道也發生相應的改變，一般脈勢長與強則脈道也長，脈力也強。臨床上寸脈的長與強多見於心腦血管的病變，寸脈的短與弱則見心腦血管的功能減弱及不足。同樣尺脈的脈力強及長，在生理狀態下人體的四肢有力，腸道及生殖功能良好，精力也充沛，內經謂「長則氣治」。在病理情況下，多見腸道、四肢、泌尿、生殖系統的病變。反之見其功能不足及病變。

（三）長脈的現代病理解剖學原理

——生理情況下：

❖軀體高大脈體相對長，軀體矮小脈體相對短。

❖體格強壯脈勢相對強，體格弱則脈勢相對弱。

❖特殊解剖學意義的脈長臨床意義不大。

❖人體消瘦情況下脈道外顯，脈體也長。所謂陰虛、骨蒸、相火之脈長，多是人體消瘦情況下皮下脂肪減少、脈道的外顯。

——病理情況下，脈體的長多見於腦、心血管疾病，高代謝疾病，感染性疾病，精神病或傳染性疾病以及下肢神經的壓迫性病變。

（四）長脈的特徵

——**長脈的性質：**特指脈體或脈勢長，寸、尺脈外延的單因素。

——**長脈的指感：**寸脈或尺脈脈氣外延。

——**長脈的兼脈：**長脈的脈位居中，因此長脈能同許多脈象進行兼脈或構成複合脈，如牢脈、實脈、伏脈等。長脈甚至能同短脈同時出現在同一位病人的左、右寸口脈上。但長脈不應同短脈、動脈等兼脈。

長脈的兼脈主要有：浮長脈、沉長脈、長洪脈、長弦脈、長緊脈、長緩脈、長數脈、長滑脈、長澀脈、長濡脈、長邊脈等。

(五)長脈的寸、尺部長及其現代臨床意義

表 12　長脈的寸、尺部長的臨床意義

寸脈長	常見心腦血管性疾病、高血壓病、中樞神經系統感染、精神性疾病、肺部疾病、氣管支氣管疾病、頭昏、腦腫瘤、心臟肥大等。	
關脈上出現強弱大小不等的脈暈點	陽性脈暈點	膈下及臍水平以上臟器（肝膽脾胃胰、胰頭、十二指腸、腎、腎上腺等）的增大、腫瘤、急性炎症、功能亢進等。
	陰性脈暈點	膈下及臍水平臟器的功能減退、慢性炎症、囊腫、神經的長期阻滯等。
尺脈長	多見泌尿生殖系統炎症、腫瘤、腹部脹滿、大便乾燥、輸尿管積水，性功能亢進，腰椎間盤突出症等。	

總之，長脈以柔和有神、沒有脈暈點為正常。若出現長脈的兼脈和脈暈點或繃緊若牽繩的脈感則必有疾病。

(六)長脈及分部的現代臨床意義

見上。

(七)長脈兼象脈的現代臨床意義

——浮長脈：常見於感染性疾病的中後期，也見於高血壓病、肝炎、膽道疾患、感染性精神病等。

——沉長脈：常見於慢性肝炎、慢性膽囊炎、慢性胃腸疾病等。

——**長洪脈**：多見於感染性精神病、感染性疾病或老年性高血壓、心室肥大等。

——**弦長脈**：高血壓病、血管硬化、急性白血病、周圍神經炎、心腦血管疾病、精神分裂症。

——**長緊脈**：急腹症、腹痛、疝牽涉痛、肝病等。

——**長緩脈**：慢性胃腸疾病、下肢骨關節疾病等。

——**長數脈**：多見於感染性疾病的高熱症狀及高代謝性疾病，如甲狀腺機能亢進等。

——**長滑脈**：長期嗜酒或慢性消耗性疾病等。

——**長澀脈**：常見於感染性疾病的中後期，也見高血壓病、肝炎、膽道疾患、感染性精神病等。

——**長濡脈**：見於腸道疾病。

——**長邊脈**：多見脊髓、背部軟組織無菌性炎症等。

總之，長脈兼浮、洪、數、弦、緊多見感染性疾病，兼滑、濡、澀、緩、緊多見腸道和下肢疾病等。

(八)傳統醫學對長脈脈理的認識

陽熱內盛，實邪壅滯，正氣未衰，正邪相搏，脈則堅滿故脈長。

(九) 長脈示意圖

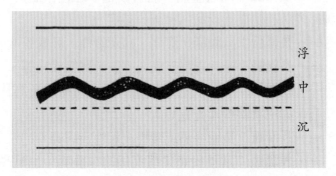

圖31　長脈示意圖

(十) 長脈脈訣歌

長　脈　歌

過於寸尺脈名長，陽明肝膽實火旺。

滑濡澀緩緊腸疾，浮洪數弦內熱傷。

寸長心火口咽乾，尺長神衰少腹脹。

個大脈長平脈稱，瘦身長滑多骨蒸。

四季準隨四時象，百脈沖和長柔常。

九、短　脈

(一) 概述

短脈特指脈勢短縮，不滿本位的單因素。

(二) 短脈的研究

歷代脈學著作中以《脈訣》對短脈的記載最被醫家認可，如「短者陰也，指下尋之不及本位曰短」。《脈訣》雖然被後人認為是偽著，但我們追求的是對脈學的正確認識。例如《脈訣》將《脈經》的數脈去除，錯誤是原則性的。

關於短脈，古代醫學著作中也有不盡如人意的記載，如《脈理求真》記載有「凡微、澀、動、結皆屬短類」。其錯誤是明顯的。從脈的陰陽屬性上它們可屬一類，但把微脈、澀脈、動脈、結脈都說成是短類實是不合適。

《中國醫學大詞典》論短脈時說：「沉而不及也。」將短脈附加有沉的脈素，「不及」不能沒有分部，否則有無脈的誤解。而李經緯主編的《中醫大辭典》[21]對短脈的認識較經典。

短脈的短並不是脈體的短，只是脈勢的短也就是脈氣的短。脈體的短是指橈動脈的短。橈動脈短有幾種情況：

——橈動脈的寸部短：

❖橈動脈在腕部被覆韌帶之前分支。
❖橈動脈在腕部韌帶前下行入肌腱間。

❖橈動脈腕前中斷。

❖腕部韌帶過寬將橈動脈覆蓋。

❖身高過矮、生理性橈動脈短。

除身高高矮這一生理因素外，上述四種情況都是罕見的個例，而寸脈短在臨床上則是多見的脈象，顯然寸脈短不是上述情況。

——橈動脈的尺部短：

❖橈動脈的肌間穿出點向腕部前移。

❖尺脈部皮下脂肪覆蓋形成尺脈短。

❖身高過矮生理性尺脈短。

顯然，除生理性尺脈短以外上述理由經不住推敲。

事實上，脈動是心臟的收縮力、脈管的彈力、血容量的多少、微循環的功能狀態決定的。

首先，寸脈的產生及其脈力主要來源於心臟的收縮力及微循環的匹配狀態；心臟的收縮力弱、微循環阻力小，則寸脈的脈氣短或脈力弱。心臟的收縮力強、微循環阻力大，則寸脈的脈氣長或脈力強。收縮壓高的原因主要是心臟的高收縮力與微循環高阻力的組合。收縮壓高則寸脈多長或寸脈的脈力強。舒張壓的維持主要是主動脈弓及大血管的收縮彈力與微循環的阻力匹配狀態。尺脈在一定程度上反映出這種匹配情況。尺脈的脈氣短或脈氣弱則動脈的彈力將降低而人體的血壓也下降。臨床上但凡尺脈脈短或脈力的下降，則人體的四肢、腸道、泌尿、生殖功能多會減退。中醫的腎氣虛就是這一道理。但凡尺脈的長或脈力的增強則人體除生理情況下其四肢、腰椎、腸道、泌尿、生殖必見病變，這與神經的壓迫有關。

其次，寸口脈上各分部的減弱，人體相應臟器的機能也會發生相應的減弱。這是因為寸口脈氣是人體臟器脈氣的疊加，這種脈氣疊加的順序是按人體胚胎發育的先後為順序。而疊加的層次（即脈位）則按人體平臥時自上而下的態勢。

如果某人的寸脈長或脈力強，這說明此人的心每搏輸出量也大，微循環阻力大。一旦條件適合如低頭持重，微循環有破裂的可能，這是長脈及寸長脈或寸脈脈力強多出現心腦血管疾病的脈理基礎。如果寸脈的短或脈力的減弱，則提示心、腦的血供不足、血行緩慢或淤滯，臨床上以腦供血不足、腦梗塞為多見，詳見風脈。

就脈的長短讓我們來做一實驗：把一段彈性乳膠管接上水龍頭，此時水龍頭會意心臟，乳膠管會意橈動脈，乳膠管的尾端會意末梢循環並把水龍頭由小漸大的開放。現象和結論如下：

其一，水壓大時水噴得遠，水壓小時水噴得近。它會意心臟搏動力的強弱對微循環充盈度的作用。若是管末端的張力低部分是微血管的阻力小。

其二，在乳膠管末端將管尾捏住（把管內氣體排出），漸開水龍頭。這時會出現水小時乳管的末斷癟，水大時管尾的張力最大。它會意出脈的短，一是因為心臟的搏動力弱；二是血容量的減少。實驗還告訴人們：脈管的長度與脈勢不全是一回事，特別是寸脈短更有此道理。

歷代脈學著作中還有關於關脈短的記載。如《診家正眼》[22]、《脈訣匯辨》、朱氏《中醫診斷學》、《脈訣啟悟注釋》[23]等諸多脈學著作均載有關脈短一語。寸口脈分

成寸、關、尺脈三分，關脈在中，寸口脈無論怎樣的短也短不到關脈，關脈如短，則必是關寸脈的同短或關尺脈的同短。

身矮與身高其寸口脈都要分出寸、關、尺三部，矮與高只是布指的舒密問題，矮有多矮是矮，高有多高是高，古今尚沒有具體的資料可供參考。筆者臨床統計認為：凡中國人身高在 154 公分以下為矮，其寸口脈道不足三指也應三等分，該脈短應是生理性短。凡身高在 176 公分以上為高。身高在 177 公分以下脈超三指為長。身高在 176 公分以上脈長多是生理性脈長，應三分寸口即舒布指。

機械地把高矮與脈的長短相提並論是不科學的，因為這就遺忘了脈氣的長短。有一點必須指出的是：不論身高與矮，只要脈體上有脈暈點都是病脈。

(三) 短脈的現代病理解剖學原理

寸脈短

——心臟疾病導致的心排血量的減少。

——血容量的不足。

——微血管阻力的減小。

——腦神經的損傷，如腦缺血、梗塞心臟本身供血不足等。

尺脈短

——主動脈弓及動脈的彈性降低，舒張壓降低。

——血容量的不足。

——腰神經的壓迫、下肢、腸道、泌尿、生殖功能不足。

——腦中風時支配肢體的中樞神經元損傷。

(四) 短脈的特徵

——短脈的性質：短脈特指寸、尺脈的脈氣短非脈體短或寸、尺脈同短。

——短脈的指感：寸、尺脈氣的各不及指或寸、尺脈的同不及指。

——短脈的兼脈：短脈按脈理不應同實脈類、長脈類兼脈，但也見實脈類濁脈與短脈的兼脈，如濁短脈或濁風短脈等。常見短脈的兼脈有：浮短脈、沉短脈、短遲脈、短數脈、短滑脈、短澀脈、短促脈、短代脈、短結脈、濁短脈、風短脈等。

(五) 短脈的現代臨床意義

——寸短的現代臨床意義：見於各種心臟病、心肌病、心瓣膜性疾病、室間隔缺損，也見感染性心肌病，脫水及電解質紊亂、失血。見於心臟血供不足、心衰、腦梗塞。還見於耳鳴、耳聾，甲狀腺機能減退，肺萎縮、氣胸等。

——尺脈短的現代臨床意義：見於腰神經的慢性壓迫，泌尿、生殖、腸道的慢性病變和功能不足。如慢性腸胃炎，大便不規律，小便淋漓，月經不規則，不孕症，閉經，下肢骨關節的病變或脫鈣，腦中風後遺症等。下肢的缺如兩年內脈不短反而強（其原因是心臟功能的相對為強）。

──寸、尺脈的同短：多見人體的氣血不足、機能不足等，常見於危重病人。

（六）短脈兼脈的現代臨床意義

表13　短脈兼脈的臨床意義

浮短脈	見於外耳、心肌、腦、肺部、腸道的病毒性、感染性疾病等。
沉短脈	見於心腦血管、肺、氣管支氣管、消化、腎上腺皮質、慢性疾病。
短遲脈	多見於消化系統疾病。
短數脈	心肺功能的不足。
短滑脈	多見於酒精性神經性病變。
短澀脈	貧血、血淤性疾病。
濁短脈	冠心病。
短結脈	缺血性心臟病等。
短促脈	缺血性、心肌性疾病及各種心臟病。
短代脈	見於缺血性心律失常，常常見病情危惡。
風短脈	多見腦中風。

總之，短脈以寸脈、尺脈分屬臟器的血供不足、功能低下為主。

（七）傳統醫學對短脈脈理的認識

中醫認為痰食積滯，或氣鬱血淤，阻滯脈道，脈氣鬱鬱不伸，故見脈體短縮，氣虛不足。血行鼓動無力，也見

脈體短縮。

(八) 短脈的鑒別

短脈屬虛脈類，因而短脈應同虛脈類鑒別。虛脈類的共同特點是，脈氣應指無力。此外，短脈還應同動脈進行鑒別。

——**短脈**：寸、尺脈氣的不及本位。

——**動脈**：脈動如豆，厥厥動搖，餘部俯下。

——**虛脈**：浮、大、柔，按之無力。

——**微脈**：脈細無力，似有似無，模糊不清。

——**細脈**：脈細如髮絲，應指清晰。

——**代脈**：脈來時一止，止有定數，間歇稍長，節律不整。

(九) 短脈示意圖

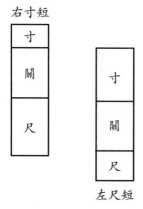

右寸短

| 寸 |
| 關 |
| 尺 |

| 寸 |
| 關 |
| 尺 |

左尺短

圖 32　短脈示意圖

(十) 短脈脈訣歌

短 脈 歌

短見寸尺縮向關，氣不統血以虛觀。

浮短脈見氣血貧，沉短正虛慢病生。

遲短胃腸病因寒，短數心肺功不全。

短澀淤滯微循環，短滑數脈酒毒歡。

濁短冠心腦血少，結促代短心病敲。

寸短肺津心血耗，胸悶氣短心悸多。

雙尺脈短陰陽虛，慢性貧血後無繼。

尺短之脈需細辨，力按寸關尺顯短。

個小脈縮非脈短，力按寸關關勢顯。

二指脈長三分開，因人布指舒密裁。

十、弦脈

(一) 概述

弦脈應指如按琴弦，是指脈管張力增高的單因素。

(二) 弦脈研究

弦脈在《內經》最早以季節脈形式提出：「春脈如弦。」在《難經》中確立為弦脈。張仲景《傷寒論‧平脈法》載有「弦者狀如弓弦，按之不移也」。此是弦脈的最佳提法。至此弦脈具體運用於臨床。《內經》、《難經》及張仲景均認為純弦脈是肝的真臟脈，以應指的力度及其獨特的形象「刀刃」、「新張弓弦」來形容脈弦的程度，並認為「純弦脈者死」。

古人對弦脈的正確認識，來源於臨床實踐的反覆驗證。幾千年來，弦脈為肝病的脈象表現形式，它集中了中醫古醫學的人文和智慧，直至今日「新張弓弦」、如尋「刀刃」仍然是晚期肝病的脈象表現形式。其脈弦的力度，形態仍然是脈象判斷肝病嚴重程度的有效方法。

弦脈作為一種脈象形式，歷代醫學家對其描述基本趨於一致，它是一種脈力增高的脈象表現形式。不少的脈學著作把弦脈視為複合有緊的脈素，這是不妥的。例如張仲景、王叔和、孫思邈、《脈訣》、《外科精義》等。近代研究認為絕大部分遺傳性高血壓患者脈弦而有力。

典型的弦脈是端直以長。在弦脈上尋找脈暈點與臨床

診斷相吻合,詳見脈暈點章。

(三) 弦脈的現代病理解剖學原理

——外周阻力的增加。

——橈動脈彈性模量的增加。

——心臟收縮力的增加。

——有效循環血量的增加。

——神經及體液的影響。交感神經興奮時脈象出現生理性脈弦,費兆馥[24]在觀察陰虛火旺患者時,發現弦脈與體內兒茶酚胺的升高有關。陳可翼[25]用注射腎上腺素的方法觀察弦脈的產生及血壓的升高,並認為:外周阻力的增高弦脈才能產生,並認為弦脈是脈象診斷高血壓的重要依據。張家慶[26]及熊鑒然[27]、殷文治[28]由脈波傳導速度的加快並認為弦脈的產生原理與血管壁的緊張度有關。

(四) 弦脈的特徵

——弦脈的性質:弦脈特指脈有力的單因素。

——弦脈的脈感:如按琴弦,內徑云「端直以長」。特點:按脈管壁時脈體稍下沉,脈氣消失。見圖33。

——弦脈的兼象脈:弦脈能同許多脈象組成各種脈力增高的兼象脈。

(五) 弦脈的現代臨床意義

——常見於高血壓病、血管硬化、動脈粥樣硬化。

——肝膽疾病、肝硬化、肝癌。

——嚴重的疼痛,如急腹症、軟組織的有菌及無菌性

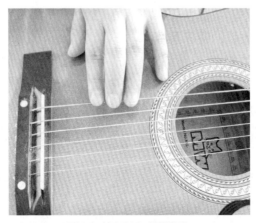

圖 33　弦脈如觸琴弦

炎症。

　　——慢性氣管炎、慢性腎炎、慢性胃腸炎、惡性腫瘤的晚期，急慢性發作性胰腺炎，慢性神經性病變如坐骨神經炎，腦神經病變，癲癇等。

　　——植物神經功能的紊亂：交感神經的興奮，腎上腺素及醛固酮的增加等。

(六)弦脈的分部及其現代臨床意義

　　弦脈的寸口分部及其臨床意義，見弦脈的臨床意義及弦脈的脈暈點章。

(七)弦脈的兼脈及其現代臨床意義

　　臨床常見弦脈的兼象脈有：浮弦脈、沉弦脈、弦遲脈、弦數脈、洪弦脈、弦細脈、弦緩脈、弦滑脈、弦澀脈、弦長脈、濁弦脈等。弦脈一般不同散脈、濡脈、弱脈等無力之脈兼脈，動脈一般不與弦脈兼脈，實脈中有弦脈

脈素因而不與弦脈兼脈。

弦脈兼脈的臨床意義：

——**弦細脈**：神經官能症、精神病、高血壓病、甲亢、交感神經異常興奮、腎上腺素分泌增多、肺病、肝脾腫大、血吸蟲病、瘧疾、黑熱病、白血病、傷寒、慢性肝炎、膽囊炎、胃炎、胃十二指腸炎、胃潰瘍、胃癌、食道痙攣等。

——**弦緩脈**：見於春季為正常脈，夏、秋多見胃、腸及下肢骨關節疾病。

——**洪弦脈**：見於部分高血壓病、感染性疾病患者。

——**弦數脈**：見於小腹痛、疝氣、先兆流產等。

——**弦濁脈**：高血壓及高血脂患者，無臨床症狀者也見駕駛員。

——**弦澀脈**：見於神經系統疾病、瘧疾等。

總之，弦脈及其兼脈臨床上以高血壓、神經衰弱、肝病、腸道疾病、高度神經興奮為多見。

(八)傳統醫學對弦脈脈理的認識

中醫認為弦脈是脈氣緊張表現，邪滯肝膽，肝失疏泄，氣機鬱滯，痰飲內阻，氣機不暢，疼痛係陰陽失和，氣為血阻，瘧疾寒熱交作，脈氣失和，均可導致脈氣的緊張而出現弦脈。若脈弦而細有力，如尋刀刃，則是胃氣竭絕之象，病多不治。

(九)弦脈的鑒別

弦脈應同長脈、緊脈、牢脈、革脈等進行鑒別。

——**弦脈**：弦脈脈氣的緊張度較大，指下挺然，端直以長，有直起直落如按琴弦之感。

——**緊脈**：緊脈亦感緊張度較大，但脈氣繃急有按捺不住的感覺，如觸壁虎尾巴在離體時刻。

——**牢脈**：是沉、長、實、大、弦五脈的兼脈，與弦脈有沉、實、大三方面的不同。

——**革脈**：革脈是芤脈與弦脈的兼脈，革脈是表面的弦而按之內部空虛。

——**脈弦如彈石**：血管硬化症，用力按血管壁及餘部下沉，脈氣不消失。脈弦按則餘部下沉不明顯，脈氣消失。這兩種弦的性質不同，在高血壓動脈硬化及肝病的脈弦之鑒別有臨床意義。

(十) 弦脈示意圖

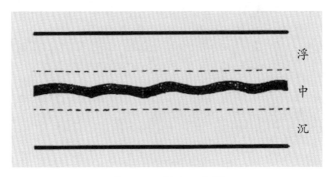

圖 34　弦脈示意圖

（十一）弦脈脈訣歌

弦 脈 歌

弓弦挺指脈為弦，瘧疾官能患肝膽。

緊如繩索左右彈，脈牢弦長沉伏間。

過於尺寸脈為長，革按鼓皮芤疊弦。

芤觸尺橈兩道邊，空似蔥管血少緣。

邊脈尺橈弦一邊，多主疼痛筋肉炎。

寸弦頭痛或咳痰，中焦炎腫尋於關。

尺弦臍下腿酸攣，脈平春暖弦而緩。

腫瘤炎症與肝膽，勁急如刃危重觀。

肝陽頭湧脈力弦，低頭出力防偏癱。

弦細多見神經官，肝膽脾胃腫或炎。

餘部皆下非脈弦，脈氣不消管硬堅。

十一、緊 脈

(一)概述

緊脈是脈管緊張度增加及脈氣繃急的複合脈。

(二)緊脈研究

歷代脈學著作中以張仲景《傷寒論·辯脈法》「緊脈者，如轉繩無常也」對緊脈的認識最為經典。張仲景在緊脈的認識上始終貫穿著與弦類似的思想，這就構成了緊脈的定義：脈弦有力，如轉繩無常之勢。

李時珍在《瀕湖脈學》中記載有「與緊脈來往有力，左右彈人手，如轉索無常，數如切繩，如紉箄線」。李時珍總結了《內經》「左右彈人手」，《脈經》「數如切繩狀」，以及朱丹溪㉙「如紉箄線」諸說。可以說就緊脈而言，李時珍是頗有心得了。

應該一提的是，唐朝孫思邈在《千金翼方》中記載有「按之短實而數，有似切繩狀，名曰緊」。孫思邈就緊脈的短、實、數的複合性認識對後世有一定影響，直至明朝李中梓在《醫宗必讀》中加以糾正。其曰：「數與緊皆急也，脈數以六至得名，而緊則不必六至，唯弦急而左右彈狀如切緊繩也。」至此緊脈才如其脈韻一樣抖去了短、實、數等假說。

筆者認為，用「切緊繩」來形容緊脈的脈勢有一定的韻味，但與切緊脈的真實脈感有很多的差異。筆者的體會

是如觸離體的壁虎尾巴，緊而繃急，極不穩定。見圖35
（當觸及壁虎尾巴時，壁虎的尾巴立即與身體斷離，離體
的壁虎尾巴將劇烈的擺動。似脈感有張力大而不穩定之
感）。

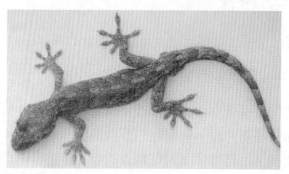

圖35　緊脈如觸離體的壁虎尾巴

（三）緊脈的現代病理解剖學原理

緊脈與弦脈的區別主要是弦脈端直以長，緊脈脈勢的
不穩定。而它們形成的原理都有相似之處，但又有其不
同，弦脈的產生因素主要是：

其一，血液對血管壁的壓力增加。

其二，脈管壁的張力增加。

其三，末梢循環阻力的增加。

緊脈的產生因素主要是：

其一，體液在沒有明顯丟失的情況下，心臟的收縮力
加強每搏輸出量的增加，心臟收縮與舒張幅度增加（心臟
收縮加強有力原因是感染因素的作用下，丘腦對心臟的調
節）。

其二，血管緊張度的增加。

其三，末梢循環阻力的增加。緊脈由神經體液的調節和前三種力的作用，產生了脈勢不穩定，如切離體壁虎尾巴的態勢。

(四) 緊脈的特澂

——緊脈的性質：緊脈特指脈象的張力增加及脈勢的不穩定。

——緊脈的指感：如觸壁虎尾巴，緊而繃急。如切轉動的繩梢（繩體在轉動，繩梢切指下）。如緊勒奔馬的韁繩。

——緊脈的兼脈：常見與浮脈、沉脈、遲脈、數脈、實脈、滑脈、澀脈兼脈。緊脈不應同弦脈兼脈，也不應同動脈兼脈，如兼脈容易混淆脈感。緊脈同微脈的兼脈也是不合脈理的。微脈是似有似無的脈，不能和脈管張力增加的緊脈兼脈。緊微兼脈見於《脈經》。

(五) 緊脈的現代臨床意義

緊脈見於各種感染性疾病的早期病人，例如腸道傳染病、破傷風、流行性感冒、支氣管炎和哮喘、肺氣腫、腦膜炎、胃腸神經官能症、癲癇、風濕性關節炎等。

(六) 緊脈三部的現代臨床意義

——寸緊：左寸緊，見於胸膜炎、心包炎、心源性哮喘、心肌病、心絞痛、左項痛等。右寸緊，見於肺炎、肺心病、氣管炎、支氣管哮喘、胸膜炎等。

——**關緊**：左關緊，見於胃腸官能症，肋神經痛、胰腺炎、脾周圍炎、左帶狀疱疹等。右關緊，見於膽囊及膽道感染、胰腺及胰頭炎症、肝炎等。

——**尺緊**：左尺緊，見於乙狀結腸炎，左附件炎、左下肢疼痛等。右尺緊，見於泌尿、生殖系感染、輸卵管妊娠破裂等。

（七）緊脈兼象脈的現代臨床意義

浮緊脈、沉緊脈、緊遲脈、緊數脈、實緊脈等見有關章節。

緊滑脈——多見低熱、嘔吐等急慢性胃腸炎及蛔蟲感染，如膽道蛔蟲症。

緊澀脈——女性不孕症，疝氣、睾丸炎、附睾炎、氣血鬱滯等。

總之，緊脈及其兼脈以感染性疾病的微循環阻力及心搏力的增加為多見。

（八）傳統醫學對緊脈的認識

中醫認為寒性收引，寒邪內侵，脈道拘急，故脈形繃急，正氣欲迅速驅邪外出，則氣血運行加快，可形成數而繃急的脈象。

（九）緊脈示意圖

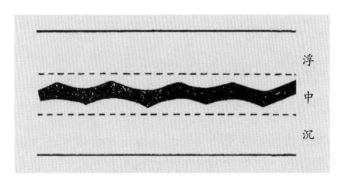

圖 36　緊脈示意圖

（十）緊脈脈訣歌

緊 脈 歌

緊切繩梢繃急掀，壁虎斷尾左右彈。
浮緊表寒沉緊裏，內外諸痛主於寒。
寸緊頭胸氣血攣，脘腹攣痛尋於關。
尺緊陽虛肢痛冷，臍下寒濕後繼難。
緊滑脈主胃腸寒，上吐下瀉與睪堅。
表寒內熱脈緊數，清裏解表青龍煎。
左寸脈緊多氣短，風寒束表頭目眩。
右寸脈緊心肺患，氣結血瘀通在先。
左關脈緊胃脘痛，右關脈緊痛肋間。
左尺脈緊寒腰腿，右尺緊脈頻尿煩。
六部脈緊風癇症，角弓反張口流涎。

十二、滑　脈

(一) 概述

滑脈特指脈流利度增加的單因素。

(二) 滑脈研究

滑脈的指感標準，《脈經》說：「往來前卻，流利輾轉，替替然，與數相似。」歷代醫家對《脈經》就滑脈的「流利」一說，尊為權威，翻開歷代脈學著作，滑脈指感皆同《脈經》的流利。

明朝的李時珍在《瀕湖脈學》中言滑脈時說：「滑脈往來前卻，流利輾轉，替替然，如珠之應指，漉漉如欲脫。」李時珍贊同王叔和對滑脈流利的認識，反對滑脈中有數脈的看法，提出滑脈有「珠之應指，漉漉如欲脫」則是後人「如盤走珠」的初說。

事實上滑脈僅是血行的流利，絕不是脈象頻率的改變，滑脈中沒有數脈的成分。如有則是滑脈與數脈的兼脈。

(三) 滑脈的現代病理解剖學原理

滑脈的產生與外周阻力的銳減、心收縮力的加強、血管的彈性回縮力的增加有直接的關係。心臟大力收縮，血流流速加快，外周阻力降低，導致血行前方無阻礙，血管的彈性回縮（包括微循環血管的收縮）則形成血流共振的

態勢。血管內的血流前行是心臟的動力作用，只有在血行阻力小、血流加速時才會出現血流的前卻和回暈，這又是血管彈性回縮的作用。

諸力作用的結果則形成脈感的滑動，如盤中走珠、荷露、鐘擺的韻味。

——**健康人生理性滑脈**：血管的彈性好，心輸出量正常，外周阻力小的情況下出現。

——**病理性滑脈**：末梢血管擴張、動脈彈性模量減少、血管內膜壁光滑、血液黏稠度降低的情況下產生。

——**妊娠性滑脈**：體內激素（孕激素）水平增加，末梢血管擴張，心輸出正常或稍增加。妊娠性滑脈的特點是左寸脈、右尺脈、右關脈或右關尺脈脈浮滑，形成三點共振態勢。妊娠性滑脈與月經、排卵時滑脈在脈感上不易鑒別，它們的原理是：

❖心輸出量有增加，左寸脈浮滑。

❖子宮及盆腔的血供增加，右尺脈浮滑。

❖肝解毒工作加強或門靜脈回流增加的右關尺浮滑脈。

傅聰遠[30]由觀察捐血員或正常人飲酒後心血管功能改變並引出滑脈，這種滑脈則有心輸出量減少的特點，與病理性滑脈相似。並用靜脈輸入右旋糖酐溶液或靜脈點滴擴血管藥物桑寄生提取液等，所產生的實驗性滑脈與生理性滑脈所具備的心血管特徵相同。

另外，李浩然[31]對滑脈進行觀察與研究，發現病人在發熱將汗之際的滑脈出現率占 95.8%，支氣管咯血、肺結核、腎結核、潰瘍病等患者出血之前均是滑脈。並發現高熱病人在退熱後 2～3 天內有滑脈者均再發熱。在菌痢、肺

結核、尿路感染及慢性腎炎等患者，即使臨床治癒而脈滑者均非痊癒。

（四）滑脈的特徵

——滑脈的性質：特指脈形流利的單因素。

——滑脈的指感：應指流利，有盤中走珠、荷露、鐘擺之韻。見圖 37（荷葉上露水珠蕩漾滾動）。

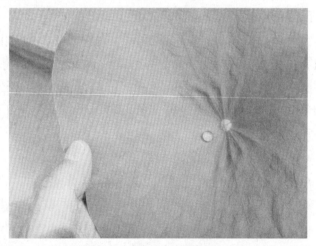

圖 37　滑脈如荷露之韻

——滑脈的兼脈：作為脈滑的因素能同許多脈象兼脈。常見有：浮滑脈、沉滑脈、散滑脈、細滑脈、滑數脈、實滑脈、弦滑脈、滑緩脈、滑遲脈、弱滑脈、虛滑脈、長滑脈、短滑脈、風滑脈、洪滑脈、濡滑脈等。滑、澀脈之間不應兼脈，因為她們脈性相反。滑、動脈不應兼脈，因為動脈有滑脈的脈素。

（五）滑脈的現代臨床意義

滑脈臨床上常見各種原因導致的貧血，肝臟疾病（如肝硬化、肝癌、重症肝炎），風濕性疾病，系統性紅斑狼瘡的活動期，白血病，惡性腫瘤，妊娠高血壓，急性感染性疾病，食物中毒、急性胃腸炎，急、慢性腎炎的浮腫期，各種發熱病人或發熱病人的汗前，休克病人的微血管擴張期，排卵或妊娠、女子午休後，男子射精前及遺精後均可出現滑脈。

臨床實踐證明，脈滑是有部位之分的。

（六）滑脈分部的現代臨床意義

——**寸脈滑**：見於心、腦、肺、氣管支氣管、胸部、咽部感染性疾病，過敏性疾病的發熱期和疾病的恢復期，也見腦出血前後，甲狀腺機能亢進，甲狀腺腫，頸淋巴結腫大等。

——**關脈滑**：見於肝、膽、胰、胃、腎、十二指腸炎症的早期及恢復期，也見嘔吐，腫瘤，脾機能亢進，頸淋巴結腫大，妊娠，排卵，午休後等。

——**尺脈滑**：見於腸道，泌尿、生殖、前殖腺，下肢的炎症、出血、淋巴結腫大等。

——**左寸脈滑**：見於左腦出血，左耳鳴，左鼻竇炎，心肌炎，心內膜炎，心包炎，左肺氣管支氣管炎，左胸膜炎，月經期，妊娠、排卵、午休後等。

——**右寸脈滑**：見於右腦出血，右耳鳴，右鼻竇炎，右肺氣管支氣管炎，右胸膜炎，咽炎等。

——**左關脈滑**：見於脾、胃、膽、胰、左腎、左腎上腺炎症，腫瘤及腫瘤的全身轉移，長期低熱等。

——**右關脈滑**：見於肝膽、膽道、胰腺、胰頭、十二指腸、右腎、右腎上腺炎症，腫瘤、結石等。

——**左尺脈滑**：見於乙狀結腸炎，左輸尿管結石，左附件腫塊等泌尿生殖系及左下肢炎症、結石、出血、疼痛等。

——**右尺脈滑**：見於右輸尿管結石、右附件炎症腫塊及泌尿生殖系、左下肢病變、妊娠等。

——**左寸右關尺脈滑**：見於女子月經、排卵期及午休後，也見於早中期妊娠。女子妊娠絕不能僅從左寸、右關尺脈滑定論，左寸、右關尺脈滑必須排除妊娠等。

（七）滑脈兼象脈的現代臨床意義

——**細滑脈**：見於神經衰弱，癲癇，腦部感染，腦外傷及中毒，腸胃不佳等。

——**散滑脈**：見於腦中風患肢側脈象。

——**滑緩脈**：若營衛充實則為健康脈象，病則多見內熱。

——**弱滑脈**：多見於泌尿生殖系統感染性疾病。

——**風滑脈**：見於出血性腦中風。

——**濡滑脈**：見於耳源性耳聾、迷路炎及暈車暈船等。

——**浮滑脈**：沉滑脈、滑遲脈、滑數脈、虛滑脈、實滑脈、長滑脈、短滑脈等兼脈見各章。

(八)傳統醫學對滑脈脈理的認識

中醫認為實邪壅盛而正氣未虛，正邪交爭，氣實血湧，故脈往來流利。

(九)滑脈示意圖

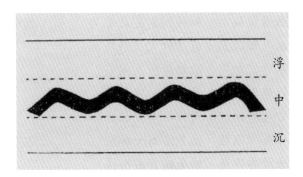

圖 38　滑脈示意圖

(十)滑脈脈訣歌

滑　脈　歌

盤中走珠似脈滑，血行流利代謝加。
上見咳吐下炎症，古把滑脈定有娃。
左寸脈滑心悸煩，右寸脈滑胸肺炎。
關滑宿食肝脾熱，尺炎生殖泌尿前。
弦滑痰火耳鳴聾，氣滯血瘀肝脾腫。
痰厥頭痛肢節冷，婦科炎症難妊娠。
脈細滑數肝虧陰，癔症精神或官能。

食厥中焦脈滑實，腹腔腫塊秘便赤。

濡滑脈主暈車船，支擴肺癆支肺炎。

顱內疾患脈細滑，精神萎靡面失雅。

脈滑無力濁便頻，妊娠子癇頻發痙。

左寸脈滑心經痰，狂躁中風或錯亂。

左關脈滑肝炎脾，肋脹體倦心煩急。

左尺脈滑臍下炎，泌尿、生殖炎列腺。

左寸脈滑膈胸炎，肺痛胸水炎氣管。

右關脈滑肝膽熱，舒清肝火後滌痰。

女子脈滑需細辯，瞼紅排卵及經前。

瞼白行經與經後，休把滑脈與孕連。

左寸右尺滑閉經，理化檢查定妊娠。

男左脈大滑數強，反見右弱女褓繈。

右尺脈滑右腹患，闌尾回盲右附件。

十三、澀　脈

(一) 概述

澀脈特指脈形的不流利，是血行澀滯的單因素。

(二) 澀脈的研究

考歷代脈學著作，唯《察病指南》對澀脈的記載最符合澀脈的形象標準：「如輕刀刮竹。」此書最為簡明並形象地道出了澀脈的指感形象性韻味和標準。餘書皆因《脈經》對澀脈的解釋不夠精確而被誤導。《脈經》載「細而遲，往來難且散，或一止復來，一曰浮而短，一曰短而止」。顯然《脈經》中澀脈的細、遲、散、結、浮、短僅是澀脈的兼脈，而不是澀脈的必備脈素。

近年吳鴻洲主編《一百天學中醫診斷》認為澀脈脈素為「細、遲、短」。考其原因，可能是澀脈的脈形特殊，指下實難體會與掌握，因而諸子百家難以言狀，不得不借許多輔助條件加以說明。

《脈經》作為「寸口脈」的範文，後世脈學有所摘錄，這是中國文化人引經據典的習俗。

(三) 澀脈的現代病理解剖學原理

澀脈是脈行澀滯為主要特徵的脈象。臨床上絕大多數病人其心電圖的表現為心房纖維顫動，也見部分室性及房性早搏及Ⅱ型房室傳導阻滯。

此類病人的心排血量明顯下降，外周阻力增加，血管的順應性也降低，同時心血管的功能也有明顯的損害，其表現為：①心律不整；②脈動強弱不等。血行澀滯將是一種綜合因素：①心功能不足和心排血量的減少或心率的減慢；②血容量的嚴重不足；③微循環的障礙；④血液黏滯度增高等。

（四）澀脈的特徵

——**澀脈的性質**：脈形不流利的單因素。

——**澀脈的指感標準**：血行澀滯，其韻如「輕刀刮竹」這種竹子的表面一定是不光滑。見圖39。

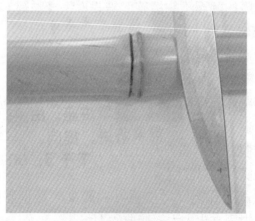

圖39　澀脈如輕刀刮竹

——**澀脈的兼脈**：澀脈為綱領性單因素脈象，它能同許多脈象進行兼脈。常見兼脈有：浮澀脈、沉澀脈、緊澀脈、澀數脈、澀遲脈、弦澀脈、細澀脈、弱澀脈、長澀脈、短澀脈、濁澀脈、結澀脈等。

(五) 澀脈的現代臨床意義

主要見有效血容量的不足、微循環的障礙及心血管的功能不足或嚴重的心臟疾病。常見有：各種嚴重的心臟病，重病導致的水電解質紊亂、重度脫水、慢性消耗病人的晚期，休克病人的微血管淤血期等。

(六) 澀脈分部的現代臨床意義

——寸脈澀：腦、心、肺的功能不佳及其供血不足，記憶力下降，胸悶，耳聽力下降，心臟的器質性病變等，腦中風病人的腦損害。

——關脈澀：胃腸功能的低下，慢性胃及十二指腸疾病，肝、膽功能的不足，慢性胰腺炎，免疫力低下，中醫的肝氣淤滯等。

——尺脈澀：慢性腸道疾病，月經淋漓、量少或延期，更年期，小便不盡，下肢骨關節病變，不孕症，老年性便秘。

——左寸右關尺脈澀：左腦中風、右半身偏癱。
——右寸左關尺脈澀：右腦中風、左半身偏癱。

(七) 澀脈兼象脈的現代臨床意義

——浮澀脈：多見水、電解質紊亂，輕度缺水，心臟傳導功能失常性心臟病，病毒性心臟病等病人脈象。

——沉澀脈：肺膿腫、大葉性肺炎、肺吸蟲、肝脾腫大、肝癌、膽囊炎、結石、月經不調、生殖器炎症、囊腫、腫瘤、內膜移位等。

——**澀遲脈**：見於各種貧血、如缺鐵性貧血、巨細胞性貧血、溶血性貧血、再生障礙性貧血等。

——**澀數脈**：見於嚴重的心臟病，嚴重感染性疾病的微血管障礙如感染性休克等。

——**長澀脈**：見於腸道疾病、婦科病等。

——**短澀脈**：貧血、血淤性疾病，臟器的缺血等。

——**緊澀脈**：氣血鬱滯，寒冷嚴重凍瘡病人等。

——**弦澀脈**：神經系統疾病、肝病、瘧疾等。

——**澀緩脈**：見於各種腸道疾病、食道疾病、關節病變等。

——**細澀脈**：陰虛血虧及血滯等。

——**弱澀脈**：見於嚴重的貧血、血滯等危症。

——**濁澀脈**：見於心、腦血管疾病。

——**結澀脈**：見於心臟疾病。

(八) 傳統醫學對澀脈脈理的認識

中醫認為精虧血少，脈道失於濡養，血行不暢，脈澀滯無力，痰食膠固，氣滯血淤，阻滯氣機，血行艱澀不暢脈澀而有力。

(九) 澀脈示意圖

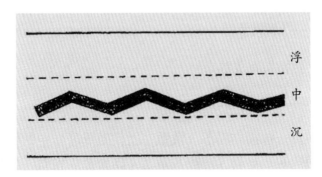

浮

中

沉

圖 40　澀脈示意圖

(十) 澀脈脈訣歌

澀 脈 歌

輕刀刮竹澀來難，浮沉不別有無間。
澀緣血少或傷津，休克血瘀病頭心。
寸澀心痛腦血瘀，肝膽胰胃澀關區。
尺傷津血盆腔內，多見瘀痛與寒虛。
肝膽炎腫脈細澀，腹滿絡脹面灰色。
產後感染脈澀弦，惡露難盡眼昏倦。
虛澀脈見症官能，全身不適睡不沉。
營虛血少脈澀緩，人無精神四肢寒。
胸悶心痛脈澀亂，朝發夕死生命短。

十四、洪　脈

(一)概述

洪脈特指脈象的來勢大。

(二)洪脈研究

作為一種獨立脈形，洪脈在歷代脈學著作中的稱謂是不盡相同的。早有《內經》謂之「鉤脈」，也有「大脈、洪大脈」的稱法。《脈經》後則以洪脈或洪大脈稱之。真正將「鉤脈、大脈」稱為洪脈的仍然是《脈經》。

在指感標準上洪脈也有一部發展史，《內經》謂「累累如連珠，如循琅玕」，如「鉤」。《外科精義》言：「如洪水之波濤湧起，浮沉取之有力，其中微曲如環如鉤，故夏脈曰鉤，鉤即洪脈也。」李時珍《瀕湖脈學》言：「洪脈來時拍拍然，去衰來盛似波瀾。」《脈訣匯辨》言：「狀如洪水，滔滔滿指。」《脈語》❸❷言：「如江河之大，若無波濤洶湧不得謂之洪。」《三指禪》❸❸言「水面上波翻浪湧」等。

縱觀古代脈學著作，各家就洪脈的來勢和去勢加以解說，並多以波濤洶湧的態勢來形容洪脈的脈勢，其中也常常概括有脈的脈勢、脈位、節律，脈的頻率、脈力，脈的大小甚至脈的遲數。事實上洪脈論脈勢僅是來勢的大，並無需附加條件。論脈位，洪脈浮沉皆有脈。論節律，洪脈可律不整。論頻率，洪脈可數可不數。論脈力，洪脈的脈

力大不如革、弦，至少脈力一定要大於虛脈。論脈的大小，洪脈之大，其管徑並不能超過實、濁等脈。諸上都沒有抓住洪脈的特點。

近代有脈學家提出：「洪脈即是大脈。」此語並非完全正確。筆者認為：洪脈僅是大脈的一種，而不單是大脈。單以大脈稱洪脈則失去了波濤洶湧之勢，來盛去衰之韻。另外歷代脈學專家也絕不會棄「大」而獨遵「洪」。「脈大」給筆者的印象是：①脈力必強；②管徑必粗；③脈體可長；④脈的振幅大；⑤脈的來勢強。顯然洪脈脈力，其大不如革、弦。管徑大，不超實、濁。脈長，超不過長脈。振幅之大，難超於緊。洪脈的大唯獨在於脈的來勢強，這是洪脈獨特於他脈的地方。生活中，我們發現：當在短脈章中的實驗，高速地水流快速流過軟管時，水管的尾端可快速地擺動，而拋出的水流恰如洪脈的韻味。朱氏《中醫脈診學》在言正常人夏季大脈時說：「脈體寬大，但無脈來洶湧之勢。」他指的是特定環境和正常人的生理脈象而非病脈。臨床上也見部分瘦高個或虛熱的病人有大脈。

近代脈學著作《中華脈診的奧秘》言：「脈形滿大而鼓，狀如洪水，來盛去揚，三部皆然。」「來盛去揚」的「揚」有向上的力感，有《內經》的「鉤」意。

(三) 洪脈的現代病理解剖學原理

——在機體抵抗力尚高的前提下，各種致病因數導致的心功能亢盛狀態下的心臟每搏輸出量的增大，脈壓差的增大。

——外周血管的阻力降低，血流速度的加快。

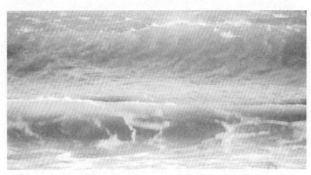

圖 41　洪脈如江河之水波濤洶湧

——脈管的管徑增大。

（四）洪脈的特徵

——洪脈的性質：洪脈單指脈來勢大的單因素。

——洪脈的指感：勢如波濤洶湧之水沖，韻有來盛去衰之悠長。若初醉酒壯漢的脈。

——洪脈的兼脈：洪脈能同許多脈象進行兼脈，但不能同澀脈、細脈、濡脈、微脈、散脈、牢脈、伏脈、動脈等兼脈，這是洪脈的脈理所決定的。又因為洪脈中有浮脈、沉脈的脈素，因而洪脈也不應再同浮脈、沉脈兼脈。常見洪脈的兼脈有洪長脈、實洪脈、洪滑脈、洪弦脈、洪緊脈、洪數脈、洪代脈、濁洪脈等。但洪脈的浮、沉成分尚有成分多少之分，望讀者注意觀察因為洪脈浮沉成分的多寡，與病情的輕重、病程的長短及其辨證關係有關。

（五）洪脈的現代臨床意義

洪脈必須是在機體的抵抗力尚好的前提下方可產生，

它是機體的一種亢奮狀態。常見各種傳染性疾病，嚴重的感染性疾病，如高熱等。也可見風濕系性心臟病的二尖瓣或主動脈瓣關閉不全，先天性心臟病，如動脈導管未閉等，甲狀腺機能亢進，飲酒或夏天炎熱劇烈運動等。

（六）洪脈寸口分部的臨床意義

——**寸脈洪**：多見腦組織感染性疾病，頭面部感染性疾病，上呼吸道感染，咽炎，口腔炎，牙齦炎，鼻炎，鼻竇炎，扁桃體炎，腮腺炎，淋巴結感染，甲狀腺機能亢進，先天性心臟病，肺部、胸腔感染等。

——**關脈洪**：常見肝膽系統感染，膽道感染，急性胰腺炎，脾周圍膿腫，多見眼部不適，口腔炎症、口臭等。

——**尺脈洪**：常見小腸、泌尿、生殖系統及下肢炎症，健康老人高壽等。

——**左寸脈洪**：多見口舌生瘡，急性結膜炎，心包炎，先天性心臟病，左腦組織感染，咽炎、扁桃體炎，左肺部感染等。

——**右寸脈洪**：多見肺、支氣管感染，右腦組織感染，右鼻竇炎，右中耳炎等。

——**左關脈洪**：多見各種嘔吐、腹脹，脾周圍炎全身淋巴結炎等。

——**右關脈洪**：多見膽囊炎、膽道感染，胰頭炎，肝膿腫，右膈下膿腫，肝硬化腹水等。

——**左尺脈洪**：多見小腸急性炎症，附件炎，乙狀結腸炎，泌尿、生殖系統感染，臀部及左下肢感染等。

——**右尺脈洪**：多見性欲亢進，遺精、早洩，右附件

炎等。

(七) 洪脈兼脈的現代臨床意義

洪長脈：見於高熱，傳染性疾病，感染性疾病等。

洪滑脈：見於上呼吸道感染，氣管、支氣管炎，心腦血管疾病，感染性疾病等。

洪弦脈：見於部分感染性疾病及心腦血管疾病。

洪數脈：見於早期感染性疾病。

實洪脈：多見於早期傳染性疾病及精神病病人等。

濁洪脈：見於心血管疾病及其合併感染性疾病患者，也見於高血脂病人的酒後。

洪緊脈：見於化膿性感染病人及肺、支氣管感染病人。

洪代脈：見於感染合併心臟病患者。

(八) 傳統醫學對洪脈脈理的認識

中醫認為內熱充斥，氣盛血湧，脈道擴張、脈勢洶湧，故脈洪。但久病正虛，虛陽浮越則見危象。

(九) 洪脈示意圖

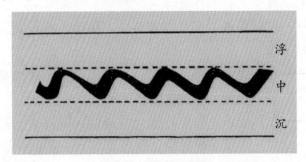

圖42 洪脈示意圖

(十) 洪脈脈訣歌

洪 脈 歌

脈洪盛來指下飈，波濤迫岸逐浪高。

脈實浮沉大弦長，濁血渾厚似泥漿。

虛浮大軟革鼓皮，弦似弓弦緊勒繮。

寸洪心火上焦炎，胸痛咳痰與哮喘。

肝火胃虛關內洪，腎虛陰火尋尺中。

洪大脈見胃火沖，耳鳴齒腫牽頭痛。

洪滑脈見腦中風，右肢癱灶左寸中，

腦幹全癱雙寸裏，活也阿斗與死同。

脈洪無力陰津傷，邪盛不虛洪大強。

左寸脈洪上焦炎，咽紅齦糜紅舌尖。

胸痛痰稠右寸洪，攝片診排肺胸膿。

左關脈洪虛熱胃，頸部淋巴網織內。

右關脈洪移濁音，嘔血蛙腹怒青筋。

左尺脈洪肛周瘍，右尺關洪性慾強。

雙寸皆洪熱肺心，肝膽脾胃熱關尋。

雙尺皆洪正氣旺，八十老人不扶杖。

十五、革　脈

(一) 概述

革脈特指芤脈與弦脈的兼脈。革脈即有芤脈的中空，又有弦脈的上弦，可形象描述為「如按鼓皮」。

(二) 革脈的研究

歷代脈學著作中，首先描述革脈的是張仲景。

其著《傷寒論・平脈法》載有「脈弦而大，弦則為減，大則為芤，減則為寒，芤則為虛，虛寒相搏，此名為革」。脈學大家王叔和在論述革脈時，將牢脈誤認為是革脈，在歷史上產生了一定的負面影響。其曰：「革脈有似沉伏，實大而長微弦。」歷史上的革、牢不分，究竟是王叔和的錯誤還是歷史的滄海桑田，一時我們難以推論。但王叔和的脈學成就是名冠於歷代脈家的，他不可能出現那樣的是非錯誤，何況《脈經》是著重參考於仲景脈法的。後世脈學著作圍繞著革脈的兩種不同說法，產生了兩種並行相悖的脈派。當然仲景的正確定論仍然是歷史的主流。李時珍的《瀕湖脈學》傳播最廣，其在論述革脈時就簡化了張仲景的革脈，其曰：「革脈弦而芤，如按鼓皮。」這也是張氏革脈成為歷史主流的另一原因。

(三) 革脈的現代病理解剖學原理

——血容量的嚴重不足。

——血管的彈性降低。

——外周阻力的增加。

——內臟牽涉性神經病。

(四)革脈的特徵

——革脈的性質：特指芤弦脈的兼脈，是浮大中空而上邊實的複合脈。是一種邊脈與芤脈的兼脈形式。

——革脈的指感：管壁弦而中空浮大，如按山東大蔥蔥管白。見圖43。古人言：「如按鼓皮。」

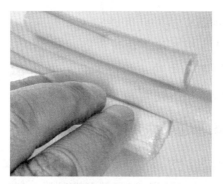

圖43　革脈如觸山東大蔥的蔥管白

——革脈的兼脈：革脈的兼脈僅見於與脈的脈律或脈率的兼脈。如革數脈、革遲脈、革代脈等。

(五)革脈的現代臨床意義

革脈多見於感染性疾病，神經性疼痛，失血，抽搐，痙攣，婦女月經不調，流產等疾病。臨床上也見心肌梗塞，內臟腫瘤，肝膽疾病等。

（六）革脈分部的現代臨床意義

大量的臨床實踐告訴我們：革脈有三關分部的異同，我們必須進一步加以總結。它的原因可能是：病變由神經的傳導，受刺激的神經與寸口脈分屬臟器的神經脊髓節段相鄰，而產生這種特異的脈感。是一種芤脈與上邊弦脈的兼脈形式。

——**寸脈革**：多見頭、心、心肌、心包膜、胸腔、胸壁、胸膜、肌肉與神經的無菌性炎症合併痙攣、缺血、失水性病變。

——**關脈革**：見於肋間神經炎，肝、膽、胰、胰頭病變，脾周圍炎，腎周圍炎症性病變。

——**尺脈革**：見於小腹痛，月經淋漓不盡，流產、產後出血，下肢抽搐、痙攣等。

（七）革脈的鑒別

革脈應同芤脈、邊脈進行鑒別。革脈與芤脈的共同特點：同是中空脈。革脈與邊脈的共同特點：同屬邊實脈，但芤脈與邊脈無需鑒別，這是因為它們的脈感有明顯的差別。

——**革脈**：中空、邊實，但革脈的邊實多是指由上而下的方向，而不能指左、右的方向，這種邊必須是弦邊。

——**芤脈**：中空，在左右方向有時能觸及兩道不弦的柔邊。

——**邊脈**：無中空。它在左右方向有一側是線狀的邊也可是弦邊。同時另一寸口也常有相應的邊脈出現。

(八) 傳統醫學對革脈脈理的認識

中醫認為人體的亡血失精，脈道失去充盈則按之空虛，陽氣無所依附而外越，則輕取弦力而中空。

(九) 革脈示意圖

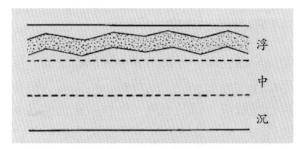

浮

中

沉

圖 44　革脈示意圖

(十) 革脈脈訣歌

革 脈 歌

脈革形如按鼓皮，中空上弦主寒虛。

邊無中空尺橈線，芤見中空二柔邊。

革主疼痛無菌炎，陰虛陽越精血減。

女人崩漏或流產，男子營虛或夢歡。

左寸脈革心悶悸，胸前牽痛病心肌。

右寸脈革胸肺炎，症見肋痛與咳喘。

左關脈革脾胃虛，脘腹脹滿身怠疲。

右關脈革病肝膽，心煩不適胃嘔酸。

左尺脈革陽必虛，腎虛腰酸小便逼。

右尺脈革病婦科，右下腹痛急症多。

十六、牢　脈

(一) 概述

牢脈特指沉、弦、實、大、長五脈的兼脈。

(二) 牢脈的研究

唐朝孫思邈在《千金翼方》中將革脈改為牢脈，至此革脈、牢脈涇渭分明。歷史上革脈、牢脈的糾纏在偉人的筆下按說已經解決，但是不然，後世脈法仍然就革、牢脈有紛紜的看法……

歷史上對牢脈脈素認識較全面的是李中梓，其在《醫宗必讀》中言：「兼弦長實大之四象合為一脈也，但於沉候取之。」至此，牢脈的五大脈素：弦、長、實、大、沉已被認識清楚。

中醫認為革脈浮大中空而邊實，它的病理是：內虛表實。牢脈弦長實大內沉，脈理是：內實表寒。兩脈有表裏虛實的原則區別。《脈學輯要》❸言：「革者浮緊無根之極，牢者沉堅有根之極，當以此辨之。」

總之，牢脈是有牢固而堅，而革脈的脈理則為虛寒相搏、內虛上弦，故有「如按鼓皮」的比喻。

(三) 牢脈的現代病理解剖學原理

——血管壁的彈性降低、硬化、血容量充足。

——血管外周阻力的增加，如高血壓病、血管緊張度

的增加、痙攣等。

——心搏出血量的增加。

(四) 牢脈的特徵

——**牢脈的性質**：牢脈是沉、弦、實、大、長五種脈素的複合脈。

——**牢脈的指感**：如按瘦女子手背中指掌肌腱。

——**牢脈的兼脈**：牢脈常見有脈的至數及節律方面的改變。

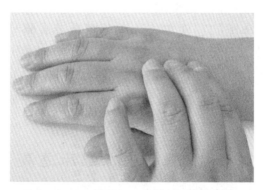

圖 45　牢脈如觸女子手背中掌肌腱

(五) 牢脈的現代臨床意義

牢脈多見動脈硬化，高血壓，組織器官的嚴重淤血，腫瘤及部分代謝性疾病等。常見有高血壓、冠心病、腦血管意外，也見部分感染性疾病的抽搐，靜脈曲張，周圍神經炎，化膿性感染，肝內腫瘤，腎病綜合徵，尿毒症，慢性潰瘍，結核等。

(六)牢脈寸口分部的現代臨床意義

牢脈脈沉，分部之牢臨床有之，但不易掌握，臨診時應注意病部與健部脈氣的異同。

事實上，牢脈脈形的確診主要是寸口脈的整體脈牢，一般牢脈的寸口分部多是脈暈點的異同，也就是說在牢脈脈體上尋找脈位的、脈暈的、脈獨的獨異變化是掌握牢脈三部分部的有效方法。

值得一提的是：牢脈雖然是沉屬，但其三部（脈暈點）可以獨浮牢、獨牢伏。

至於牢脈的三部主病：主要應參考人體寸口脈分屬表，一般浮而大的脈暈點多見臟器的體積增大、功能亢進，如腫瘤等。體積小的脈暈點多見臟器的體積縮小、功能的減退、慢性疾病等。如脈牢雙關下與尺上脈沉無力可見腎病等。詳見脈暈點章。

(七)牢脈兼脈的現代臨床意義

牢脈常見兼脈有牢緩脈、牢遲脈、牢數脈、牢結脈、牢代脈等。在三部分屬上可見浮牢脈、牢無力脈、牢伏脈等。歷史上脈學著作中常見牢脈的浮脈、沉脈、大脈、實脈、弦脈、長脈的兼脈等。

筆者認為：牢脈本身就是沉、弦、實、大、長五脈的複合脈，再分別同此五脈兼脈是不符合脈理的，古人無非是表示牢脈的某一成分的比例大些，事實那還是牢脈。至於浮脈與牢脈的兼脈是不合脈理的。但可見牢脈體上三部的獨浮，這又是臨床所常見的。

——**牢緩脈**：見於下肢的慢性壓迫性病變，如慢性椎間盤突出症同側脈象。

——**牢遲脈**：見於慢心率心臟病，如竇性過緩的冠心病、慢性風濕病、四肢潰瘍病、脈管炎、凍瘡等。

——**牢數脈**：少見於臨床慢性感染性疾病，也見失血性疾病的危象。

——**牢結脈**：見於血管硬化及其心臟病，如冠心病的心律不整等。

——**牢代脈**：見於重症心臟病等。

(八)傳統醫學對牢脈脈理的認識

牢脈見於陰寒內積，陽氣沉潛，脈氣內困。

(九)牢脈示意圖

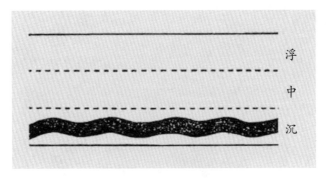

圖 46　牢脈示意圖

（十）牢脈脈訣歌

牢 脈 歌

沉弦實大長脈牢，陰寒陽潛內積敲。

革脈芤弦疊位浮，革虛牢實脈位殊。

鬱血硬化患癌腫，腎病風痙與瘍毒。

左牢尋病心腦管，右查關屬胰膽肝。

關尺脈牢胰腸腎，泌尿生殖尺牢堅。

十七、細　脈

（一）概述

細脈特指脈道細的單因素。

（二）細脈研究

歷代脈學著作中，以《脈經》最早把小脈、微脈規範為細脈。其載有「小大於微，常有，但細耳」。在《脈經》以前許多脈學著作多是小、微、細脈不分或沒有把細脈單元化。

脈象的大小，多與脈力的強弱、脈管管徑的粗細、脈位的浮沉、脈的長短互聯。而脈細僅只是脈管管徑細的單因素。《脈經》以前以小代細只是對細脈的形象描述方式問題，細小的結合或棄小而獨謂細或小微而綜合為細，這將是細脈發展的必然趨勢。

縱觀古代脈學著作，將細脈加入許多附加條件的有之，但細脈最終還是揚棄了脈力、脈的流速、脈的彈性、脈的長短等附加條件而獨成一脈。這些附加的條件則另成濡（浮柔細軟）、弱（沉細無力）、微（細而無力、似有似無、在中位）等，這也證明中醫脈學是一部不斷發展與完善的學科。

脈細細到多細為細？脈粗粗到多粗為粗？明朝時期吳鶴皋在《脈語》中說：「小脈（細脈）形減於常脈一倍。」

細脈是正常脈的一半，這是細脈的標準。如果排除脈氣與脈暈的因素，把細脈界定在 1.5 毫米以內，這應當是細脈的域值。比正常脈略細或略大於細脈則應是細脈的泛指了，它是指脈道的不粗，與細脈是兩回事。

(三) 細脈的現代病理解剖學原理

——血液及體液的不足導致脈管不被充盈。

——心臟每搏輸出量的減少（以上多見脈力的減弱）。

——脈管的收縮（多見脈力的增加）。

——神經支配血管的功能失調或神經系統病變而導致的血管神經性功能失調，也見長期精神緊張而導致的脈管痙攣。

——縮血管藥物的作用。

(四) 細脈的特徵

——細脈的性質：特指脈道細的單因素。

——細脈的指感：如觸細線，如觸頭髮。見圖 47❷。

——細脈的兼脈：可組成細脈類和兼象於其他脈素。細脈可同浮脈、沉脈、滑脈、緊脈、澀脈、緩脈、短脈、遲脈、數脈、弦脈等兼脈。但不應再同濡脈、弱脈、微脈兼脈，因為這些脈象都是以細脈為主要脈素。細脈原則上不應同實脈、洪脈、濁脈等大脈類兼脈，也不應再同虛脈兼脈，事實上，虛細脈也還是濡脈而已。

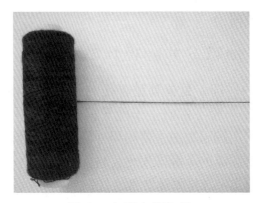

圖 47　細脈如觸細線

(五) 細脈的現代臨床意義

細脈在臨床上常見有：

——血容量的不足，常見大出血，機體在嚴重失血的應激狀態下，由血管的收縮而達到血壓的維持，一般出血量占總量的 1/4 時多可出現細脈。如消化道大出血，大咯血，鼻出血，宮外孕出血，外傷性大出血等。

——心臟低排血量性疾病，如心肌梗塞，心瓣膜的高度狹窄，心包積液，狹窄性心包炎，嚴重的心肌病變及心力衰竭等病變。

——早期的休克，如低血容量休克，心源性休克，中毒性休克的微血管障礙。

——慢性病變，如慢性營養不良，長期的神經衰弱，肝臟的慢性病變，高腎素性高血壓，劇烈的疼痛，精神緊張等。

——神經系統的病變，支配血管的神經功能減弱而導

致的血管變細。

(六)細脈分部的現代臨床意義

細脈的「細」是橈動脈管徑的細，在這種意義上來說，橈動脈一般不會發生一段管徑細一段管徑粗的怪現象。但臨床上細脈脈道上會出現寸關尺三部脈氣不等同的現象，這種脈氣的不等同變化，實際上，僅是細脈的脈暈點脈象的變化，詳見脈暈點章。

(七)細脈的鑒別

細脈應當與微脈、濡脈、弱脈進行鑒別，因為它們同屬細脈類。鑒別點在於它們的脈位不同和脈力不盡相同。

——**細脈**：脈位居中，脈細如頭髮，觸感明顯。

——**濡脈**：脈位居浮，脈細柔軟，輕觸可得，按之則無。

——**弱脈**：脈位居沉，脈細柔弱，沉取始得，舉之則無。

——**微脈**：脈位居中，脈細無力，模糊不清，似有似無的脈感。

(八)細脈兼脈的現代臨床意義

——**浮細脈**：見於機體臟器血供不佳、體能低下、外寒內熱的病人、神經功能紊亂等。

——**沉細脈**：見於性消耗性疾病、神經官能症、精神病的恢復期、慢性胃腸疾病等。

——**細滑脈**：見於神經衰弱、癲癇、腦部感染、腦外

傷及中毒、腸胃不佳、糖尿病等。

——**細澀脈：**見於各種陰虛血虧和血滯，如各種貧血等。

——**緊細脈：**見於各種寒痛、痙攣、風濕等。

——**細緩脈：**見於慢性腸道疾病、風濕病、下肢虛寒症、婦科炎症等。

——**細短脈：**見於氣血雙虧，如慢性貧血、消耗性疾病、糖尿病等。

——**細遲脈：**見於部分植物神經功能紊亂、腦皮質功能失調、腸胃功能及子宮宮縮乏力等。

——**弦細脈：**見於神經官能症、精神病、高血壓病、甲狀腺機能亢進、交感神經異常興奮、腎上腺素分泌增多、肝脾腫大、血吸蟲病、瘧疾、黑熱病、白血病、傷寒、慢性肝炎、膽囊炎、胃炎、胃十二指腸炎、胃潰瘍、胃癌、食道痙攣等。

——**細數脈：**見於各種貧血、結核、神經功能紊亂、神經衰弱、精神分裂症、膈肌痙攣、心臟疾病、胃部疾病、血液病、腳氣病、糖尿病等。

(九) 傳統醫學對細脈脈理的認識

中醫認為：血虛導致脈管不能充盈；氣虛無力鼓動於脈；濕邪困阻脈道。故脈細如線，軟弱無力。

(十) 細脈示意圖

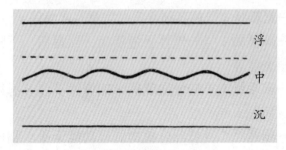

浮

中

沉

圖48　細脈脈示意圖

(十一) 細脈脈訣歌

細 脈 歌

脈細如線沉浮顯，陰陽氣血虛衰觀。

少壯春夏此脈病，老弱秋冬可見平。

寸細沉見胸悶痰，中焦虛炎細沉關。

寸關皆細尺脈短，肢軟腸炎盆腔染。

瀉痢下寒左尺細，右尺脈細寒腎元。

緩細胃腸關節痛，短細血虧氣不充。

滑細中樞多有痰，緊細疼痛關節攣。

弦細失神遲細疼，數細正虛多感染。

神經官能脈細線，尋醫求藥無功返。

十八、濡 脈

(一)概述

濡脈特指浮、細而軟三種脈素的兼脈。

(二)濡脈的研究

歷代脈學著作中，濡脈的藍本主要是《脈經》。其曰：「軟脈，極軟而柔細。」這裏的軟即濡脈。

濡脈的指感問題，歷代脈學專家皆以「水中漂帛」的形象描述來形容濡脈的脈感，手觸水中之帛，觸之一定是浮、軟無力而無細的那種感覺，這是這種形容的缺點。在大量的臨床實踐中我們發現：濡脈與觸女孩手背靜脈的浮、軟、細感覺相似。

(三)濡脈的現代病理解剖學原理

——心臟搏動無力，每搏輸出量減少。

——血管彈性、阻力的降低。

——血容量的不足。

這是構成濡脈的三要素。

(四)濡脈的特徵

——濡脈的性質： 濡脈是浮、細無力脈的複合脈，脈象必含浮、細、軟三要素。

——濡脈的指感： 如觸女童手背靜脈。

──濡脈的兼脈：濡脈可出現至數、節律的變化。不應同浮脈、沉脈、細脈、弱脈兼脈。不應同沉脈、弱脈兼脈的原因是脈位的不同，但臨床上可見寸口分部的獨沉、獨浮等。

與浮脈、細脈的再兼脈是贅兼。常見濡脈的兼脈有濡緩脈、濡遲脈、濡數脈、濡滑脈、濡滑數脈。

(五)濡脈的現代臨床意義

濡脈多見於體質虛弱，慢性貧血、慢性消耗、體能低下、臟器功能低下、免疫低下性疾病。中醫認為是陰陽雙虛，氣血雙虧或主濕等。

(六)濡脈寸口分部的臨床意義

濡脈由於脈體柔小，要在寸口分部上尋獨濡獨不濡，很難與濡脈上的脈暈點進行區分，但濡脈脈體上的三部獨浮、獨沉，脈暈的獨大、獨小、獨堅如沙粒的脈感易尋。古脈書中的三部主病，事實上也只是分部之獨或脈暈之獨（脈暈點。濡脈的獨浮與獨沉只是濡脈脈暈點浮、沉脈素的比例之獨，無須聯繫於弱脈。見脈的兼脈原則）。

──寸浮濡：多見於自汗、神經衰弱、甲狀腺機能亢進，貧血性頭痛等。

──寸沉濡：多見於胸悶、氣短、頭暈、心腦供血不足、機能不良等。

──關浮濡：見於急性胃腸炎症，肝膽疾病，糖尿病等。

──關沉濡：見於慢性胃腸功能不良、長期情緒憂

鬱、免疫力低下、慢性消瘦等。

　　——尺浮濡：見於腸道、下肢、泌尿、生殖系統炎症、疼痛、腫塊等。

　　——尺沉濡：見於腸道、下肢、泌尿、生殖系統的功能不足、寒冷、酸痛等。

（七）濡脈兼脈的現代臨床意義

　　——濡遲脈：見於四肢寒冷、腸胃功能不良、末梢神經炎等疾病。

　　——濡緩脈：見於慢性氣管炎、支氣管炎、慢性胃病、胃腸消化不良、肝膽慢性疾病、婦科疾病、下肢骨關節病變等。

　　——濡數脈：多見於氣管支氣管、上呼吸道感染、腸道疾病、婦科疾病、泌尿系疾病等。

　　——濡滑脈：多見於氣管支氣管炎、上呼吸道疾病、耳源性眩暈等。

　　——濡結脈：見於心臟病的心悸、氣短等。

　　——濡滑數脈：見於各種腸道疾病。

（八）傳統醫學對濡脈脈理的認識

　　中醫認為陰血不足、脈道不充，陽氣失斂則外浮，濕邪困滯則脈動無力，故脈浮細而無力。

(九) 濡脈示意圖

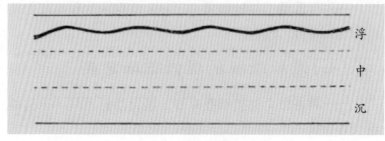

浮

中

沉

圖 49　濡脈示意圖

(十) 濡脈脈訣歌

濡　脈　歌

濡浮柔細脈失充，觸手靜脈十歲童。

極細欲絕中稱微，沉細柔弱線細中。

輕刀刮竹血澀行，廣義之細各不同。

濡見寸浮自汗多，寸沉心腦弱負荷。

脾胃虛寒濡關沉，關浮脈濡必虛陰。

脈濡尺沉虛寒腎，尺浮臍下諸炎生。

濡遲濡緩關節寒，濡結心悸胸悶煩。

濡數體虛多上感，百損諸虛皆求關。

十九、弱 脈

(一) 概述

弱脈特指沉、細、無力脈的複合脈，與濡脈在脈位上對舉。

(二) 弱脈研究

在《脈經》以前，濡脈與弱脈是界限不清的。是王叔和把濡脈界定為浮細無力，弱脈界定為沉細無力。自《脈經》後，濡、弱二脈才各立門戶。

關於弱脈的客觀形象描述，以李言聞《四言舉要》「柔小如綿」和齊德之《外科精義》「綿綿如瀉漆之絕」最為形象。如油漆在倒完時那樣的纖細柔軟，如棉花纖維那樣的細軟。根據臨床實踐，結合自身體會，弱脈的脈感，如觸人小指第三指節動脈。

(三) 弱脈的現代病理解剖學原理

——心功能不全，心臟每搏輸出量的減少。
——有效循環血量的不足。
——血管內壓減弱（血管彈性回縮，脈管細柔）。

(四) 弱脈的特徵

——弱脈的性質：弱脈是沉、細、無力脈的複合脈，脈含沉、細、柔三要素。

——**弱脈的指感**：如觸小指第三指節動脈。

——**弱脈的兼脈**：弱脈可有脈的至數、節律等性質的兼脈。如弱滑脈、弱澀脈、弱緩脈、弱數脈、結弱脈、弱代脈等。

歷代脈學著作中關於弱脈的兼脈，有些不太嚴謹。弱脈不應同微脈兼脈；這是因為弱、微的兼脈再很難同弱、微二脈加以區別。另外，微脈脈位在中，弱脈脈位在沉，微脈已經微乎其微，哪還能透過微觸及到沉位的弱。弱脈也不應再同沉脈兼脈，因為弱脈本身就有沉脈脈素。弱脈更不應同虛脈、浮脈、濡脈兼脈，這是因為它們的脈位對舉。

當然，弱脈應有狹義廣義之分，狹義的弱脈，即弱脈。廣義的弱脈，泛指各種無力之脈，例如浮無力脈、濡脈、虛脈等。否則昔賢不會將對立並不能相互兼脈的脈相提並論，這有害於後學。

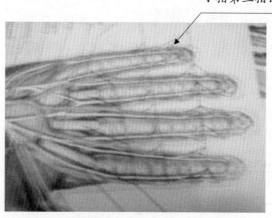

小指第三指節動脈

圖 50　弱脈如觸小指第三指節動脈

今天我們學習脈學，第一，不能追隨大流；第二，不能約定俗成；第三，不能膠柱鼓瑟。

(五) 弱脈的現代臨床意義

弱脈見於各種慢性疾病或營養不良及過度消耗性疾病。還可見嚴重的心功能不足、休克病人等。常見於慢性消化系統疾病、惡性腫瘤、長期神經衰弱、風濕性心臟病、貧血、腦血管疾病的患肢脈象、慢性炎症等。

(六) 弱脈寸口分部的現代臨床意義

——**寸脈弱**：多見於腦心的供血不足，心、腦、肺、甲狀腺功能不足、五官的機能不足等。

——**關脈弱**：多見於消化力減弱，慢性胃腸疾病、免疫力低下、慢性營養不良，肝、膽、胰腺、腎臟的機能減退、慢性炎症、消化系統的惡性腫瘤等。

——**尺脈弱**：見於腸道、泌尿、生殖、下肢的機能減退、慢性炎症等。

常見症狀有：二便不調、小便不盡、不能自控、月經不調、不孕、性功能低下、下肢酸寒、骨關節功能不足與病變中風後遺症的下肢功能障礙等。

(七) 弱脈兼脈的現代臨床意義

——**弱滑脈**：見於女子月經期後，若妊娠婦女可見流產，也見急性腸道疾病等。

——**弱數脈**：見於極度的虛脫、休克前期等。

——**弱澀脈**：見於休克的彌漫性微血管凝血功能障礙

（DIC）脈象。

　　──弱緩脈：見於各種關節疾病及其功能障礙。

　　──弱結脈：見於心臟病。

　　──弱代脈：見於心臟病。

(八) 傳統醫學對弱脈脈理的認識

　　中醫認為血不足，脈道失去充盈，則脈細，陽氣虛則脈沉無力，故脈弱。

(九) 弱脈示意圖

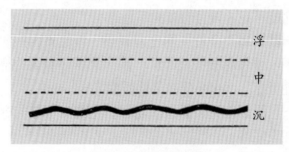

圖 51　弱脈示意圖

(十) 弱脈脈訣歌

弱　脈　歌

脈弱柔細得於沉，氣血雙虛寒煞人。

弱沉柔細濡位浮，陰陽之虛脈位佔。

寸弱陽虛在肺心，關弱脾胃減機能。

耳鳴經滯不孕子，肢寒腸患覓神門。

左寸脈弱胸悶歎，右寸自汗氣亦短。
脾失健運弱左關，氣鬱心煩右關參。
臍下諸虛弱左尺，右尺肢腫與形寒。
經後小產脈弱滑，弱數休克眼眩花。
弱澀脈衰微循環，弱結弱代心病觀，
也見血虛經滯孕，食道癌腫吐津涎。
廣弱泛指脈力減，脈弱柔細沉三兼。

二十、微 脈

(一)概述

脈細無力，若有若無，模糊不清。

(二)微脈研究

微脈的成文應當歸於王叔和，其《脈經》載有「極細而軟，或欲絕，若有若無。」而《脈經》前張仲景的著作中亦有對脈微的提及，但沒有上升到以微脈來命名的高度。張仲景曰：「少陰清穀，裏寒外熱，手足厥逆，脈微欲絕……」後世脈法多宗叔和之說。

(三)微脈的現代病理解剖學原理

微脈是各種原因如急性心臟泵功能衰竭、嚴重失血失液等引起的血壓下降，有效循環血量不足而出現的脈搏細軟無力、似有似無、欲絕非絕、模糊不清，甚至不顯其象的脈搏現象。

(四)微脈的特徵

——微脈的性質：脈極細軟，是多種脈素的複合脈。

——微脈的指感：脈極細軟，似有似無，模糊不清，如微風擺小蛛絲、如微風吹鵝絨、如輕拂汗毛之韻。

——微脈的兼脈：微脈可見與浮脈、沉脈、數脈、緩脈、短脈、結脈、代脈等的兼脈。不應兼於細、弱脈。

(五) 微脈的現代臨床意義

臨床上凡致使心排血量降低，血容量減少，毛細血管床淤血，超越了人體的代償能力，皆可出現微脈及其兼脈。例如，大面積的心肌梗塞、嚴重的心律失常、急性心包填塞、心排血量明顯減少、血管和組織灌流性休克，均可出現微脈。

也還見嚴重感染性疾病，例如，休克型肺炎、中毒性細菌性痢疾、急性梗阻性膽道感染、嚴重的過敏性休克、嚴重的創傷等，均可由一定機制導致有效循環血量的減少出現休克而脈微。

另外，慢性消耗性疾病，例如，惡性腫瘤也可導致極度的衰竭，尤其是循環衰竭時也會出現微脈。

(六) 微脈分部的現代臨床意義

臨床實踐證明微脈是存在分部的，微脈的分部極具臨床意義。

——寸脈微：多見於腦心血供不足、心功能不全及有效血容量不足性病變。

——關脈微：多見於中焦氣弱、胃納不足、免疫力低下、肝膽功能不足、有效循環血量不足或微循環淤血病變、胰腺功能不足（若食量和體能的減少胰島素不足的現象不多見）。

——尺微：一般情況下，見腰酸以及下肢病變、生殖能力不足、腸道功能不佳、小便淋漓不盡等。危重情況見心功能不足、有效循環血量的減少及微血管的淤血等重

症。

——三關微：氣將絕。

（七）微脈的鑒別

微脈應當同細脈、弱脈、濡脈相鑒別。它們共同的特點是脈道細弱，應指無力。它們有脈位、脈張力之別，但無脈管徑的明顯不同。

必須強調的是，脈氣與脈管徑不是一個概念，脈管徑的粗細與脈氣的大小並非成正比例關係。

——**微脈**：脈位在中的極細微脈。它似有似無，應指模糊不清，似觸無名指第二指動脈，又如微風擺小蛛絲、輕拂汗毛之韻。

——**細脈**：脈位在中，脈細無力但應指明顯，指下清晰可辨如觸髮絲。

——**弱脈**：脈位在沉，沉細無力，如觸小指第三指關節動脈。

——**濡脈**：脈位在浮，浮細無力。如觸女童手背靜脈。

——**脈位**，它們的浮沉順序為：濡—細、微—弱。

——**脈張力**，它們由高至低的順序為：細—濡—弱—微。

——**觸感的明顯程度由高至低的順序為**：細—濡—弱—微。

（八）微脈兼脈的現代臨床意義

——**浮微脈**：長期低熱、慢性消耗，多見上焦病。

——沉微脈：多見於感染性疾病的後期。

——微緩脈：見於因寒冷凍僵的危重病人。

——微數脈：見於有效循環血量銳減的休克病人。

——微短脈：見於受驚嚇。

——微結脈：見於心臟疾病的晚期。

——微代脈：微代是危重病人的臨終脈象。

(九) 傳統醫學對微脈脈理的認識

中醫認為微脈是陰陽氣血極虛或陽氣欲竭。

(十) 微脈示意圖

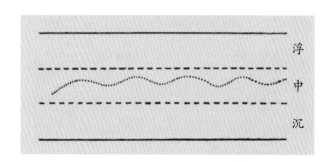

浮

中

沉

圖 52　微脈示意圖

(十一) 微脈脈訣歌

微　脈　歌

微拂汗毛有若無，氣血諸虛陽不足。

寸微氣促或衰心，關微中焦慢耗病。

尺微臍下諸寒弱，男為勞極女滯經。

微而欲絕血虛崩，功能出血產後風。

腦心缺血左寸微，耳鳴頭暈眼蒙黑。

左關脈微胃氣減，肋痛肢寒餐後滿。

右寸脈微氣虛喘，右關脈微鬱肝膽。

右尺脈微腎陽衰，沉微陰虛慢耗裁。

浮微低熱愈微緩，頻驚氣虛見微短。

微數血少心跳頻。微見結代心必停。

二十一、芤 脈

(一)概述

芤脈特指浮、大、柔、中空四大要素的複合脈。

(二)芤脈研究

芤脈最早見於張仲景的著作，但以《脈經》對芤脈的記載最為標準。其曰：「芤脈脈浮大而軟，按之中央空，兩邊實。」此後歷代脈學著作基本遵此說。

芤是蔥管之意，芤脈的脈感如同手觸蔥管，中空而邊實，甚至可觸到兩道邊，這種邊實是相對中空而言，也只能是軟的力度，否則是錯誤的。中空並不是一點脈力也沒有，是一種界於軟與無之間的脈力，說到底就是與舉過心臟水平時前臂靜脈的脈力相近，見浮脈章。

《脈訣》、《察病指南》等把芤脈的中空記載成「全無」是錯誤的。寸脈的脈道是橈動脈，橈動脈內全沒有了血流手一定會壞死的，手在沒有血流以前，腦和心早就沒了血供，人也沒有生命了。

事實上用手觸蔥管的描述來形容芤脈僅是一種形象的說法，與真正手觸芤脈的感覺尚有一定差距。根據臨床經驗，結合個人候脈體會，觸芤脈好似觸體力勞動人前臂靜脈在超過心臟水平時的脈感，中空而有兩道邊。

邊有兩種原因形成：其一，靜脈管壁；其二，靜脈的肌間切跡。但靜脈的邊沒有動脈的邊厚，靜脈管壁加肌間

溝邊恰似芤脈邊。

(三) 芤脈的現代病理解剖學原理

芤脈在嚴重失血或嚴重缺水的情況下出現，也見於高血壓過量服用降壓藥時出現。由於血容量的驟減，腦神經的功能紊亂、血管尚沒有立即收縮，脈象出現脈體大、中空甚至可觸及脈管兩道邊的脈象。

(四) 芤脈的特徵

——芤脈的性質：芤脈是浮、大、中空，甚至能觸及兩道脈邊的複合脈。

——芤脈的指感：如觸體力勞動人超心臟水平時前臂靜脈脈感。古喻：如觸蔥管。見圖53或參考浮脈。

——芤脈的兼脈：芤脈可同弦脈兼脈成革脈。也可同數脈、緩脈、遲脈、澀脈、濁脈兼脈。不應同浮脈、微脈、虛脈兼脈。芤脈中有浮脈脈素，微脈與芤脈不能兼脈

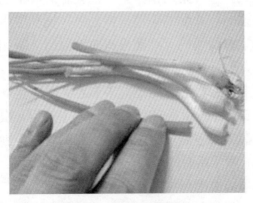

圖53 芤脈如觸蔥管

的原因是因為微脈是細脈脈屬，而芤脈是浮、大之脈。芤脈不應與虛脈兼脈的原因是兩種脈的差別很小，僅是脈柔與中空的區別，脈柔與中空的兼脈是矛盾的也是不可能的，既中空就不能柔軟，既柔軟就不可能中空。

虛芤脈的兼脈見於《醫學入門》、《脈學闡微》㉟。微脈與芤脈的兼脈見於《脈經》、《三因方》㊱。

(五) 芤脈的現代臨床意義

芤脈見於各種急性大出血，例如上消化道出血、腸出血、大咯血、功能性子宮出血和外傷性大出血等。也見急性胃腸炎、食物中毒等導致的嚴重吐瀉、脫水而出現的急性血容量驟減。還見於慢性腸道疾病造成吸收不良、慢性腹瀉、高溫出汗、長期減肥攝入不足等。臨床上還少見於脈形寬大的高血壓病人過量使用降壓藥後。

(六) 芤脈寸口分部的現代臨床意義

——寸脈芤：多見於大咯血、鼻出血等。

——關脈芤：多見於肝膽疾病出現的嘔血、黑便等。

——尺脈芤：多見於女子功能出血、流產、血尿、血便等。

——寸口脈芤：大出血量占血容量的 1/5 時可出現芤脈，也見於脫水、高血壓過量口服降壓藥等。

——右寸脈芤：多見於肺出血。

——左關脈芤：多見於脾、胃出血。

——左尺脈芤：多見於胃腸道疾病及肛門出血。

——右尺脈芤：多見於泌尿、生殖、婦科出血。

(七)芤脈兼脈的現代臨床意義

——芤數脈：見於急性虛脫、急性腸道疾病、胃腸出血、酒後出血、男子遺精、貧血、血液病等。

——芤緩脈：見於泌尿、生殖、婦科、肛門出血等。

——芤澀脈：見於肝、脾腫大之失血。

——芤遲脈：見於寒性嘔血，如上消化道出血等。

——芤濁脈：常見於高血壓合併有三高症患者過量服用降血壓藥物後。

(八)傳統醫學對芤脈脈理的認識

中醫認為急性失血脫水、脈道失於充盈、津血亡失、陽氣外浮，故脈浮、大而中空。

(九)芤脈示意圖

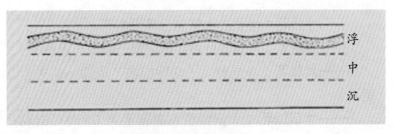

浮
中
沉

圖 54 芤脈示意圖

(十) 芤脈脈訣歌

芤 脈 歌

脈芤浮大空若蔥，過頭靜脈癟大空。
暑熱大汗津液傷，血虧氣虛脈失充。
虛浮大軟管尚圓，芤浮中空管癟扁。
革疊芤弦位在上，邊為脈邊尺橈緣。
寸芤失血病在胸，關芤出血胃腸痛。
臍下失血尺部芤，赤淋溏痢崩漏紅。
脈芤而數產後風，頭暈目眩陰血崩。
芤而見澀肝脾腫，腹滿黑便兩肋痛。
芤遲嘔血溫補中，芤數嘔血清補同。
左寸脈芤產後崩，貧血心悸神失聰。
傷內瘀血肋間痛，胸膜炎症與腫膿。
右寸脈芤咳衄血，慢病耗血左關芤。
右關脈芤胃腸痛，抗炎為首刀見重。
左尺脈芤肛便紅，慢腸潰瘍或瘤腫。
血液諸病右尺芤，紫癜再障貧血容。
濁芤多見三高症，過於降壓脈芤同。

二十二、散　脈

(一)概述

散脈特指脈管壁的張力極低、脈氣不斂的因素。

(二)散脈研究

歷代脈學著作中對散脈描述最為合法的見於《脈訣》及《診家樞要》等。《脈訣》載「渙漫不收，其脈為散。」《診家樞要》言：「散，不聚也。有陽無陰，按之滿指，散而不聚，來去不明，漫無根底。」

《脈訣》突出的是「渙漫不收」，《診家樞要》突出的是「散而不聚」，均道出了散脈脈管壁的張力極低、脈氣不斂的指感標準。

真正把散脈確立為獨立脈形的是《脈經》，其曰：「大而散，散者氣實血虛，有表無裏。」在《脈經》以前散脈以季節脈或非病脈稱之，詳考《難經》等古脈學著作。

事實上散脈是指脈管壁的鬆弛、張力明顯降低、脈管壁與周圍組織無明顯邊界的脈覺。它是浮大而極無力之脈，此大只是管壁鬆弛之大，是散漫之大，並不是脈勢之大或脈寬有力之大。清代醫學家周學海說的好：「只是形體寬泛而兩邊不斂，渾渾不清耳。」

散脈脈管壁張力的低下，一是其分屬臟器的神經失於調理，二是心肌收縮力乃至心臟每搏輸出量的減少或心臟

節律的改變，三是有效循環血量的減少，四是微循環的阻力銳減等，在這些綜合因素的作用下產生。而血管壁張力極低的脈象表現形式則是脈浮極軟，軟到脈管壁與周圍組織的指感混沌不清，渙漫不收，散而不聚的程度。

這裏必須指出的是：散脈的浮、大是血管壁張力極低的一種脈象結果，浮、大並不是散脈的脈象要素，否則就會產生錯誤。大脈具有脈力、脈管徑、脈來勢大的綜合因素。而散脈之大只是脈的渙散不收而已，這也是散脈的特徵。

根據臨床觀察及體會，散脈的脈感如同手觸牙膏的那種感覺，輕觸如觸牙膏之膏體，且浮、大，按之混沌無邊無根無力。

（三）散脈的現代病理解剖學原理

見散脈的研究。

（四）散脈的特徵

——散脈的性質：散脈特指血管壁的張力極低脈氣不斂的因素。

——散脈的指感：如觸牙膏之柱狀膏體，脈浮而大，邊界混沌，脈無力無根。見圖55。

——散脈的兼脈：散脈可兼脈於節律、至數、流利度等變化。如散結脈、散促脈、散代脈、散滑脈、散澀脈、散數脈等兼脈。散脈不應同浮脈、沉脈兼脈。散脈有浮的脈素，不應再與浮脈兼脈。散脈同浮脈的兼脈見於《四言舉要》。散脈不應同沉脈兼脈：一是因為散脈有氣實血

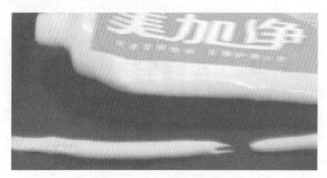

圖 55　散脈如觸牙膏

虛，有表無裏的脈理。二是沉脈需沉按，散脈在浮，能沉按的脈必不是散脈。沉、散脈的兼脈見於《脈經》、《脈簡補義》等。

(五)散脈的現代臨床意義

——散脈見於嚴重的心臟疾病，如心房、心室的纖維顫動，早搏或心室異位心律，如果出現散結、散代、散促均是凶兆。例如心衰，肺心病的臨終表現多是散、代、促等。

——散脈還見於中毒性腸道傳染病、中毒性腦病、中毒性休克等。

(六)散脈寸口分部的臨床意義

——**寸脈散**：見於心、腦、胸部的供血不足及功能障礙，伴有節律、至數的改變多見於嚴重的心臟疾病。

——**關脈散**：見於晚期肝病、癌症、脾胃功能嚴重不足者。

——**尺脈散**：見於各種休克、昏厥、心跳驟停、中風

的病人脈象等。

——關尺脈散：危重病人的臨終前脈象。

(七) 散脈兼脈的臨床意義

——散滑脈：見於休克病人的酸中毒微血管擴張期。

——散澀脈：見於休克病人的微血管痙攣及淤血，也見晚期肝病病人。

——散數脈：見於感染性疾病、傳染性疾病的危重期病人。

——散結脈：見於心臟疾病。

——散促脈：見於心臟疾病。

——散代脈：見於心臟疾病的臨終表現。

(八) 傳統醫學對散脈脈理的認識

中醫認為：臟腑氣竭，正氣衰絕，陽氣浮散，故脈浮大無力，渙散不收，漫無根蒂。

(九) 散脈示意圖

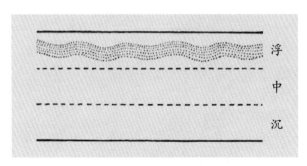

圖 56　散脈示意圖

(十) 散脈脈訣歌

散 脈 歌

輕觸乳膏脈似散，按無脈氣混沌邊。

散浮無根不定來，重症感染心肺衰。

暑溫休克兆早產，元氣耗散近九泉。

左寸脈散心律亂，右寸脈散淋漓汗。

左關脈散脾胃寒，右關脈散腫大肝。

左尺脈散類中風，病見危重散尺關。

散滑休克酸中毒，散澀淤血肝腫瘤。

散數感染敗血症，散結促代心危觀。

二十三、動　脈

(一) 概述

動脈脈動如豆，滑數動搖，餘部俯下。三部均見關部尤多。

常見：關豆滑數，寸尺俯下。

也見：寸關豆滑數，尺部俯下；

關尺豆滑數，寸部俯下；

寸尺豆滑數，關部俯下。

少見：寸豆滑數，關尺俯下；

尺豆滑數，寸關俯下；

三部滑數，六豆共振。

動脈事實上是脈暈點兼滑數脈的典型脈象。

(二) 動脈的研究

張仲景在《傷寒論·辨脈法》一書中就動脈有一經典的論述，其曰：「陰陽相搏名曰動，陽動則汗出，陰動則發熱，形冷惡寒者，此三焦傷也。若數脈見於關上，上下無頭尾，如豆大，厥厥動搖者，名曰動也。」這裏張仲景把動脈的脈形、脈性、動脈的臨床主病和關脈動的具體指感都一一交代得清楚，這是因為關脈動是臨床常見動脈。

但是《脈經》、《瀕湖脈學》等最有影響的脈學著作卻斷章取義地把張仲景的關脈動說成是動脈，並把張仲景有關動脈的「上下無頭尾」延續下來。

歷史上有關動脈脈形有不少的爭議。這裏我們暫且不說。但就「上下無頭尾」頗多異議。關脈的上下即寸尺脈部，關脈動不等於沒有了寸尺部脈，而只是寸尺部脈勢被關脈動的厥厥動搖之脈勢所掩蓋，呈俯下狀態。

我們知道，寸口脈脈體事實上只是橈動脈，它的血流方向是尺脈→關脈→寸脈→手。如果是關脈動則無寸尺脈，就等於尺脈部和寸脈部無血流通過。既然尺脈部無血流通過，那麼，關脈血流從何而來，又何來厥厥動搖？關脈即有血流通過而寸脈無血流通過，那麼，血流到哪兒去了？沒有了寸、尺脈的血流，手部的血液供應又怎麼辦？手沒有壞死，則必定有血液供應。

我們堅持認為，不管寸口脈是何種脈象，也只是脈管的粗細變化，脈管位置的不同，脈管的張力如何，血流的流速如何，血管的充盈度如何等九個方面的變化而已，血液有來必有去，有去必先來，這是定則。因此，張仲景、王叔和、李時珍等先人有關動脈的「上下無頭尾」論述是欠妥的。

也許張仲景的關脈動、上下無頭尾不是指尺脈、寸脈的無，而是指關脈的豆滑數的範圍不及寸尺而已。後人將張仲景的關脈動理解成動脈，將餘部的俯下說成是頭尾的無等都是錯誤的。

歷史上關於「上下無頭尾」，李延罡已有糾正，關於動脈的「關動」問題《中醫脈學研究》[37]已有糾正。

(三)動脈的現代病理解剖學原理

動脈產生的原理，主要與體內植物神經即交感神經的

異常興奮有關。研究發現：

——寸脈動：多見植物神經的頸段交感神經的異常興奮，臨床表現為心悸、面部冷汗等。頸段交感神經異常興奮的結果可能是心臟的收縮與擴張與頭、頸、胸部的中小血管的收縮與擴張發生了不協調，即心臟收縮期時周圍血管沒有及時擴張，心臟擴張期時周圍血管沒有及時收縮。而導致脈管內血流厥厥動搖的脈勢。

——關脈動：這與植物神經的胸段交感神經的異常興奮有關，臨床表現為乳房脹痛、肝脾的淤血、食慾的異常、中腹部疼痛等。胸段交感神經的異常興奮的結果，也可見心臟的收縮與擴張與中腹部中小血管的收縮與擴張發生不協調為因果。

——尺脈動：多見臍水平以下腹內器官的交感神經異常的興奮，並由此產生的脈象結果。也是心臟的收縮與擴張同尺脈分屬器官的血管收縮與擴張發生不協調，臨床常見症狀見：小腹部牽涉痛，腹瀉或痢疾，四肢功能不良、失血、亡精與腸功能不正常等。

(四) 動脈的特徵

——動脈的性質：動脈是脈暈點與滑數脈的兼脈，是一複合性質的脈象。

——動脈的指感：脈動如豆，滑數動搖，餘部俯下。見圖 57。

❖寸動關尺俯下。

❖關動寸尺俯下。

❖尺動寸關俯下。

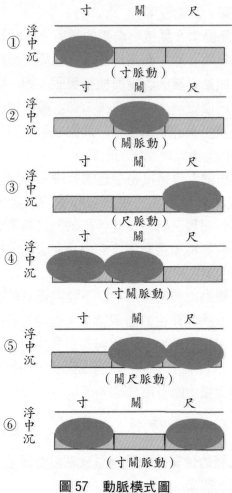

圖 57　動脈模式圖

❖寸關動遲俯下。

❖關尺動寸俯下。

❖寸尺動關俯下。

──**動脈的兼脈**：動脈的脈形獨特，兼脈所見較少。但

常見心臟疾病的結、促、代的兼脈，主要見於各種心臟疾病等。

(五) 動脈的現代臨床意義

動脈多見於機體的應急狀態或心臟疾病、中風危重病人。也常見於驚恐、各種疼痛、發熱前、失血亡精、腸道傳染病、肝脾腫大等。動脈的危重脈象多見於各種嚴重的心臟病。

(六) 動脈寸口脈分部的現代臨床意義

——寸脈動：見於腦血管疾病，腦瘤，神經衰弱，心臟病，頭痛，五官、甲狀腺疾病，胃腸功能不佳等。

——關脈動：多見於血液病、結締組織病、肝脾腫大、中腹部疼痛、腰痛、噁心嘔吐、腦心血供不足、下肢功能不足經前雙乳脹痛等。

——尺脈動：多見於腸道疾病，泌尿、生殖系統疾病、下肢疼痛等症狀，腦心血供及機能不良。

——左寸脈動：見於心臟病、腦血管疾病、左鼻竇、口腔炎等。

——右寸脈動：見於肺結核、自汗、便秘等。

——左關脈動：見於脾腫大、代謝性疾病、血液疾病、腰肌勞損、噁心嘔吐等。

——右關脈動：常見於肝膽、胰頭疾病、眼睛不適、大便乾燥等。

——左尺脈動：見於結腸病變、婦科疾病、左臀疼痛等。

——右尺脈動：見於婦科病變、生殖系統疾病、右下肢疼痛等。

——左尺左關脈動：見於泌尿系結石疼痛、急性腰損傷，也見腦血管疾病等。

——左寸右關尺脈動：常見於便秘、情緒波動、膽心綜合症等。

(七)動脈的鑒別

動脈應同短脈、滑脈鑒別。

——**動脈與短脈**：動脈脈動如豆，滑數動搖。而短脈只是脈體的短縮，沒有滑數動搖的脈感。動脈與短脈的區別還在於：動脈的餘部俯下但還有一定的脈氣，而短脈的短部則非力按而沒有脈氣。

——**動脈與滑脈的鑒別**：相同的地方是動脈與滑脈同有滑脈脈素，動脈的脈動如豆而滑脈的脈動亦如豆。不同的地方：

第一，動脈有餘部的俯下，而滑脈沒有餘部的俯下。

第二，動脈有動搖不定感而滑脈則是盤中走珠感。

第三，動脈脈素中有數的脈素，而滑脈則是單因素脈象。

(八)傳統醫學對動脈脈理的認識

中醫認為動脈由陰陽相搏，氣血衝動所致。又因驚則氣亂，痛則陰陽失和，可使脈行躁動不安，滑數如豆。

(九)動脈示意圖

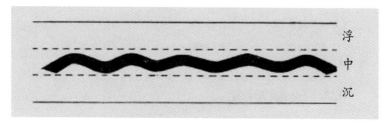

浮

中

沉

圖 58　動脈示意圖

(十)動脈脈訣歌

動　脈　歌

脈動如豆滑數搖，餘部俯下動處高。

陰陽相搏氣血逆，氣血沖動痛與驚。

寸尺不足脈名短，脈滑盤珠蕩秋千。

寸動腦心脈痙攣，非瘤即痛脈管栓。

肝脾腫大動雙關，雙乳脹痛於經前。

也見腰痛腎部病，平見多食肌豐滿。

泌尿生殖炎痛瘤，左右尺部動處求。

左寸驚悸病在心，右寸自汗低熱頻。

右關脈動膽心連，遇事動怒夢驚繁。

左關脾大腫淋巴，嘔血黑便胃病牽。

雙關左尺三豆圓，痛風糖尿不惑年。

寸口跳出數豆圓，知病必讀脈暈點。

動脈求動知病半，俯下分屬功能減。

二十四、伏 脈

(一)概述

伏脈即極沉脈。

(二)伏脈研究

綜觀歷代脈學著作，《脈經》對伏脈的記載最被歷代醫家推崇。其曰：「極重指按之，著骨乃得。」《脈經》前《難經》對伏脈也有一定的認識，但伏、沉二脈此時期尚沒有明顯的區別。古人有關伏脈的種種描述，都只是為了把沉脈與伏脈加以區別，在當時的歷代條件下，用「藏於筋下，著骨乃得」是表示伏脈是比沉脈更沉的脈。《難經》云：「伏脈，重按筋骨，指下裁動。」瀕湖云：「伏脈推筋著骨尋，指下裁動隱然深。」歷代諸家均以「藏於筋下，著骨乃得」為藍本，其意均表示脈位的深在。

伏脈是極沉脈，但這種沉不可能藏於筋骨下、著骨乃得。而只是人體組織水、電解質的極度丟失，脈管及其周圍組織失於充盈而導致的脈搏不明顯，或皮下組織由於長期的慢性消耗而減少並失去其對橈動脈的支持與固定，只有深觸方能感之。否則那只是解剖學意義上的變異而已。

(三)伏脈的現代病理解剖學原理

——人體的極度脫水、慢性消耗性疾病所導致的組織失於充盈。

——血容量的減少。

——微循環的淤滯。

——心臟功能的減弱而導致的心輸出量的減少。

(四)伏脈與正常脈、沉脈的脈位比較

浮—正常—沉—伏。

(五)伏脈的特徵

——伏脈的性質：特指比沉脈更沉的脈，是脈沉的單因素。

——伏脈的指感：重手深觸乃得，脈來隱然。如觸腕尺動脈。見圖59。

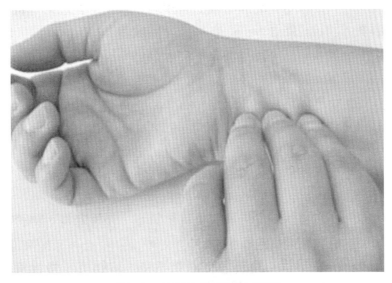

圖59　伏脈如觸腕部尺動脈

——**伏脈的兼脈**：伏脈的兼脈臨床上較少見，但也見伏脈有節律的不整，常見於心臟疾病。臨床上偶見伏脈與澀脈相兼見於重症感染及血淤病變等。《醫宗金鑒》記載有「沉伏脈」，筆者認為不妥。

(六)伏脈的現代臨床意義

伏脈多見於各種休克、昏厥、虛脫、低血糖、癲病昏迷，也見於各種嚴重感染性疾病，例如敗血症、毒血症，各種貧血、神經衰弱、神經官能症及重度脫水，各種心臟疾病，心腦血管疾病等。部分婦科疾病、肺部感染、肋神經痛、肝膽疾病、各種腸道疾病等。

(七)伏脈寸口分部的現代臨床意義

——**寸脈伏**：見於心臟血管疾病，肺及氣管感染，胸膜炎，肋神經痛等。

——**關脈伏**：見於肝膽疾病、消化不良、胰腺炎症、胰頭腫瘤、腎臟疾病等。

——**尺脈伏**：見於生殖系統疾病，胃腸神經官能症，感染性腸道疾病雙下肢骨關節功能欠佳，冷天防寒能力下降等。

——**左寸伏**：見於各種心腦血管疾病，如腦中風、各種心臟病、神經衰弱、神經官能症等。

——**右寸伏**：見於胸膜炎、肺氣腫、慢性咽炎、肋神經炎、右胸部帶狀疱疹等。

——**左關伏**：見於各種消化不良、胃腸炎、慢性胃炎、長期情緒不良、左腰慢性神經壓迫性病變等。

——**右關伏**：見於肝膽疾病、脂肪肝、肝囊腫、肝腫瘤，右腰神經壓迫性病變等。

——**左尺伏**：見於胃腸官能症、生殖系統疾病、左下肢神經性病變等。

——**右尺伏**：見於各種休克、虛脫、昏厥，腸道結核、慢性腸炎，性功能減退，腎上腺皮質功能減退或功能不足等。

——**六脈俱伏**：常見中毒性肺炎、腦病、心源性腦缺血綜合徵、腦血管疾病、感染性精神病、長期抑鬱、慢性腎炎等。

(八)伏脈的鑒別

伏脈應當同沉脈、牢脈、弱脈進行鑒別，它們同屬沉脈類。

——**沉脈**：舉之不足，按之有餘。

——**伏脈**：重手乃得，脈氣隱然。

——**牢脈**：沉取實、大、弦、長，脈體堅牢不移。

——**弱脈**：沉而柔細。

(九)傳統醫學對伏脈脈理的認識

中醫認為實邪內伏，阻閉氣機，脈氣不得渲通，故脈伏。

(十) 伏脈示意圖

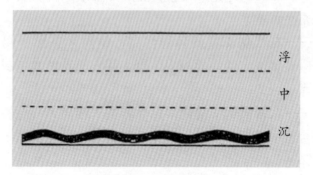

圖60　伏脈示意圖

(十一) 伏脈脈訣歌

伏　脈　歌

脈伏隱深沉於沉，卒中劇痛休克捫。

寸伏心病胸脇滿，關伏諸病多源肝。

尺伏陰寒婦病染，六脈俱伏腦病攣。

二十五、促 脈

(一)概述

促脈以節律失常為要素，脈數而時一止。

(二)促脈研究

促脈以脈象節律的失常為要素，見脈數並有不規則的間歇，這是促脈的主要認識方式。翻開歷代脈學著作，我們發現：「脈數而時一止」這一經典性論述是歷代脈學家宗於張仲景、王叔和促脈的內涵及主流。在仲景、叔和前促脈尚有《內經》的影響，這種影響甚至一直延續後世脈學二千年。

《素問·平人氣象論》云：「寸口脈中手促上擊者，曰肩背痛（上擊的擊這裏可能指的是本書的邊脈）。」這裏的促可以解釋為數，但無止歇。其意是：促脈數，無間歇，脈勢上擊者可見肩背痛。《脈訣》在宗其說時云：「促者陽也，指下尋之極數，並居寸口，曰促。促脈漸加即死，漸退即生。」《脈訣》的促脈亦是無止歇的。

在大量的臨床實踐中我們發現：促脈是各種心律失常、傳導阻滯的脈象，因而張仲景、王叔和對促脈的認識最正確。張仲景《傷寒論·平脈法》云：「脈來去數，時一止復來者名曰促。」王叔和《脈經》云：「來去數，時一止復來。」李時珍云：「促脈數而時一止。」李延罡曰：「促之為義，於急促之中，時見一歇止，為陽盛之象也。」

(三) 促脈的現代病理解剖學原理

——嚴重的心臟疾病：如快速心房纖顫、心動過速伴有過早搏動、多種心律失常、心房撲動伴房室傳導比例不規則等。

——嚴重的感染導致的各種中毒症狀：例如，心肌中毒等。

——神經功能的紊亂：如迷走神經的功能減弱，交感神經的功能亢進等。

(四) 促脈的特徵

——促脈的性質：促脈是數脈與心臟節律變化的複合脈，常見快速心律失常及傳導阻滯等複合因素。

——促脈的指感：脈數，時有止歇，止無定數。

——促脈的兼脈：促脈的兼脈常見洪促脈、促滑脈、促澀脈、虛促脈、牢促脈、濡促脈等。

(五) 促脈的現代臨床意義

——促脈見於嚴重感染性疾病而導致的心肌損害：常見於流行性腦脊髓膜炎、流行性 B 型腦炎、猩紅熱、血小板減少性紫癜、毒血症、敗血症、肺部及氣管支氣管化膿性炎症、肺壞疽、腸道傳染病、風濕病、泌尿系統嚴重感染等。

——心臟疾病：常見於心律失常及傳導阻滯的病變或複合性病變，如快速心房纖顫、心動過速伴過早搏動、多種心律失常、心房撲動伴房室傳導比例不規則等。

——癌症晚期及多種維生素缺乏等。

——精神疾病及感染性精神病等。

(六)促脈寸口分部的現代臨床意義

心臟是脈搏的原動力，因此，當心臟的搏動頻率及節律發生改變時，將帶動人體脈搏的整體變化，在寸口脈上不會出現心臟搏動頻率和節律分部的不同。促脈的寸口分部事實上只是促脈上分部的浮、沉脈暈的變化，也就是促脈脈暈點的變化，詳見脈暈點章。

(七)促脈兼脈的現代臨床意義

——**洪促脈**：見於各種感染性疾病的早期和伴有心肌的損害或併發心臟病。

——**促滑脈**：常見肺部化膿性感染併發心臟疾病或其他化膿性感染併發的損害等。

——**浮促脈**：常見促脈的寸口部位之獨。

——**沉促脈**：慢性疾病及機體的消耗性疾病併發心臟的損害。

——**牢促脈**：見於晚期腸道癌症性病變及其瀕危時症狀。如胰頭癌或膽囊穿孔伴腹水或感染性腹水合併心臟疾病等。

——**促澀脈**：見於毒血症、敗血症的心肌損害。

——**虛促脈**：見於危重病人。

——**細柔促脈**：見於虛脫病人。

(八)促脈的鑒別

促脈應同結脈、代脈進行鑒別，這是因為它們同屬心律失常的脈象，只是心律失常的類型有所不同。促脈、結脈、代脈共同的特點是脈跳中出現止歇。

——**結脈**：脈率不數，時有止歇，止無常數。脈率不數甚至脈緩、遲是結脈與促脈、代脈的主要區別。

——**促脈**：脈數，時有止歇，止無常數，脈數是促脈鑒別於結、代的主要方面。

——**代脈**：脈來時有止歇，止歇常有規則。但脈勢忽大忽小、數疏不定。可以認為：代脈是除結脈、促脈以外的心律失常的脈象，鑒別要點是代脈的脈勢不均、疏數不定、止歇有常。

(九)傳統醫學對促脈脈理的認識

傳統醫學認為陽熱亢盛，則陰陽失調，可見脈數，時而一止。氣血痰滯，鬱而化熱，則血行加速，同時實邪又可阻滯氣血運行，故脈數時而一止。

(十)促脈示意圖

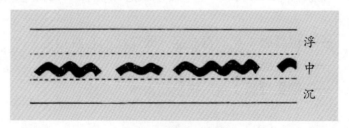

圖 61　促脈示意圖

(十一) 促脈脈訣歌

促 脈 歌

促脈數而一止歇，止無定數自還來。
炎盛傷心律不整，促頻難醫退可醫。
緩而一止復來結，止有常數不還代。
滑促咳痰與食厥，浮促腸炎與肺疽。
促沉慢耗氣血鬱，風濕關節痛難息。
脈促細小腦缺氧，熱毒傷津命難長。
脈促而洪毒血症，紫癜瘀斑或癲狂。
脈促左寸浮重染，陰虛血寒心病纏。
脈促浮寸痰咳喘，肺氣腫或氣管炎。
脈促關力中焦患，肝腫脾大膽胰腺。
尺浮脈促下焦炎，尿灼下痛衰循環。

二十六、結　脈

(一)概述

結脈是指緩慢性心律失常的複合脈。

(二)結脈的研究

結脈是在脈緩的前提下，時一止復來。結脈早見於《難經·第十八難》，其曰：「結者，脈來去時一止，無常數，名曰結也。」至此後人均尊該說。《靈樞·終始》：「所謂平人者不病，不病者，脈口人迎應四時也，上下相應而俱往來也，六經之脈不結動也。」這是結脈的初說。

《傷寒論·辨太陽病脈證並治》：「傷寒，脈結代，心動悸，炙甘草主之。」

《傷寒論·辨太陽病脈證並治》：「脈按之來緩，時一止復來者，名曰結。又脈來動而中止，更來小數，中有還者反動，名曰結，陰也……」（這裏的「更來小數，中有還者反動」多是指心肌或部分心肌的期前收縮而產生的小波。）臨床常可見及。

《脈經·脈形狀指下秘訣第一》：「結脈，往來緩，時一止復來。」（又在小注中提到：「更來小數……」）

《診家樞要·脈陰陽類成》：「結，陰脈之極也，脈來緩，時一止復來者，曰結。」

《外科精義》：「脈結之診，按之則往來遲緩，時一止復來。」

《瀕湖脈學》：「結脈，往來緩，時一止復來。」

《景岳全書‧脈神章》：「結脈，脈來忽止，止而復起，總為之結。」

《診家正眼》：「體象：結為凝結，緩時一止徐行而怠，頗得其旨。」

《診宗三昧‧師傳三十二則》：「結脈者，指下遲緩中頻見歇止，而少頃復來。」

《脈理求真‧新增脈要簡易便知》：「結遲時一止。」

在臨床意義及脈理方面，遲結的意義大於緩結。因而結脈的發展史必然是緩結向遲結過渡，打開歷代脈學著作，這種演變已經發生。

(三) 結脈的現代病理解剖學原理

——心臟傳導阻滯、心律不整。

——心臟竇房結病變。

——嚴重的心肌病變。

——藥物性干擾。

(四) 結脈的特徵

——結脈的性質：是一種脈率、律複合因素不正常性質的脈象。

——結脈的指感：①強調在遲、緩脈的基礎上的脈率、律改變。時一止歇，沒有常數等。也可描述為：徐中見蹶，蹶無常數。②止歇時也可見小脈後復搏。

——結脈的兼脈：結脈可以兼脈於多種脈象，如構成代脈等。與浮脈、沉脈、細脈、微脈、弱脈等兼脈。《景

岳全書》、《脈理求真》等脈學著作認為結脈可以兼脈於數脈，這易混淆於促脈。

(五) 結脈的現代臨床意義

見上。

(六) 結脈分部的現代臨床意義

結脈是心臟的心率、心律的疾病之脈象表現，心統百脈，因而不應當出現分部的獨結獨不結。所謂分部之結事實上也只是脈位、脈力、脈的長短等綜合變化而已。詳見脈暈點章。

(七) 結脈示意圖

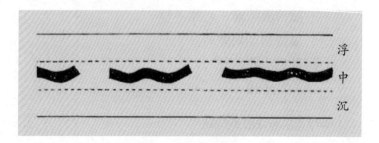

圖 62　結脈示意圖

(八) 結脈脈訣歌

結　脈　歌

結尋遲緩時一歇，陰寒氣衰心脈蹶。

結遲促數餘統代，求病在心率律裁。

二十七、代　脈

(一) 概述

代脈特指脈象的節律失常，它可以包括除結脈、促脈以外的所有心律失常。

(二) 代脈的研究

歷代脈學著作中，張仲景的「更變不常則均謂之代」是對代脈的高度概括。餘篇多見玉瑕。近代研究認為：代脈是心跳節律失常的脈象表現形式。心臟的節律失常有各種形式，甚至包括十怪脈如雀啄脈、蝦遊脈等都屬代脈一類。

代脈的脈感可出現成比例的歇止或微小搏動，可出現二聯律、三聯律、四聯律、五聯律等，是一種聯律性脈象。有時還可出現連續多發的結脈或結代互動等。

(三) 代脈的現代病理解剖學原理

心臟在心臟本身或機體疾病因素的作用下（如炎症、缺氧、缺血、水電解質紊亂、藥物中毒、機械及精神因素等）心搏出現期前收縮，二度傳導阻滯或竇性節律呈固定比例出現的聯律性改變，如（1：1）、（2：1）、（3：1）（4：1）（5：1）等形式。由於心臟出現固定性節律的不整，脈搏也出現規律性變化，即脈來時一止，止有定數。

(四) 代脈的特徵

——**代脈的性質**：代脈是節律不整的脈象，即「更代不常」。

——**代脈的指感**：脈動規律性止歇，不自還，脈氣大小疏數不定。

——**代脈的兼脈**：代脈可見與結脈、促脈等混合存在。歷代脈學著作中曾見代脈與散脈的兼脈，見於危重病例。作者認為：代脈不能同結脈、促脈兼脈，但可以先後出現於寸口。

(五) 代脈的三部主病

代脈是心臟疾病的脈象表現形式，因此，代脈不應當有分部。所見代脈之部獨也僅是脈浮、脈沉、脈暈點的獨大獨小而已。在代脈中尋找脈暈點是代脈求病的良法，詳見脈暈點章。

(六) 代脈的現代臨床意義

代脈是各種心臟疾病和機體疾病危重時的脈象，因此臨床候得代脈其意義不僅在於診斷疾病，而且在於積極地拯救生命，結生代死是古訓，而現代醫學的進步及先進的醫療設備則是打破古訓的有力手段，但問題不僅在於打破而更在於古今的匯通與研究。

(七) 傳統醫學對代脈脈理的認識

中醫認為臟器衰微，元氣虛衰，無力鼓動於脈，脈氣

時有不繼，故脈來出現有規律的止歇。若風症、痛症等實邪阻滯脈道，可出現脈來有力而出現規律性止歇。

(八) 代脈示意圖

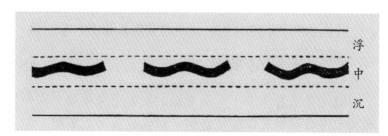

浮

中

沉

圖63　代脈示意圖

(九) 代脈脈訣歌

代　脈　歌

規律止歇不還代，更代不常疏數來。
結遲止歇無定數，促數止歇無定裁。
諸代皆因元氣衰，平見婦人百日胎。
結代相間心臟病，多聯心律人短命。

二十八、濁　脈

(一) 概述

特指血液有形成分的增加而導致脈氣渾濁的單因素。

(二) 濁脈的研究

歷代脈學著作中，有關濁脈的記載所見不多，宋朝以前基本沒有脈學著作提及此脈，以後見於「太素脈」中。太素脈事實上並不是醫學概念上的脈學，它是一種被用作算命及預言禍福的「占驗」手段。

本書以濁脈命名該脈型，實是因為這種脈型用濁較合適，又因為二濁又有聯繫與區別。宋朝以後有醫者建議將「太素脈」中的濁清二脈納為醫用，代表人物主要有張介賓、吳昆❸、張璐等。

明代著名醫學家張介賓認為：「人稟天地之氣以生，不能無清濁純駁之珠。稟之清者，血氣清而脈來言清，清則脈形圓淨，至數分明，吾診乎此，但知其主富貴而已，若曰何年登科，何年升授，何年招財，何年得子，吾皆不得而知矣。稟之濁者，血氣濁而脈來亦濁，濁則脈形不清，至數混亂，吾診乎此，但知其主貧賤而已。若曰某時招悔，某時破財，某時損妻，某時克子，吾亦莫得而知矣……」看來張介賓對太素脈頗有研究，對太素脈清濁脈的捨取為後人做出榜樣。

在古時，勞力者多貧賤而不富貴，由於勞力者肌肉豐

滿，脈道充盈怒張，脈自見濁。而達官貴族肌膚厚膩，無須勞作，行有車、食有魚，脈道自然收縮圓淨，脈自見清。因此，根據脈象的清濁者可基本判斷人的卑賤、富貴。至於由候脈，得知人的升官發財，損妻剋子，非張太素莫如。

這裏張介賓就濁脈的描述有兩個脈素，一是脈形不清，二是至數模糊，與《脈神》所指的濁脈不相同。

就太素脈法中的濁脈，明代的醫學家吳昆認為：「脈形散澀，至數模糊。」他認為濁脈的脈形是散脈與澀脈的兼脈，與張介賓的「脈形不清」認識上差別不大。也與《脈神》的濁脈不同。

清代醫家張璐對太素脈法有相當的研究，他認為：「清脈者輕清緩滑，流利有神，似小弱而非微細之形，不似虛脈之不勝尋按，微脈之軟弱依稀，緩脈之紆阿阿遲縱，弱脈之沉細軟弱也。清為氣血平調之候，經云：受氣者清。平人脈清虛和緩，生無險阻之虞，如左手清虛和緩，定主清貴仁慈。若清虛流利者，有剛決權變也。清虛中有一種弦小堅實，其人必機械峻刻。右手脈清虛和緩，定然富厚安閒。若清虛流利，則富而好禮，清虛中有種枯澀少神，其人必不適宜。寸口清虛，洵為名裔，又主聰慧。尺脈清虛，端獲良嗣，亦為壽徵。若寸關俱清，而尺中蹇澀，或偏小偏大，皆主晚景不豐，及艱子嗣，似清虛而按之滑盛者，次清中帶濁，外廉內貪之應也。若有病而脈清虛，雖劇無害，清虛少神，即宜溫補真元。若其人脈素清虛，雖有客邪壯熱，脈亦不能鼓盛，不可以為證實脈虛，而失於攻發也。」

在論述濁脈時他認為：「濁脈者，重濁洪盛，騰湧滿指，浮沉滑實有力，不以洪脈之按之軟闊，實脈之舉之減少，滑脈之往來流利，緊脈之轉索無常也。濁為稟賦混濁之象。經云：受穀者濁。平人脈重濁洪盛，垂老不能安聞。如左手重濁，定屬污下。右手重濁，可卜庸愚。寸口重濁，家世比卑微。尺脈重濁，子姓鹵莽。若重濁中有種滑利之象，家道富饒。濁而兼得蹇澀之狀，或偏盛偏衰，不享安康，又主夭枉。似重濁而按之和緩，此濁中兼清，外圓內方之應也。大約力役勞勤之人，動徹勞其筋骨。脈之重渾，勢所必然，至於市井之徒，拱手曳裾，謀私之重濁也，此非天性使然歟。若平素不甚重濁，因病鼓盛者，急宜攻發以瀉其邪。若平昔重濁，因病而得澀之脈，此氣血凝滯，痰涎膠固之兆，不當以平時澀濁論也。」

張璐論述的濁脈與《脈神》中的濁脈有相似之處，但兩者就脈象所主的意義完全不同。我們反對把脈象神化或用於他學，但濁脈用於高血脂及其併發症的診斷有特一性，這一事實是真實的。

張介賓所論之清脈在現時生活中常見，特別多見於中學生、大學生、機關、白領階層等。它是一正常脈的獨立脈型，清虛流利，圓淨有神，不浮不沉，緩中虛於胃氣，管壁軟細，富有彈性。

清脈是正常脈型的一種，研究它有助於我們瞭解與理解正常脈象，它的產生機理與人的氣血平調，心平氣和，富裕安閒有一定關係。事實上人的脈象與人的體質、代謝，環境、季節、精神等都有一定的關係。利用它研究人體疾病的發生、發展、轉歸有特定意義，而附加以「占

驗」的內涵不一定是醫家所為。

張介賓對太素脈之濁脈的認識中有滑脈、緊脈的成分，與《脈神》中的濁脈不同。滑脈的脈理是微血管的開放、血流運行加速，這與濁脈的脈理不同。濁脈可與緊脈相兼，但不應當把濁脈中添加有緊脈的成分。太素脈法的濁脈與《脈神》中的濁有質的不同。

筆者認為：臨床上大部分體力勞動者脈象寬大，脈勢奔湧，與古人所述濁脈有相似之處。如果該類人，中年富貴（升官、發財、勞動減少、飲食厚膩）則多出現高血脂的濁脈。近年來高血脂疾病有年輕化的傾向。

濁脈的產生機理，可能與血液中的脂肪含量高或血液黏稠度過高等有關。脂肪滴增多導致血管微循環通過障礙，而出現脈型寬大，血液通過緩慢的脈象。如果脂肪沉著於脈管壁，輕者出現濁緊脈，重者出現濁弦脈。

濁脈研究提示：近年來部分不典型腦中風疾病的病因與高血脂有關。

濁脈不應該與滑脈、動脈、細脈、微脈、弱脈、濡脈等相兼脈。

有時，濁脈也與糖尿病人的特異脈象共存。這部分病人以「三高症」居多。即：高血壓，高血脂、高血糖。臨床還見三高症病人有血尿酸的增高。

張璐不但採錄了從濁脈中辨別人體體質的強弱，而決定病濁與濁的區別，並且將「占驗」的內容也納入文中，這是醫家的業外偏愛。

從脈的清濁中的確能辨別體力勞動者及腦力勞動者，這並不是難事。因為體力勞動者脈道粗大，脈力強盛，這

樣才能適宜體力勞動的需要。而權貴們勞心，無需持重，脈象自然清虛。在舊時勞心者治人，勞力者治於人，自然就有貴賤之分。如果以脈象的清濁論富貴貧賤，則學生、機關工作者、女性、文教衛生、藝術界人士等顯然屬於此類，而勞動人包括勞動致富的人、工程建築的老闆、酒肉裹腹的部分人皆在貧賤之列，顯然這與現實有出入。當然有錢不一定就富貴，「精神貧乏」也是窮人。

「太素脈」的濁脈脈形是：脈見洪盛，騰湧滿指，浮沉滑實有力，沒有洪脈的軟闊，沒有弦，不如滑脈的流利。而作者筆下的濁脈單指因血液有形成分的增加而產生的脈象表現；脈見浮沉充盈渾厚有力，如漆行脈中，有洪脈之軟闊但無洪脈之來勢，有實脈之長闊但無實脈之弦，無滑及緊。但濁脈可以同弦脈、滑脈、緊脈甚至同虛脈、芤脈等兼脈。

(三) 濁脈的現代病理解剖學原理

濁脈是血液有形成分的增加，如血脂的增高、血紅蛋白的增加、真性紅細胞增多症、血液黏稠度等原因而導致的血行速度的緩慢。

而血行速度緩慢的原因：一是微循環的通暢度不夠；二是血管的堵塞；三是因為心臟的功能減弱（心臟因血黏稠度高而導致的供血不佳）。

(四) 濁脈的特徵

——濁脈的性質：是血液有形成分的增加，血液黏稠度的增加而導致的脈氣渾濁的單因素。

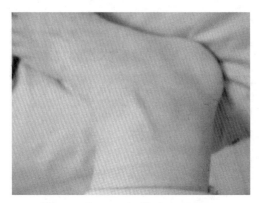

圖 64 濁脈如怒張的大隱靜脈

——濁脈的脈感：浮沉充盈渾厚有力，如漆行脈道，如觸怒張的大隱靜脈。見圖 64。

——濁脈的兼脈：濁脈可同虛脈、弦脈、緩脈、緊脈、澀脈、滑脈、數脈、風脈、邊脈、實脈、虛脈、芤脈、促脈、結脈、代脈等兼脈。

(五) 濁脈的現代臨床意義

濁脈主要見於高血脂，也見於血紅蛋白增多症、血液黏稠度高等疾病。臨床高血脂多合併高血壓、高脂肪併糖尿病，所謂三高症病人。

濁脈還見於高血壓合併有心臟疾病及腦血管疾病，尤其是寸關脈脈暈點更有臨床意義。

(六) 濁脈三部的現代臨床意義

濁脈是脈體整體的濁，因而濁脈不應有三部獨濁之分。但在濁脈上常常出現一些脈暈點。根據脈暈點位置與

性質可完成對疾病的診斷。詳見脈暈點章。

(七) 濁脈兼脈的現代臨床意義

──**濁虛脈**：見於高血脂病人的減肥及服降脂藥期間。也可見部分消耗性疾病的早期。

──**濁緩脈**：常見於下肢關節的酸痛、功能不良性病變。也見正常勞動人冬季脈象。

──**濁緊脈**：見於高血壓合併高血脂病人，常見血壓的低壓高。

──**濁澀脈**：見於腦心血管疾病。

──**濁數脈**：見於部分發熱及心臟病病人。

──**濁風脈**：見於腦中風。

──**濁邊脈**：見於高血脂病人同時伴有肩背部、肋神經等肌肉、筋膜無菌性炎症。

──**濁實脈**：見於神經系統的早期感染性疾病或部分精神病。還見於肥胖合併有腰椎間盤突出症病人。

──**濁洪脈**：見於部分初發高熱病人。

──**濁芤脈**：見於過量口服降壓藥物及減肥病人。

──**濁弦脈**：見於高血壓，動脈粥樣硬化或糖尿病病人。

──**濁結脈**：見於早期冠心病。

──**濁代脈**：見於晚期冠心病。

──**濁促脈**：見於活動後的隱匿型冠心病。

(八) 濁脈的鑒別

濁脈屬大脈類，因此濁脈應當同大脈類鑒別。

——**濁脈**：脈氣渾濁，如漆流管中，脈濁為血液流利度不高的單脈素。

——**實脈**：實脈是五脈的兼脈，見於弦、長、浮、沉、強。

——**洪脈**：脈的來勢強，有波濤洶湧之勢，來盛去衰之韻。

——「**太素脈**」**中的濁脈**：該濁脈是實、滑、洪、數的兼脈。

(九) 傳統醫學對濁脈的認識

《內經》云「受穀則濁」，其意是說過量飲食則脈濁。看來古人對濁脈早有認識，只是後人沒有進一步認識而已。

(十) 濁脈示意圖

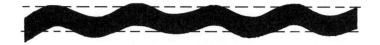

圖 65　濁脈示意式圖

(十一) 濁脈脈訣歌

濁　脈　歌

脈濁泥漿管中流，浮沉皆得力渾厚。

貪食厚膩勞作少，三高重症五十愁。

實見浮沉大而長，來盛去盛幅幅強。

實為正實和盛邪，脈實管勢濁稠血。

血管硬化脈濁緊，高壓卒中和冠心。

脈濁緊伴寸豆圓，低頭出力破腦管。

脈動而濁脈管硬，不是癱人也無神。

脈濁關動血壓高，多動節食壓自小。

高血壓人脈濁弦，十之八九是遺傳。

左寸濁風右肢殘，右寸濁風左身癱。

左寸無力脈濁實，冠心血少胸壓石。

左寸如豆脈濁力，高壓腦病衰心巨。

右關豆暈脈力濁，脂肪肝大眼模糊。

左關豆暈脈力濁，食慾旺盛腹腰粗。

濁緩脈見寸豆圓，頭腦昏昏下肢顫。

濁而結代或數促，此身命短因口福。

二十九、風　脈

(一)概述

風脈特指腦中風病人所特有的脈象。它的脈理不全是傳統脈學的概念，它是一種特異的複合型脈象。

(二)風脈的研究

研究該脈象有利於腦中風的早期診斷、預防和治療。還有助於加深今人對現代脈象臟腑寸口分屬的理解，並為脈象產生原理進一步找到神經學、血循環學理論依據。

腦中風的病理基礎是腦組織的缺血、栓塞、出血並由此而產生一系列中風症候群。由於腦中風的病因很多，其對應的脈象改變也各不相同。因此研究和掌握風脈對於腦中風的診斷治療、預防、預後都具有十分重要的臨床意義。

(三)風脈產生的原理

患側腦組織病損，導致其寸口脈分屬部位出現與病因相對應的脈感，表現為患側寸脈的減弱、沉澀或脈力增強的脈暈點。又由於患側腦組織的病損使其支配的肢體失去了神經的營養而產生該側脈的減弱、沉澀。健側的關、尺脈沒有發生改變，但其寸脈分屬卻是病腦。這是因為肢體的神經是左右交叉傳導的。

眾所周知，寸口候脈是感覺橈動脈脈象要素的變化，

而主導這種變化的因素是心血管及其循環學機制。

風脈：這種不均等的 X 形脈象變化又進一步說明神經是制約人體脈象的重要因素，而心血管及其循環學與神經學的有機結合才是脈象產生的重要原理。下圖表示人體運動神經的傳導是交叉型的。

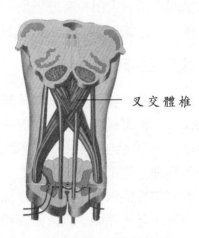

叉交體椎

圖 66　人體運動神經的傳導

風脈的基本脈感：

——患腦側寸脈出現陰、陽性脈暈點。

——患肢關、尺脈發生脈力的減弱，脈管的變細，脈位的變沉、澀等。

——患肢側寸脈及患腦側關、尺脈保持與病因學相適應的脈象。

腦中風的病因很多，由其而產生的風脈也對應不同，但總結其類型還是可以以陰、陽兩種脈暈點脈象加以總結。我們把寸脈脈力減弱、脈型細、脈位沉、脈澀等陰性

脈類稱陰性風脈。把寸脈脈力增強、脈位的浮、脈型的大、脈滑等陽性脈類稱陽性風脈。

　　陰性風脈多提示腦供血不佳，常見以腦供血不足、心臟疾病及其功能不足、腦萎縮、慢性腦梗塞、腦栓塞等。陽性風脈多提示腦組織的充血、占位、大血管的梗阻、腦壓的升高、腦出血、炎症等。

　　由於腦中風的病因複雜，有時各種病因混合存在，相互依存，互為因果，臨床醫生很難及時從臨床症狀上認識清楚，而脈象多能準確地加以區別，因此，研究及掌握風脈極具臨床意義。

（四）風脈的類別

　　根據腦中風的病變部位不同，風脈又可分為左風脈、右風脈、全風脈。見圖67。

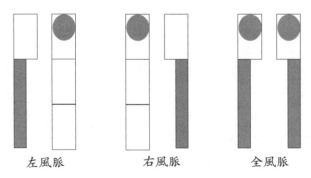

左風脈　　　　　右風脈　　　　　全風脈

圖67　各種風脈示意圖

說明：
　A.寸脈的灰點表示陽性脈暈點或陰性脈暈點。
　B.全風脈的寸脈陰性脈暈點和關尺脈的陰性脈應注意鑒別於澀、細、微、弱等脈。

　　——**左風脈**：提示左側腦組織病變，臨床上出現右側肢體功能障礙（右偏癱）。

　　脈象特點是：左寸脈出現陰、陽性脈暈點，右關、尺脈脈力的減退、脈沉、脈細、脈澀，右寸脈、左關、尺脈出現與病因相適應的脈象，例如濁脈等。見左風脈示意圖。

　　——**右風脈**：提示右腦組織病變，臨床上出現左側肢體功能障礙（左偏癱）。

　　脈象特點是：右寸脈及左關、尺脈脈力的減弱、沉、細、澀等。左寸脈及右關、尺脈出現與病因相適應的脈象。見右風脈示意圖。

　　——**全風脈**：多提示中腦或廣泛性對稱性病變。病人多昏迷、全癱或死亡。

　　脈象的特點是：雙寸脈出現滑動陽性脈暈點及雙關、尺脈的脈力的減弱、沉、細、澀等。或出現雙寸脈的無脈及雙關、尺脈的擊脈等。見全風脈示意圖。

　　人體運動系統的神經傳導是左右交錯的模式，一側大腦的病變將導致對側肢體的功能障礙。脈象上除全風脈雙寸口對稱外，一般多呈交叉的脈感。由這種特徵性脈感，多能完成對腦中風的診斷。見各種風脈的示意圖。

　　臨床實踐證明：風脈可先行於偏癱，就是說風脈可以在偏癱發生之前出現在寸口脈上。觀察發現：大多數偏癱病人其風脈可提前 3 個月甚至 2 年以上出現。風脈也可提前在病癒前消失，就是說偏癱病人在康復前其風脈可以提前消失，最長可提前 20 天左右。這種風脈的預示性具有重大臨床價值，它對腦中風提前診斷作用及提前預示康復作

用是現代化儀器不易做到的。

（五）風脈的臨床意義

臨床實踐又證明：

——陰性風脈，其脈力的減弱程度與病人的偏癱程度和腦組織的病變程度成正比，與偏癱的康復成反比。陰性脈暈點多提示腦組織的軟化、萎縮、功能的減退或病程的遷延。

——陽性風脈，其寸脈脈暈點的脈力強度和大小與腦組織的病變程度（充血、水腫、占位、梗阻）成正比，與疾病的康復成反比。

（六）風脈的兼脈

必須指出的是：風脈必須兼象於其他病脈，否則不能成立，因此，可以稱它為「寄生脈」。這與腦中風的病因分不開。風脈常見的兼象形式主要有：濁風脈、弦風脈、心風脈、血風脈、椎風脈、全風脈等，概括如下：

濁風脈：風脈與濁脈的兼脈。其病因主要是血液黏稠度的增加，如血脂的異常並在血管壁形成脂質沉積，導致腦血供的異常及脫落的栓子的栓塞。

弦風脈：風脈與弦脈的兼脈。其病因主要是高血壓病、動脈硬化而導致的心腦血管障礙。

心風脈：因心臟疾病而導致的腦血供障礙或因心臟疾病脫落的栓子栓塞了腦血管。

血風脈：其病因主要是腦出血，並由此而產生的特異脈象。

椎風脈：因椎動脈的病變而導致的腦中風，並由此而產生的特異脈象。

全風脈：其病因主要是腦幹或全腦的病變並，由此產生的特異脈象。

以下分述之：

濁風脈

濁脈與風脈的兼脈稱濁風脈。濁風脈產生的病理學基礎主要是：血液有形成分的增加，導致腦血行速度的緩慢，並導致腦組織供氧量的減少及腦組織的功能下降，由於神經的營養發生了障礙，致使其支配的肢體及臟器的功能也發生了障礙。

血液有形成分的增加，首要以高脂蛋白血症最為多見，其次見紅細胞增多症，血小板、白細胞增多症，異常蛋白質血症等。這種腦缺血的現象早期可間斷發生，因而其臨床症狀可出現不典型或很短暫或間斷出現。但具有洞察能力的脈象已經明顯於寸口。這種風脈時而有時而無的臨床現象，是大多數腦中風的早期脈象表現。

濁風脈是臨床上最為多見的腦中風的脈象形式，這也說明高脂蛋白血症是腦中風的重要致病因素。因此早期積極治療高脂蛋白質血症是預防腦中風的重要環節。

濁脈為脈型寬大、不浮不沉、應手混濁有漆行的脈韻。若一側寸脈出現陰陽脈暈點或對側關尺脈脈力明顯減弱或沉、澀、細小，另一側寸脈及患腦側關尺脈濁則為濁風脈。這種濁脈的交叉型不均等現象與腦神經的交叉傳導相輔相成，即病腦側脈氣減弱，其支配的肢體脈氣也減

弱，健腦側脈氣正常，其支配的肢體脈氣也正常。

脈力增強的濁脈是高血壓合併高血脂的脈象，是腦中風最常見的基礎脈象形式。濁脈體上若出現寸脈脈力增強的脈暈點，則多是腦中風的脈象表現形式之一，這類脈象的持有者極易出現腦中風。若雙關脈或左尺脈各出現一枚脈力增強、暈如黃豆的脈暈點，則病人多為高血壓、高血脂、高血糖病，也易出現腦中風。

該類病人平素多難節食，甚至是暴飲暴食、脾氣暴躁、性格豪放、血壓極不穩定。血壓不穩定表現為情緒高昂時血壓的升高，情緒低落及安靜時血壓的下降，因而這類病人極易在情緒高昂及情緒低落時出現腦中風。也有部分病人在低頭出力的情況下發生腦中風。中醫的痰濁中阻、肝陽上亢型腦中風與此相似。

年齡與濁脈的關係有統計學意義。濁脈者一般年齡多在40歲以上，多合併有高血壓、糖尿病、高血脂。近年來部分嗜好酒肉的年輕人高血脂的現象多有發生。體檢時醫生的責任不光是完成工作，更重要的是教育那些血脂異常的病人保持良好的飲食、衛生習慣，預防心腦血管疾病的發生，這是預防這類疾病高發的有效途徑。生活的改善及牛奶商的片面宣傳使消費群體不知如何是好，部分腰腿不好的中老年人一邊吃著降脂藥，一邊喝著牛奶吃著雞蛋說是補鈣，他們進入了怪圈。

事實上早在幾千年前我們的先人在營養學方面就已經很科學化。《素問》記載有：「五穀為養，五畜為益，五果為助，五菜為充。」將人的營養分成四大類，並以「養」、「益」、「助」、「充」來宣導人體營養的價值

觀念。穀類是人體生長、發育的主要營養來源；動物食物可以增進穀類主食的價值而有益於人體健康，如果再加上果品的輔助及蔬菜的充實則不可否認的是完全性營養。

事實上現在的老年人多是 20 世紀 50 年代出生的人，他們有著貧寒的過去，機體多保持有貧寒的因數，這是中國幾千年國情的產物，不能妄加厚補。要丟掉這種因數必須從小開始嘗試，而他們的下一代可能是適應者。

同時，中老年人的活動量減少，機體需要營養的量也少，過多地進補必然導致脂肪的堆積。而患慢性胃炎的老年人很少見三高症。

當代的中老年人應當保持飲食的清淡，注意微量元素及維生素的補充，適當地體能鍛鍊，這是他們的長生之道。肌肉不鍛鍊一定會酸軟，這種酸軟的原因主要：一是長期不活動，肌肉的酸性代謝產物不能及時地被運走而刺激神經末梢，二是肌肉的廢用性萎縮。這種酸軟不是由飲食可以治癒的。適宜地進行體能鍛鍊才是增加肌肉營養的真正秘方，太極拳愛好者最有心得。疾病在於預防，有病才去就醫，我們的先人在幾千年前就對此加以批評。《黃帝內經》曰：「夫病已成而後藥之，……譬猶渴而穿井，鬥而鑄錐，不亦晚乎。」更有甚者，有些病人醫生以健康的方法幫助他，甚至告訴他其疾病所在，但他仍然不能改變他固有的生活方式，這將更具有危險性。

關於血脂異常出現早期濁風脈的治療，筆者的經驗方是：黃芪50 克、決明子 9 克、刺五茄 15 克、細辛 4 克、薤白 10 克、大黃 6 克、川芎 10 克、五靈脂 10 克、何首烏10 克、遠志 10 克、當歸 15 克、山楂 15 克、白鮮皮 6

克、枳殼 6 克，左濁風脈加麝香 1 克，餘證加減。

濁脈既然是高血脂的特異脈象，那麼，合併有冠心病的脈象與濁風脈有相似之處，又怎樣鑒別呢？經驗是：凡心臟疾病，例如：冠心病、先天性心臟病、心力衰竭、心肌病、心瓣膜疾病、狹窄性心包炎等也可出現以左寸脈脈力減弱或脈位的沉、流速的澀、管徑的細等改變。

鑒別的主要思路應當是：第一，脈體濁（共同特點）。第二，寸脈沉、細、澀（共同特點）。第三，風脈不典型，這是主要鑒別點（雙手關、尺脈無差異）。第四，心臟疾病常見有結、代、促、潮、漾等節律、頻率等改變。第五，心臟疾病常見左寸脈的特異改變。第六，雙顴、唇、足背動脈左右無明顯差異。

應當指出的是，濁風脈在腦中風的早期及腦中風恢復期，尚可出現病腦側寸脈及患肢側脈力的增強、實大的脈象改變。它的病理基礎可能是病灶處腦神經受壓迫而出現的神經早期異常或激惹現象，這可能如同椎間盤突出症的脈理一樣，壓迫的早期其對應的脈象將出現脈力的增強、實大等，壓迫的後期脈象出現對應的沉、細、澀或無脈的表現形式。還可能是：患者的血壓沒有得到有效的控制，當患肢的血管失去神經的調控後，短期內其脈管的彈性回縮力喪失，毛細血管床的阻力也將加大，動脈的血流大量灌注在患肢的中動脈管中。因此脈力增強的風脈將是一把雙刃劍，它提示腦組織已是亞健康的功能狀態。

但凡這種風脈出現時，我們應當做好腦組織的康復工作，實踐證明此時有效的早期治療是該病康復的有效手段。發病前病人出現這種脈象時，我們應積極地提示病人

加以預防。預防的關鍵是：

①清淡飲食，減少鹽、水、飯量的供給。那種多飲水藉以稀釋血液的醫囑是害人的，加強營養來改善患肢功能的護理是錯誤的。②降低血壓、血脂。那種一邊吃著牛奶、雞蛋，一邊吃降脂藥是徒勞的。那種「我胃口好什麼都好」的想法是危險的。③適宜的體能鍛鍊。康復期除病前預防三要素以外，康復的治療方法也非常重要。要知道康復工作應當因人而異，前 6 個月最為重要，應當積極施法。半年後任何一種方法都僅是輔助方法，只能輔助病人康復，任何積極的手段可能僅是欲速則不達。

弦風脈

弦風脈是弦脈與風脈的兼象脈。弦風脈的病理可能是：腦動脈粥樣硬化，高血壓小動脈硬化或血管本身的炎性病變使腦動脈管腔的狹窄、閉塞，或血栓的形成或脫落的栓子栓塞導致急性腦供血不足、局部腦組織壞死。臨床上出現偏癱、失語和神經功能的障礙。

脈象表現為：病腦側寸脈及對側關、尺脈無力，脈沉、細、澀。健腦側寸脈及對側關、尺脈弦。這也是一種交叉形脈型。

弦風脈按其產生的病理基礎可以認為是緊脈、弦脈發展的必然結果。高血壓特別是腎性高血壓的患者常常持有緊脈、弦脈。而 60 歲以上男性最為多見，但也見於老年糖尿病人，長期吸煙、紅細胞增多症等病人。

弦風脈持有者，其四肢的血供也發生左、右兩側的不同，患肢的血供較健側血供明顯下降。雖然患側脈管的脈

力較弦脈的脈力有所下降，表面上看這有利於血液的通行，但脈管因失去了神經的營養，其血行的速度將明顯的緩慢，脈管的前阻力也將加大，血管的彈性回縮力也將明顯地減小，脈管內的管徑並沒有明顯地擴大，這是因為動脈粥樣硬化的脈管壁是一種慢性脂質化過程，也是一種不可逆過程，這些因素均可導致患肢血供的下降。

　　一般情況下濁風脈、弦風脈患者意識都很清楚。臨床上凡是靜止狀態下出現了突然的意識不清常應考慮為椎－基底動脈系統的栓塞。

　　若為頸內動脈的栓塞，病灶側單眼可失明，其眼壓也下降，對側足動脈的脈力也將下降，患肢的功能及感覺也出現障礙。如果僅以面部的感覺及上肢功能障礙為主要症狀，同側顳動脈和上肢橈動脈沉、弱，多提示大腦中動脈的栓塞。若一側上肢的脈搏時有時無或發生了脈澀脈擊等改變，應考慮無名動脈或鎖骨下動脈及主動脈分支動脈的狹窄、閉塞的可能。頸部大血管的閉塞和粥樣硬化性斑塊的栓塞在狹窄處可出現擊脈。若椎動脈或鎖骨下動脈的栓塞可在鎖骨上窩摸及擊脈。這種脈感就如同聽診器聽二間瓣狹窄一樣，血流在狹窄的通道中急速通過並出現湍流。動脈粥樣硬化、腦栓塞，臨床上脈象與症狀的結合對腦中風的診斷有指導意義。

　　──弦風脈，靜止時發生，晨起發生較多見，有漸重趨勢。

　　──病人意識多清楚、偏癱、失語等較明顯。

　　──有高血壓、糖尿病等病史。

　　──年齡在 40 歲以上。

——腦脊液正常。

——父母有高血壓病。

——弦風遲脈，對血栓性梗塞有意義。

動脈粥樣硬化腦梗塞弦風脈，臨床上應當同腦出血、腦挫傷、顱內占位性病變的特異脈象進行鑒別。

——腦出血：腦出血病人的脈象多為寸脈的滑數或擊脈，其脈暈點多見慧尾。

——顱內占位性病變：大部分顱內占位性病變，其寸脈的脈暈點多為陽性脈暈點，該脈暈點較孤立，脈力多強，沒有慧尾。

——腦挫傷：脈暈點多是陽性，有外傷史。

心風脈

因心臟疾病而導致腦血供障礙，並由此而產生的風脈稱心風脈。因心臟疾病類型較多，因而心風脈也各不相同。心風脈所反映的疾病是心、腦疾病的脈象表現，它提示的腦中風將是由心臟疾病為誘發因素。

事實上心風脈與風脈的鑒別是很困難的，筆者提出心風脈的目的僅是引導廣大讀者從複雜的風脈脈象中辨別出腦中風的病因並服務於臨床。根據心臟疾病種類的不同，心風脈主要見於：

——風濕性心臟病、心內膜炎的栓子脫落而導致的腦栓塞，脈象多見左弦風數脈。

——冠心病：脈象多見左濁風脈或左弦風脈。

——心肌的栓塞：脈象多見左邊風脈。

——心律失常：多出現風結、風代、風促脈。

——心力衰竭及先天性心臟病、陰性左風脈。

臨床經驗告訴我們：所有導致心臟射血功能不足的心臟病，一般均可導致左耳的聽力下降或異常。所以，臨床上但凡左風脈合併有左耳聽力下降的病例，首先考慮有心腦供血不足疾病的可能。

總之，當心臟疾病及其脫落的栓子等引起的腦血供障礙並由此而導致的腦中風，其脈象簡稱為心風脈。它的病理基礎首先是心臟疾病，其次是腦組織的血供障礙，結果是腦中風。至於單純的心臟疾病也就是說沒有導致腦血供障礙或者更精確地講，沒有腦中風，則此類病人的脈象不屬此列。當然臨床上單純心臟疾病也可導致左寸脈沉、細、弱的脈象，但這並不是風脈。因為該類疾病雖然也可導致大腦的短暫缺血，但是尚沒有導致肢體的功能障礙，因而尚不是風脈。但它是腦中風的亞臨床狀態。

血風脈

血風脈是指腦出血或蛛網膜下腔出血性腦中風病人的脈象。它的基本脈象是寸脈上出現脈力增強的特異性脈暈點，這一脈暈點的最大的特點是存在著慧尾，其慧的頭部交叉指向病灶，脈象滑數。早期由於病人多處於意識不清狀態，病灶側所支配的肢體及其脈象不但不減弱，反而出現脈象交叉性增強的現象。這可能與顱內壓增高，神經系統的嚴重壓迫，腦膜刺激症有關。

此類病人的脈力越強，脈暈越大，預後越不良，多提示顱內大面積出血。大面積腦出血病人預後多不良。

頸風脈

頸風脈是指因為頸動脈的閉塞或梗阻而導致腦中風的脈象。其病理基礎是頸動脈及其周圍組織的占位。

疤痕攣縮，頸動脈粥樣硬化性梗塞，或頸動脈粥樣硬化性斑塊的梗塞，腦回流靜脈的淤滯等原因而導致的腦供血的緩慢，並因此發生腦供血不佳或腦中風。

它的脈象特點是：一側寸脈出現脈力增強的脈暈點（頸部病變處的同側），對側關、尺脈的沉、細、弱、澀，呈交叉型的脈象。當一側頸動脈尚沒有完全阻塞時，其病灶處尚可出現同側寸口脈擊脈的脈象。

風脈與腰椎間盤突出症的脈症鑒別：

——風脈有寸脈的兩側不同，椎間盤突出症寸脈多無明顯差異。

——風脈持有者多有原發疾病為病因。

——腰椎間盤突出症可有外傷史，上肢無功能障礙。

(七) 風脈歌訣

風　脈　歌

心腦管病脈早風，關尺與寸交叉同。

預風可前三月外，殘後方尊白衣翁。

濁風寸見陰陽點，關尺脈陰與偏殘。

弦風三高平靜裏，心栓寸陰動後癱。

頸風寸擊病灶擊，血風寸慧關尺減。

諸風皆因無健教，童心動體食不貪。

三十、奇 脈

（一）概述

奇脈特指呼氣終了時脈搏增強，吸氣時脈搏減弱的特異脈象。

（二）奇脈的研究

正常人吸氣時胸腔的負壓增大，體靜脈血液流入右心室及肺的量增加，但肺的功能正常時，其容納血液的量也增加，因而左心室的回心血量可無明顯的變化，脈搏也無明顯的改變。但疾病狀態下（尤其是心包病變嚴重並伴有靜脈壓增高者），深吸氣時不能使體靜脈的血液回流增加，但肺容納血液的量仍可增加，結果發生了肺的盜血現象，使肺靜脈流入左心室的血液量減少。其結果是左心室搏出的血量也減少，收縮壓降低，脈搏變小或難觸及。

（三）奇脈的現代臨床意義

常見於急性心包積液、心包填塞或縮窄性心包炎，也見微循環的衰竭、嚴重肺氣腫、支氣管哮喘等病變。

（四）奇脈的特徵

——奇脈的性質：特指呼吸時脈搏的強弱呈反常現象的單因素。

——奇脈的指感：呼氣時脈強，吸氣時減弱，直立時

不明顯。

──**奇脈的兼脈及其臨床意義**：奇脈常見脈節律、頻率、脈的管徑、脈暈點的兼脈等。

❖**奇數脈**：見於感染性心包炎、急性心包炎等。

❖**奇遲脈**：見於迷走神經高度興奮情況下。

❖**奇代脈**：見於合併嚴重心臟病患者。

❖**奇澀脈**：見於微循環的衰竭性病變。

❖**奇平脈**：見於急性心包填塞。

❖**奇脈左寸脈沉**：見於慢性心包填塞。

❖**奇脈左寸邊脈合併左寸脈暈點如豆**：見於黏連性心包炎等。

(五) 奇脈的鑒別

奇脈應當同潮脈進行鑒別，它們共同的特點是脈勢交替的強弱出現。

──**奇脈**：出現與呼吸有明顯的聯繫，失血及直立時消失。

──**潮脈**：脈的強弱交替出現，與呼吸無關聯。

(六) 奇脈脈訣歌

奇 脈 歌

呼強吸弱反常奇，肺盜心血脈氣低。

漾為主波小振幅，潮見強弱脈交替。

奇緩迷走受刺激，奇數感染心包覓。

奇代心肌奇澀淤，奇漾填塞心包皮。

三十一、漾　脈

(一) 概述

漾脈特指脈搏振幅小的單因素。

(二) 漾脈的研究

脈動的原動力在心臟，心肌收縮力的強弱、心臟瓣膜的良好、有效循環血量的維持、微循環的正常是脈象維持正常的基石。心肌的收縮力下降，或心臟瓣膜的病變，或有效循環血量的銳減，都是脈搏無力的原因。

而導致脈漾的主要原因則首推心臟瓣膜狹窄時心臟輸出的血液量減少。室間隔缺損，左心室收縮時部分血流將溢出並進入右心室，從而使心搏出血量減少，同樣可使脈搏的振幅變小。

(三) 漾脈的特徵

──**漾脈的性質**：特指脈搏的振幅小，主波平坦的單因素。

──**漾脈的指感**：脈體平坦且搏動不明顯，搏動出現及消失都緩慢（主波升起緩慢並維持一定時間才消失）。俗喻「無風時的秋水」。

──**漾脈的兼脈及其臨床意義**：漾脈常見有脈節律或頻率的改變，有脈的管徑及脈暈點的出現等。常見代脈、數脈、弱脈的兼脈等。

❖漾結脈：見於主動脈瓣狹窄合併有傳導阻滯病人。

❖漾數脈：見於主動脈狹窄，病人的自汗、心衰等中醫陰虛陽越之候。

❖漾代脈：見於主動脈狹窄及心衰病人。

❖漾弱脈：見於主動脈狹窄晚期表現。

❖脈漾左寸脈暈點如豆：見於主動脈狹窄且心臟肥大病人。

❖脈漾左寸脈沉：見於主動脈狹窄或心臟本身供血不足病人。

❖漾擊脈：見於部分心肌功能尚好的瓣膜狹窄病人。

(四)漾脈的現代臨床意義

主要見於主動脈瓣的狹窄。及二尖瓣的關閉不全、狹窄，室間隔的缺損等。

(五)漾脈示意圖

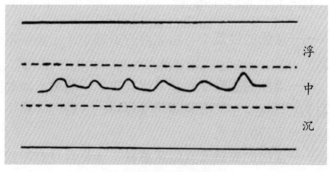

圖 68　漾脈示意圖

（六）漾脈的鑒別

漾脈應同濡遲脈鑒別，這是因為漾脈的主波升降都相對緩慢，而濡遲脈浮柔細軟，二脈有脈韻的相仿。

——濡脈主波明顯、位浮而柔細。

——漾脈位中、主波不明顯。

（七）漾脈脈訣歌

漾 脈 歌

脈漾主波振幅減，一江秋水微波漣。

貓喘尋在胸柄上，主瓣狹窄血難前。

左寸如豆心如靴，貓喘尋在左心尖。

劍下貓喘右心大，寸關如豆非漾觀。

左寸凹坑心缺血，漾脈室缺心包炎。

三十二、潮 脈

(一) 概述

潮脈特指脈勢的強弱交替出現，即心搏的強弱交替出現。

(二) 潮脈的研究

潮脈出現的可能原理是：

——左心室的衰竭以其心肌的肥厚、功能失代償為主要因素。由於心肌的缺血，導致一部分失代償的心肌不應期延長，在一次心動週期中僅是代償期心肌的收縮而失代償的心肌沒有收縮，其結果是心臟搏血量的減少，脈搏變小。在下次心動週期中代償與失代償的心肌同時收縮，其結果是心臟搏血量的增加，脈搏增強。如此強弱交錯，周而復始，形成潮脈。

——左心室心肌在一次強收縮後，由於能量、氧的大量消耗和代謝產物的堆積，導致心肌舒張期功能減弱，因而心室充盈度下降，再次收縮時心臟搏血量減少，如此周而復始，因而脈搏出現強弱交替出現的脈型。

(三) 潮脈的特徵

——**潮脈的性質**：潮脈特指脈勢強弱交替出現的脈象形式。

——**潮脈的指感**：脈來一強一弱，周而復始，心臟疾

病的緩解，此脈消失。

——**潮脈的兼脈**：多見濁脈、數脈、代脈、弦脈或與脈暈點的兼脈等。

❖**濁潮脈**：脈體濁、主波強弱交替。多見於高血壓、高血脂、高血糖患者合併心肌的損害。

❖**潮數脈**：見於心肌病患者。

❖**潮代脈**：見於嚴重的心臟病出現心功能損傷病人。

❖**弦潮脈**：見於高血壓、動脈粥樣硬化性心臟病。

❖**潮脈左寸脈暈點沉**：多見於冠心病或心肌缺血性損害。

❖**濁潮脈左寸脈暈點如豆**：多見於高血壓、心室肥厚合併有心肌損害的病人。

(四)潮脈的現代臨床意義

多見於原發性心肌病，左室流出道梗阻性疾病，嚴重的高血壓、冠心病等。

——**潮脈**：脈型是強弱交替出現的形式，即一個強脈接著一個弱脈，重複出現。

——**代脈**：二聯律是代脈的一種形式，與潮脈易混淆。它呈一對對的形式，兩主波峰高相似、間隔較短，每對脈搏的間隔時間相等。

（五）潮脈示意圖

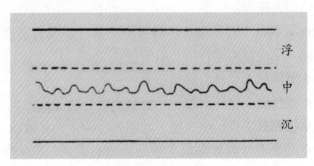

浮

中

沉

圖 69　潮脈示意圖

（六）潮脈脈訣歌

潮　脈　歌

潮脈強弱交替，尋病多見心肌。

九死見沉左寸，氣短胸痛胸悶。

濁見肥厚冠心，弦見高壓管硬。

潮代寸澀惢命，潮見脈暈必病。

三十三、邊　脈

(一) 概述

邊脈是脈外有邊的複合脈。

(二) 邊脈的研究

王叔和在《脈經》中云：「瘧脈自弦，弦數多熱，弦遲多寒。微則為虛，代散則死。弦為痛痹，偏弦為飲，雙弦則肋下拘急而痛，其人濇濇惡寒。」此語中的「偏弦」及「雙弦」即邊脈。邊脈是脈外加邊的複合脈象，這種邊必須是一種寄生的形式，不能單獨存在，單獨存在則是弦細脈或細脈之屬。它產生的真正原理：一是橈動脈的支配神經（臂叢神經）受病灶刺激而產生的牽涉性脈象結果；二是寸口病理信息的反饋。

邊脈必須是脈的邊緣見邊，是脈管兩側的邊，即寸口脈尺側緣或橈側緣的邊，而不是脈的弦。脈的弦是弦脈及含有弦脈脈素的脈，如實脈或其他弦脈的兼脈等。若脈的上弦則是革脈的脈素。若是「邊實」即《三指禪》論述的「實而空者為革，革脈唯旁實，形同按鼓皮」。此是對革脈的錯誤認識，革脈是上弦而中空，不是邊（旁）實而中空。不管怎麼說，此語也觸及到邊的問題。

(三) 邊脈的特徵

──邊脈的性質：邊脈是脈外有邊的複合脈。

——**邊脈的指感**：脈道外有一道邊，這種邊有弦邊、細邊等。其脈感如觸指頭甲緣。見圖 70。

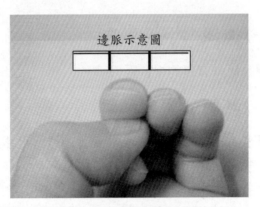

圖 70　邊脈如觸指頭甲緣

——**邊脈的兼脈**：邊脈的兼脈很多，但臨床上求其兼脈的意義是其次，首要是邊脈的出現就表示相應的部位出現相應的病變。諸如數脈與邊脈的兼脈表示相應部位的疼痛是有感染的可能，遲脈與邊脈的兼脈是因寒冷、受涼的原因。常見邊脈的兼脈有浮脈、沉脈、數脈、遲脈、虛脈、實脈、澀脈、緩脈、濡脈、弱脈、牢脈、促脈、代脈、濁脈、風脈等。

（四）邊脈的現代臨床意義

——多見於各種疼痛、痙攣。

——見於肌肉、肌腱、肌膜、神經、神經外膜、骨膜的有菌性炎症性病變或壓迫性病變。也見內臟的牽涉性疼痛、腸道的痙攣性疼痛等。還見於部分肝膽疾病。

——邊脈的出現與軀表的皮節、肌肉、肌腱、筋膜、骨膜的有菌、無菌性炎症有直接的關聯，當然不可否認，它還關聯到人體內臟的牽涉性疼痛與擴散性疼痛等因素。軀表各組織有菌、無菌性炎症性邊脈與人體內臟的牽涉性與擴散性疼痛性邊脈在脈氣上有時難以區別。如臨床上，下肢軟組織病變與坐骨神經性病變的尺邊脈，其脈感上難以區分。但內臟牽涉性疼痛、擴散性疼痛並由此而產生的邊脈，有其顯著的脈象特點：這就是同時出現的同寸口分屬的脈暈點與邊脈。這是脈象鑒別內臟性病變與軀表性病變的有效方法。

人體內臟牽涉性疼痛。見圖 71。

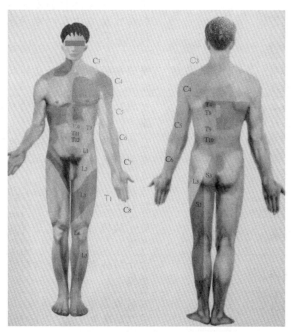

圖 71 內臟牽涉性疼痛示意圖

　　現將人體內臟牽涉性與擴散性疼痛而出現的脈暈點、邊脈脈象列於下表。

圖14　人體脈暈點與邊脈表

內臟	病變	體表疼痛部位	脈象
心臟	心絞痛 心肌梗塞 心包炎	心前區 左肩 左上肢	左寸脈暈點加左寸邊脈。
胸腔	炎症	胸壁 腋肋	寸橈邊脈合併寸中脈暈點。
縱隔	腫瘤	前胸	雙寸尺緣邊脈合併寸中脈暈點、左關脈陽性脈暈點。
食道	食道炎	胸骨與左肩前區	雙寸尺側緣邊脈或左寸橈右寸尺側緣邊脈。
	食道癌轉移	胸骨與左肩前區	雙寸尺側緣邊脈加右關脈脈暈點或左寸橈右寸尺側緣邊脈加右寸脈脈暈點。
胃	炎症 潰瘍 擴張	上腹及肩部	雙關陰性脈暈點加雙關尺側緣邊脈。
	腫瘤或淋巴結轉移	上腹及肩部	雙關陽性脈暈點加雙關尺側緣邊脈。
肝	肝炎	右上腹 右肩	亞臨床狀態：右寸關邊弦脈。 重症：雙寸口脈弦如刀刃或雙寸口橈邊弦脈。 肝萎縮：合併陰性脈暈點。 肝大：合併陽性脈暈點。
	腫瘤	右上腹 右肩	雙寸關陽性脈暈點合併右寸關橈邊脈。
	結石	右上腹 右肩	右寸關邊弦脈合併右關芝麻樣脈暈點。
膽囊	炎症	右上腹 右肩胛	右關橈邊脈。 重症脈數。
	結石 膽道炎	右上腹 右肩胛	右關橈邊脈合併綠豆樣脈暈點。 急性化膿性膽管炎合併脈數。

續表

內臟	病變	體表疼痛部位	脈　　象
胰腺	炎症	中腹部、腰及後腰帶狀環繞	雙關尺側緣邊脈，急性重症脈數。
	腫瘤	中腹部 腰 後腰	雙關尺側緣邊脈合併右關陽性脈暈點。也見雙關橈邊脈雙關陽性脈暈點。
腎臟	炎症	腹部 腹股溝區	關尺　尺側緣邊脈及雙關下尺上陽性脈暈點。
	結石	腹部 腹股溝區	關尺　尺側緣邊脈及雙關下尺上芝麻樣脈暈點。
	腫瘤	腹部 腹股溝區	雙寸左關陽性脈暈點、患側關尺尺側緣邊脈。
輸尿管	結石 絞痛 擴張	小腹部 會陰區	尺部尺緣邊脈、結石見芝麻樣脈暈點。
闌尾	炎症	轉移性右下腹部、臍眼痛	雙尺尺側緣邊數脈。
結腸	左曲以上炎症	右下腹部	右尺橈緣左尺尺緣邊脈。
	左曲以下炎症	左下腹部	左尺橈緣右尺尺緣邊脈。
	左曲以上腫瘤	右下腹部	右尺橈緣左尺尺緣邊脈、右尺脈陽性脈暈點，轉移則左關陽性脈暈點。
	左曲以下腫瘤	左下腹部	左尺橈緣右尺尺緣邊脈、左尺脈陽性脈暈點，轉移則左關陽性脈暈點。
小腸	炎症	臍區	雙關尺尺側緣邊數浮脈。
腸系膜淋巴結	炎症	臍區	雙關尺尺側緣邊數浮脈合併雙寸左關陽性脈暈點。
子宮前列腺盆腔	炎症	會陰	雙尺尺緣脈暈點。

內臟	病變	體表疼痛部位	脈　　象
附件	炎症	小腹	尺擊脈。
	腫瘤	會陰	雙尺尺緣脈暈點合併雙寸左關陽性脈暈點。
膀胱	炎症	會陰	雙尺脈浮數、若小腹疼痛則尺脈雙尺緣邊浮脈，重者可見尺擊脈。
	結石	會陰	雙尺浮散伴芝麻樣脈暈點。
直腸	腫瘤	會陰	左尺邊虛脈右尺陽性脈暈點。腫瘤轉移者合併雙寸左關陽性脈暈點。
臀部	有菌無菌炎症	會陰	患側尺橈邊數脈合併尺陽性脈暈點。

　　現代醫學認為：內臟疾病牽涉性或擴散性軀表疼痛，是內臟器官的感覺傳入神經纖維其後根進入脊髓而上行傳導時，與同節段脊髓接受的軀體感覺神經相接近或會聚或易化而導致人體的誤感。其脈象上的信息則是相應寸口脈上出現邊脈與脈暈點的兼脈，臨床上多見臟器的壁層胸、腹膜病變導致體表的牽涉性疼痛。

　　脈象的信息均源自於人體與臟器，將人體在全息意義上縮小，則人體軀表的脈信息是脈外的邊，人體內臟的脈信息是脈內的脈暈點。

　　必須指出的是：脈象雖然對疾病有診斷、辨證、預後、指導診療等作用，但脈象在許多情況下僅是臨床症狀意義上的脈指標，不是病理學意義上的指標。

　　例如，腰椎間盤突出症，脈象的特異診斷是：同側的

關尺脈實。經過保守治療後病人的臨床症狀、體徵都消失,脈象也轉為正常,但這只是臨床治癒,不代表病理學意義上的康復,經 CT 檢查該病可能仍然存在。

許多情況下,臟器的手術切除後其對應的臟器脈氣明顯減弱甚至消失,但一般兩年後各臟器的脈氣可復舊,這是因為人體有代償能力。骨骼一般無脈氣。

(五)邊脈兼脈的現代臨床意義

——**浮邊脈**:見於急性肩部軟組織的炎症性病變。也見頸部、胸骨無菌性炎性病變。

——**沉邊脈**:見於各種慢性疼痛性病變。

——**邊遲脈**:見於受寒而導致的軟組織、骨骼、骨膜無菌性病變。

——**邊數脈**:見於急性或感染性軟組織炎症性病變。

——**虛邊脈**:見於營養性或骨關節保暖度不夠而導致的功能減弱性疼痛。

——**實邊脈**:見於神經的壓迫性病變或急性感染性病變。

——**邊澀脈**:見於神經及軟組織的血供不佳、慢性淤血等原因而導致的疼痛。

——**洪邊脈**:見於急性感染或嚴重軟組織創傷性病變。

——**邊緩脈**:見於慢性軟組織疼痛性病變。

——**濡邊脈**:見於女性胸背部軟組織無菌性炎症病變。

——**弱邊脈**:見於軟組織疼痛的早期,一般病人可以沒有臨床症狀。

——**牢邊脈**：見於神經的長期壓迫而導致其神經的變性病變。

——**邊促脈**：見於心臟疾病而導致的肩背部牽涉性疼痛。

——**邊代脈**：見於心臟疾病而導致的肓背部牽涉性疼痛。

——**濁邊脈**：見於勞動人的軟組織扭傷及高血脂病人的腰背部陳舊性病變。

——**風邊脈**：見於因頸椎病變而導致的腦中風。

（六）邊脈分部的現代臨床意義

邊脈出現在寸口相應部位則人體就會出現相應部位的病變，根據邊脈的寸口部位及其兼脈的性質，來瞭解病變壓迫部位及性質，有立竿見影的診斷效果。

——**左寸橈側緣邊脈**：見於左肩周炎、左肩胛區、頸椎病左側無菌性炎症性疼痛、心絞痛的放涉痛等。

——**左寸尺側緣邊脈**：見於胸骨及胸軟骨、胸肋神經無菌性炎症性疼痛等。

——**右寸橈側緣邊脈**：見於右肩周炎、右肩胛區、頸椎病右側無菌性炎症性疼痛等，合併右關脈暈點應排除肝炎。

——**右寸尺側緣邊脈**：見於胸骨及胸軟骨、胸肋神經無菌性炎症所致疼痛等。

——**左、右寸橈側緣邊脈**：主要見於頸椎病及肩背部無菌性炎症性病變等。

——**左、右寸尺側緣邊脈**：見於胸骨及胸軟骨、胸肋

神經無菌性炎症性疼痛等。

——**左寸橈、右寸尺側緣邊脈**：見於左肩周炎、左肩胛區皮膚及神經炎性病變，左胸肋、左胸膜炎症，頸椎病左側無菌性炎症性疼痛，心絞痛，心肌梗塞等。

——**右寸橈、左寸尺側緣邊脈**：見於右肩周炎、右肩胛區皮膚及神經炎性病變，右胸肋、右胸膜炎，頸椎病右側無菌性炎症性疼痛等。

——**右關脈橈側緣邊弦**：多見於右上腹疼痛、肋神經疼痛、帶狀疱疹、右肩胛下區軟組織撕裂傷、肝膽疾病等。

——**左關橈側緣邊脈**：多見於左上腹疼痛、肋神經疼痛、帶狀疱疹、左肩胛下區軟組織撕裂傷、肝膽疾病、脾周圍炎等。

——**右關尺側緣邊脈**：多見於上腹部疼痛、胃部不適等。

——**左關尺側緣邊脈**：多見於上腹部疼痛、胃部不適等。

——**右關橈側左關尺側緣邊脈**：多見於右上腹疼痛、肋神經疼痛、帶狀疱疹、右肩胛下區軟組織撕裂傷、肝膽疾病等。

——**左關橈側右關尺側緣邊脈**：多見於左上腹疼痛、肋神經疼痛、帶狀疱疹、左肩胛下區軟組織撕裂傷、肝膽疾病、脾周圍炎、胃不適等。

——**右關橈側左關橈側緣邊脈**：多見於兩側肩胛區中間疼痛、腰區軟組織疼痛、胰腺炎、後腹膜病變等。

——**右關尺側左關尺側緣邊脈**：多見於中、下腹部疼

痛、胰腺炎等。

——**左尺橈側緣邊脈**：見於左髂部軟組織炎症性病變、左輸尿管結石、左坐骨神經痛等。

——**右尺橈側緣邊脈**：見於右髂部軟組織炎症性病變、右輸尿管結石、右坐骨神經痛闌尾炎等。

——**左、右尺側緣邊脈**：多見於泌尿系統感染、膀胱結石、前列腺炎症、陰道炎、精索炎、子宮內膜炎等。

——**左、右尺橈側緣邊脈**：多見於尾骨炎症性病變。

——**左尺橈側右尺側緣邊脈**：見於左髂部軟組織炎症性病變、左輸尿管結石、左坐骨神經痛等。

——**右尺橈側左尺側緣邊脈**：見於右髂部軟組織炎症性病變、右輸尿管結石、右坐骨神經痛等。

——**左寸左關橈側緣邊脈**：見於左肩胛區、腰區軟組織、頸椎病左側無菌性炎症性疼痛。

——**右寸右關橈側緣邊脈**：見於右肩胛區、腰區軟組織、頸椎病右側無菌性炎症性疼痛。

——**左關左尺橈側緣邊脈**：見於左腰區、左髂區軟組織無菌性炎症性疼痛、左輸尿管結石等。

——**右關右尺橈側緣邊脈**：見於右腰區、右髂區軟組織無菌性炎症性疼痛、右輸尿管結石等。

——**左、右寸關尺側緣邊脈**：見於食道、胸骨及其軟組織、胃腸炎症性疼痛性病變。一般這種情況較少見。

——**左、右關尺側緣邊脈**：見於胃腸、泌尿系統炎症性疼痛性病變。一般這種情況較多見。

——**左寸左關橈側緣、右寸右關尺側緣邊脈**：見於左肩胛區、腰區軟組織、頸椎病右側無菌性炎症性疼痛。

——右寸右關橈側緣、左寸左關尺側緣邊脈：見於右肩胛區、腰區軟組織、頸椎病右側無菌性炎症性疼痛。

——左寸左關橈側緣、右寸右關橈側緣邊脈：多見於頸、胸、腰脊髓炎或腰背部軟組織炎症性疼痛。

——左寸口三部橈側邊脈：少見於左骶脊肌及其筋膜等軟組織炎症性病變性疼痛。

——右寸口三部橈側邊脈：少見於右骶脊肌及其筋膜等軟組織炎症性病變性疼痛。

——雙寸口三部側邊脈：多見於骶脊肌及其盤膜等軟組織炎症性病變性疼痛，強直性脊椎炎等。

——雙寸口三部尺側邊脈：少見。有時見於肝炎病人。

——右寸口三部橈側、左寸口三部尺側邊弦脈：多見於重症肝炎病人。

總之，邊脈在臨床上屬常見脈象，其寸口脈的分屬多能指示病變所在。臨床上，如能熟練掌握，並結合於兼脈，其臨床診斷，不遜色現代影像學診斷。

三十四、擊　脈

(一) 概述

擊脈是脈氣中有湍流，常見寸部尺部脈擊，是一種獨立的脈型。

(二) 擊脈的研究

擊脈的脈感以脈的來勢或去勢中有如水槍之槍擊的脈感，有一種噴射的來勢，脈流的中心血流加速而邊流緩慢的去勢。如需體會此種脈感，可深觸骼動脈，借比體會血流過手如槍擊的脈勢之韻。

該脈的產生必須具備一定的條件，一是生理性擊脈：心臟收縮力強（每搏輸出量大）；血管通暢；血流加速。該脈多出現在健康的老人。

二是病理性擊脈：心臟收縮力強；瓣膜的狹窄或動脈的狹窄；血流相對加速。多見於主動脈瓣狹窄或大動脈的狹窄而心臟功能尚好的情況下。還常見於高血壓病患者。也存在於酒後及情緒過於激動、極度恐嚇的脈象中。個別的妊娠女性，右尺脈有時也有此脈感。

擊脈作為獨立脈形，它有一定臨床意義：

第一，高血壓病的病人如過量服用擴血管藥物，可出現擊脈合併芤脈的脈象，它提示醫生，應減少擴血管藥物的用量。

第二，尺擊脈的槍擊感延續到寸頂端，且寸端膨大如

豆，脈力增強，這是高血壓危象的脈象學診斷。部分頸部大動脈狹窄或動脈瘤也見此脈象，應注意鑒別。必要時借助於聽診。對於伴脈弦、脈緊的病人並防止低頭出力，藉以防止腦出血。

第三，擊脈伴右關脈強的病人也應防止腦血管意外（這說明門靜脈的壓力較高，腹腔動脈的前負荷增大）。

第四，但凡健康的老人，尺脈有此脈象多能提示該人的心臟功能佳良並有長壽的可能。

第五，極度恐嚇的人常常會出現擊脈，這在測謊工作中有一定的意義。

第六，雙寸脈擊多見於腦出血病人或血管性頭痛病人以及頸部大動脈狹窄病變、甲狀腺機能亢進等病人。

第七，胸骨柄觸及貓喘、脈擊是典型的主動脈瓣狹窄的指標性診斷。

擊脈有時也存在一定形式的兼象脈，如濁擊脈、擊代脈、擊結脈等，多主老年性心臟病不同的病情。

——濁擊脈：提示高血壓伴高血脂且心功能尚好，但心臟的前負荷較大。多見於高血壓病心臟肥大、心功能的代償期，還見主動脈瓣的狹窄。

——擊代脈：提示心臟肥大，心臟功能失代償。

——擊結脈：見於高血壓心臟病傳導阻滯病人。

另外，擊脈也見分部之擊，限於篇幅不一一敘述。

三十五、脈暈點

(一)概述

脈暈點特指脈象中強、弱、大、小、浮、沉不等的脈氣形式。

(二)脈暈點的研究

脈暈點脈象是一種新的提法,老的脈象現象。歷代脈學著作中對脈暈均視為脈外干擾因素,因而沒有進一步地研究。根據古人描述的脈暈特點,結合作者對脈暈點脈象的體會。古人描述的寸口之「獨」不全是脈暈點的範疇。

《內經》云:「察九候,獨小者病,獨大者病,獨疾者病,獨遲者病,獨寒者病,獨陷下者病。」這裏的「獨」一般可從三方面理解:其一,脈體之獨,即左右寸口同出現一種病脈,如同為遲脈為寒證,同為數脈為熱證,同為浮脈為表證等。其二,臟氣之獨:六部脈同時脈獨弦為肝病。六脈獨沉為腎病等。其三,部位之獨,即脈暈點脈象。六脈中獨部見獨,一部獨異,則獨異之處多見病。如左寸脈獨大多見心臟的增大,獨沉、獨弱則多見心臟的供血不足等。雙寸脈橈側緣邊脈多見頸椎病等。

明代醫學家張介賓在《景岳全書‧脈神章‧獨論》中提出「切脈論獨,獨處藏奸」。可見先賢張介賓對脈暈點早有一定的認識。醫學大家張景岳也認為:「此獨字,即醫中精一之義,診家綱領莫切於此。」

　　清代醫學家周學海在談及脈象的單按總按時，於《讀醫隨筆》❸❾中云：「單按強、總按大者，是其脈體弦細而二旁有暈也。總按指下部位大，而暈亦鼓而應指矣。單按大而總按細者，必其人血虛氣躁，脈體細弱，而二旁之暈較盛也。食指靈，而暈能應指，名中二指木，而暈不能應指矣。更有單按浮、總按沉，單按沉、總按浮者，其浮即暈也……」這裏的暈即脈暈點。截止當代脈學大家趙恩儉在《中醫脈診學》中也認為：「這裏所說的暈，是脈搏振動時所出現的振幅，與脈象有相似之形，但又非脈象。暈的存在，常常干擾原有的正常脈象。無論單按、總按，都應注意排除暈的干擾。」可見，脈之暈至今仍然不被脈學家視為病脈。

　　候脈時，左、右寸口脈體上常常會觸及許多點狀的搏動力點，也常常觸及到許多凹陷的或無力的搏動弱點，這些點狀脈點在寸口脈上的分屬與人體臟器的疾病有十分密切的聯繫，研究這些脈點與脈點間的關係、脈點與脈象間的關係對疾病臟器的脈診有極大的意義。

　　脈暈點的性質有陰陽之分。陽性脈暈點是指強於、大於或浮於脈象的搏動脈點。陰性脈暈點是指弱於、小於或沉於、細於脈道的搏動脈點。有時脈暈點的性質是混合的，如大而弱的脈點，沉而強的脈點，小而尖的脈點等。脈暈點的大小以脈道的管徑比，其點暈大於脈道的管徑為大，反之為小。脈暈點的浮、沉以脈道的浮、沉比，浮於脈道為浮，沉於脈道為沉。脈暈點的脈力以脈道的脈力比，強則為強，弱則為弱。

　　一般情況下：

　　──實質性臟器疾病狀態下的脈暈點多見大、強、沉。

　　──空腔臟器的脈暈點為浮、弱。

　　──臟器體積小則脈暈點小。

　　──臟器體積大則脈暈點大。

　　──臟器在軀體的位置決定脈暈點的浮、沉。如乳房，脈位多浮，肝臟脈位沉。

　　──實質性臟器的手術摘除：其脈點沉凹，脈氣消失（術後兩年可見脈氣恢復）。

　　──空腔臟器的手術切除：其脈脈暈點多見大而少見弱，但也可見脈氣的消失，術後數年不變。

　　──指標性脈暈點：

❖慧尾樣脈暈點（暈外有餘暈），多見炎性病灶、出血灶、結石等。

❖芝麻點或散沙擊指的脈暈點（小而尖）：多見小結石。

❖若蟻行於指腹的脈暈點：多見早期炎症性病變。

❖若豆，則多見於實質性病變，如癌症等。

❖空腔臟器癌變時，脈暈點的脈力有時不強。

❖如笛音孔，多見臟器的缺血、功能減弱、手術的摘除等。

　　──臟器的充血、水腫、體積的增大、淤血性梗阻、靜脈的回流受阻、空腔臟器手術後的組織粘連等多見陽性脈暈點。

　　──臟器的體積減小、慢性病變的萎縮、組織的缺血、缺血性栓塞等多見陰性脈暈點。

──肌肉、筋膜、骨膜的脈暈點呈條索樣。

──內臟實質性臟器的脈暈點呈點狀。

──內臟牽涉疼痛的脈暈點呈脈暈點兼邊脈的脈象。

(三)脈暈點的特徵

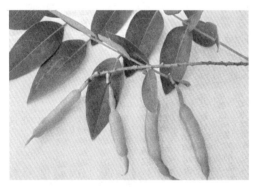

圖 72　陽性脈暈如觸槐樹夾

──**陽性脈暈點**：如觸槐樹豆角。

──**陰性脈暈點**：如觸笛管的音孔。

(四)脈暈點的原理

人體臟器的發育是按照神經血管的延伸而發育的，胚胎第四周人體的四肢開始發育延伸，而且此時人的心臟及頭已經形成，按照信息刻錄的先後，各臟器的信息井然有序地刻錄在寸口脈上（當然脈象不僅在寸口，全身的脈道都有脈象的信息，在寸口脈上得到的脈診結果與顳動脈、足背動脈等脈診結果是相同的）。臨床上當把乳房切除後，其對應關脈的脈氣明顯減弱，肝硬化、脾腫大病人，

將脾臟摘除後，左關脈明顯減弱，尤其是風脈的交差性脈氣變化，足以證明寸口脈中脈暈點是真實存在的。

脈暈點形成的原理與疾病狀態下的臟器，其神經的本位傳導和臟器血管與心臟的縮舒狀態不協調有關，寸口脈中的脈暈點的形態，與組織、臟器的大小、質地、浮沉有相似之處。

(五)脈暈點的現代臨床意義

──反映對應臟器的病變及其性質。

──顯示對應臟器的功能狀態。

──體察臟器的缺如與否，因而脈暈點應是臟器的「真臟脈」。

──脈象是脈暈點的疊加體，沒有脈暈點則沒有脈象。沒有脈暈點則動脈將變成靜脈。

(六)脈暈點的表示法

脈暈點有強弱之分，脈力強用「＋」表示，其意義是指脈暈點的脈力超過脈力，脈力弱用「－」表示，其意義是指脈暈點的脈力低於整條脈管的脈力。脈暈點又有脈位的變化，浮用「1」表示，沉用「2」表示。脈暈點還有大小之分，其外徑未超脈管我們用「小」表示，其外徑超過脈管用「大」表示。如其大小滿某部就直接用某部表示，例如左關沉位上脈力減低，表示為左關2－。脈暈點出現部位的記錄方式：筆者建議用焦樹德老師的表格式脈象記錄法。

下圖可肢解成：例如：└表示左寸，┘表示右寸，[表示左關，]表示右關，┌表示左尺，┐表示右尺。

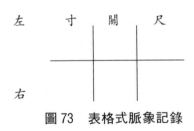

圖 73　表格式脈象記錄

如：右關出現 1 枚脈力強於脈管，在浮位的脈暈點，書寫成 +1]，多見肝膽疾病。

　　甲狀腺機能亢進病人，我們可在雙寸脈中段內側各摸到一枚脈位沉，同時伴有滑數脈的二點共振的脈象（用脈暈點記錄為：└2+，┘2+，滑數）。

　　扁桃體炎，可在雙寸脈中段內容側各摸到一枚脈位浮，左關脈出現黃豆樣脈暈點（記錄為：└1+，┘1+，[2+，脈數）。同時伴脈數，這是三點共振數脈的例子。

　　頸椎病，可在雙寸脈的外側緣各摸到條索狀、脈位趨沉、脈力很輕的脈暈點，（記錄為：└橈2+，┘橈2+），這是二點共振脈象。

　　痛風，可在左關脈、右關脈、左尺脈各摸到一枚小黃豆大小、脈力稍強、脈位沉的脈暈點，同時病人脈緩而寬（記錄為：2+]，[2+，┌2+，脈緩寬]）。這是三點共二脈的例子。

(七) 脈暈點的歌訣

脈 暈 點 歌

脈暈疙瘩浮或沉，強弱大小不均等。

沙粒芝麻豆與線，數點共振病疑難。

候脈當知脈中人，指下脈人各半身。
左候左身右候右，尺緣腹前橈側後。
關候腹上寸頭胸，尺臍下肢合參中。
肌筋慢炎浮脈邊，臟腑知病脈暈點。
點線合參牽涉痛，脈口獨處病見重。
浮數促滑洪多炎，沉澀弱微機能減。
奇漾潮代心肌病，濁風擊弦防腦栓。
革牢伏見腦中病，疫病遷延虛細短。

寸 暈 點

內額沉顱外後枕，寸上頭頸下胸心。
寸點頭痛鼻耳眼，觀眼尚需右關參。
扁桃甲腺淋巴咽，寸外見邊痛頸肩。
左心右肺氣管咽，胸壁罹及脈現邊。
尺緣胸前筋膜痛，橈邊側後筋膜炎。

雙 寸 浮 暈 點

細濡虛微神經衰，遍覓明醫睡難乖。
滑數促洪擊甲亢，甲亢手顫弱尺脈。
扁桃淋巴亦數滑，右關必強脾多大。
上感氣管肺部染，寸浮見暈痛頭顛。
濡滑過敏鼻息花，數浮口瘍重辛辣。
浮力濁緊腦血稠，數浮頭痛顱噴吐。
洪數化扁浮痛咽，暈大至關暈車船。
數浮結膜炎紅眼，緊弦頭暈動風肝。

雙 寸 沉 暈 點

緩遲肢腫別甲減，尺虛脫水頭暈眩。
頸椎橈邊腦缺血，關動寸短高防蹶。

頭暈耳聾減記憶，關動寸擊腦血積。
寸沉血少心肺腦，浮沉遲數皆可拋。
降壓過量乏暈眩，肢癱昏迷中腦栓。

左 寸 浮 暈 點

鼻實牙耳偏頭痛，滑數寸擊頭腦同。
濁緊弦緊肥厚心，力見腦血淤滯行。
左寸浮點強左關，檢查鼻咽與頜面。
左肺腫瘤左寸異，痰血低熱與咳喘。
胸膜胸壁神經炎，對側尺緣同橈邊。

左 寸 沉 暈 點

右關尺弱風左腦，獨沉耳心供血少。
汗痛心梗左寸邊，絞痛症緩硝油甘。
上感周後心肌炎，陰天胸悶節律變。
左肺浸病左寸沉，虛腸遲澀脈中診。

右 寸 浮 暈 點

右偏頭痛耳鼻眼，鼻咽腫塊參左關。
右寸擊暈椎脈風，梗阻栓塞頸脈弓。
右胸腫病寸暈中，右肺氣管炎數洪。

右 寸 沉 暈 點

右肺耳腦右氣管，右胸膜炎右橈邊。
在肺哮喘在耳聾，在腦失聰或右風。

關 脈 暈 點

腹中脈氣關中疊，合參左右脈症別。
乳肝脾胃腎胰膽，胸腰脊後脈參邊。
浮腑沉臟外脈邊，浮沉遲數遵前賢。

雙 關 浮 暈 點

乳膽胃腸尺緣前，肌筋膜炎橈邊緣。

乳脹腫塊經前顯，乳癌浮暈求沙點。

膽炎右橈左尺邊，肝脾腫大關力點。

肝火易怒充血眼，血壓不穩高低顛。

胃痛返酸餐後顯，十二指腸餐後緩。

雙關脈浮寸暈點，血液疾病重骨穿。

雙關浮虛左尺點，糖尿痛風胃癌嫌。

糖尿痛風參右關，胃癌左關強滑寬。

浮緊浮滑脈虛見，腸上型感虛尺關。

關弦官能胃腸亂，關數口臭弦數煩。

芤遲嘔血弦痛滿，散見腹水蟲吸肝。

長弦呃逆短乏懶，弦緊官能細必然。

雙 關 沉 暈 點

肝脾胰腎沉臟點，肝弦右橈左尺邊。

缺乳肝淤免疫低，胃氣虛弱骨包皮。

關邊尺緣胰豎點，沉弦細弦炎胰腺。

細弦關下腎點圓，水腫尿白腎病纏。

動痛牢塊緊遲疼，刀刃新弓弦重肝。

左 關 浮 暈 點

浮暈脈乳術脈減，胃痛乳暈力透關。

肝脾腫大浮力點，脾臟切除左關減。

左關尺實突腰盤，肌力減弱直腿限。

左關尺浮暈中沙，左尿結石腹刺扎。

左關尺虛乙腸炎，橈邊筋膜痛腰間。

血板減少與紫癜，左關多浮力必顯。

腫瘤術前強左關，淋巴轉移脾厚寬。
中年體弱強左關，必檢腫瘤獻良言。
體力勞動運動員，左關強時肌豐滿。
白領厚祿或昏官，左關強濁肚大圓。

右 關 浮 暈 點

乳肝膽腎與胰腺，腰側筋膜關橈邊。
右臟切除右關陷，脈氣復原一載半。
右腑切除關暈點，痛灶多見術粘連。
右關臟腑見腫瘤，淋巴轉移左關珠。
肝暈力沉膽乳浮，脾胃力沉胃浮漚。
肝弦膽邊乳月經，脾顯淋巴胃食吟。
膽痛油膩腎腫陷，肝連病眼大便乾。
胰尺豎暈橈見邊，脈證互補九候鑒。

右 關 沉 暈 點

癌胸鬱思萎縮膽，孤獨乾眼腹中滿。
肝膽胰腎功見減，腹膜壁層在橈邊。
關尺暈沉臍下觀，腰酸腿軟腸功亂。
閉經自便寡欲漢，冬穿棉鞋腳亦寒。

尺 脈 暈 點

泌尿四肢生殖脈，浮暈炎痛沉動減。
子宮必參月經亂，關尺脈氣腸腹鑒。
泌尿尺緣尋浮暈，膀石尺暈求芝點。
橈邊尺下雙暈現，女子肌瘤男前腺。
肢腸浮沉脈力參，右主左次尋尺關。

三十六、十怪脈

(一) 概述

但凡無胃、神、根的脈象均為危重脈象，即死脈。所謂真臟脈、怪脈、敗脈、絕脈等均提示危重脈象。如散、澀、代、風脈、弦如刃等脈。十怪脈是危重脈象。由於臨床所見不多，許多中醫書上多不提及。為防範臨床風險，瞭解此種脈類也有必要。

十怪脈是指：釜沸脈、解索脈、雀啄脈、魚翔脈、蝦游脈、麻促脈、屋漏脈、彈石脈、轉豆脈、偃刀脈。多為嚴重的心律失常，心功能不全，嚴重的心臟器質性病變，心率的過快過慢等脈象，有的是臨床死亡前先兆。一旦診得此脈，應注意結合於臨床症狀及時採取有效搶救措施，但有時十怪脈也出現於生理狀態下。

(二) 十怪脈的現代研究

十怪脈雖複雜，但總體是反映心血管疾病的危重脈象為多。不外乎是心率的過快過慢或快慢交替出現，有時是快慢不均，長短不一，脈搏間歇或脈力大小有異的脈象。

(1) 脈率的異常：

十怪脈中絕大多數為快速心律失常，如釜沸脈、魚翔脈、蝦游脈、麻促脈，其脈率常在 160 次 / 分以上。而解索脈、轉豆脈、彈石脈、雀啄脈脈率多在 90～150 次 / 分。少部分十怪脈為緩慢型心律失常。如屋漏脈，脈率在

20～40次／分，平均35次／分左右。

（2）脈律的異常：

屋漏脈、彈石脈、轉豆脈、偃刀脈多數脈律規則，解索脈、麻促脈、魚翔脈、雀啄脈、蝦游脈脈率多不規則。而解索脈、麻促脈、雀啄脈更有其不規律性，解索脈來散亂無序，麻促脈來零亂如麻，雀啄脈來亂如雀啄穀粒，為頻發的一個正常脈搏之後，接連出現3次以上快速而稍弱的搏動，有時是5～6次快速搏動，甚至可出現較長時限的歇止，而釜沸脈脈律基本規則。

（3）出現的特徵：

釜沸、雀啄二脈均具有突發、突停的特點。解索脈可陣發也可持續性發作，短則數秒，長則持續數月數年。蝦游脈持續時間較短，常僅數秒、數分，但極易出現心室顫動，心搏停止。魚翔脈發作後可很快轉化為麻促脈、蝦游脈。而麻促脈、蝦游脈往往是心搏停止的前兆，也是臨終前脈象。

（三）十怪脈的指感

釜沸脈：脈位浮無力，如水開之沸騰。

解索脈：如解亂繩，脈力不等、快慢無常。

魚翔脈：浮而無力，似有似無，如魚之翔水。

雀啄脈：三五不調，陣發如鳥雀啄食。

蝦游脈：浮弱無力，時隱時現，如蝦之游水。

麻促脈：極細如麻，微弱如風捲殘燭。

彈石脈：脈管堅硬，甚者紆迴曲長，指若彈石。

屋漏脈：充盈有力，脈緩如雨後屋漏滴水。

偃刀脈：脈堅管細、弦緊如刀刃。

轉豆脈：應指圓滑流利，旋轉如豆粒。

就脈診的指感來說，古人對十怪脈的描述比較混亂，如果一時難以掌握，筆者建議認真掌握結、代、促、奇、疾脈的指感標準。十怪脈雖複雜也不外乎是結、代、促、奇、疾脈的不同組合形式而已。

(四) 十怪脈產生的原理

釜沸脈：產生於陣發性室上性（含部分室性）心動過速。

雀啄脈：產生於短暫的陣發性、房性心動過速和室性心動過速。

魚翔脈：產生於室性心動過速。

蝦游脈：產生於扭轉型室性心動過速。

麻促脈：產生於多源性室性心動過速。

解索脈：產生於心房纖維顫動。

彈石脈：產生於橈動脈硬化及重要臟器的動脈粥樣硬化。

偃刀脈：產生於重症高血壓合併動脈硬化。

屋漏脈：產生於完全性或高度房室傳導阻滯，極度緩慢的結性逸搏、心房靜止、病態竇房結綜合徵。

轉豆脈：產生於嚴重貧血、惡性腫瘤或變態反應性疾病等。

(五) 十怪脈的現代臨床意義

十怪脈多見於心臟的嚴重器質性病變，如高血壓性心

臟病、冠心病、肺心病、風濕性心臟病、先天性心臟病、病毒性心肌炎、甲亢性心臟病、心肌病、心肌梗塞、縮窄性心包炎、克山病等。

十怪脈也見於嚴重的水、電解質紊亂，如低血鉀或高鉀血症，臨床上多見於某些藥物中毒或過量，如去甲腎上腺素、異丙腎上腺素過量，奎尼丁過量，洋地黃中毒、銻劑中毒、氯奎中毒、中藥附子中毒，夾竹桃中毒、洋金花中毒等。有時由於人的情緒過分激動、過度緊張、驚恐、激怒、噩夢、過度疲勞、過度刺激，偶有釜沸脈、雀啄脈、解索脈的發生，但多為一過性，待至病因素解除，脈象即可轉為正常。

【注釋】

❶《中醫診法研究》，嚴惠芳主編，人民軍醫出版社，2005年版。

❷《古今醫統》，又名《古今醫統大全》，醫書，100卷。明代徐春甫輯。成書於1556年。

❸《醫宗三昧》，張璐著。見張璐條。

❹ 傅聰遠等·脈診浮、沉、虛實客觀指標探討·中西醫結合雜誌，1990，10（10）：603。

❺ 費兆馥等·外感發熱患者的脈圖觀察·上海中醫藥雜誌，1985，（12）：40。

❻ 龔安特等·試論中醫脈象浮沉的力學內涵·遼寧中醫雜誌，1986，13（1）：40。

❼ 張崇等·脈象圖與脈學研究初步結果·江西中醫藥，1980。

❽《四言舉要》，李時珍父李言聞根據崔嘉彥《脈訣》刪補而成。

❾《中華脈診的奧秘》，徐迪華等編著，江蘇科技出版社，2005 年版。

❿《中醫善本·古籍叢書》，鄭金生主編。

⓫《脈理求真》，脈學著作，3 卷。清代黃宮繡撰。卷 1 為脈法心要，卷 2 為「新增四言脈要」，係《診家正眼》載崔氏「四言脈要」增刪而成。卷 3 有汪昂撰十二經脈歌、奇經八脈歌，結合臨床實際論述脈理。

⓬《外科精義》，醫書，2 卷。元代齊德之撰。書中共有外科醫論 30 餘篇，外科用湯、丸、膏、丹等 145 個藥方。內容簡要，方法實用。

⓭《脈學實在易》，綜合性醫書，8 卷。清代陳念祖撰於1808 年。全書簡述中醫的理法方藥等內容，包括對臟腑、經絡、四診、運氣的說明，按表、裏、寒、熱、虛、實加以分類的各種疾病的證治及諸證的對症方藥。其文字淺近易懂並附有歌訣易於記誦。

⓮《脈學心語》，醫書，5 卷。清代程國彭撰於1732 年。卷 1 總述四診八綱及汗、吐、下、和、溫、清、補、消「八法」的理論、法則及其在臨床上的運用。卷 2闡述《傷寒論》的理論和證治。卷 3─5 分述內、外、婦產、五官等科的主要症狀的辨證論治。在醫學門徑書中頗有影響。

⓯《中醫診斷學》，朱文鋒主編，人民衛生出版社，1999 年版。

⓰《中醫脈診學》，趙恩儉主編，天津科技出版社，2001 年版。

⓱《張仲景·醫學全集》，陳家旭主編。

⓲《診脈三十二辨》，脈學著作。清代管玉衡著。現有《珍

本醫書集成》（上海科技版）等。

⓳ 高鼓峰，清代醫學家，字旦中，號鼓峰。浙江鄞縣人，為地方名醫。撰有《醫家心法》、《四明心法》、《四明醫案》等書。曾與呂留良結交，共論醫術，對呂有一定影響。

⓴《四明心法》，高彭鋒撰。見（19）。

㉑《中醫大詞典》，李經緯主編，人民衛生出版社，1995 年版。

㉒《診家正眼》，脈學書，2 卷。明代李中梓撰於 1642 年。原本已佚。今傳本係作者門人尤乘所增補。內容論述脈學基本理論及其臨床應用，以《內經》、《難經》為本，引諸家學說予以發揮，並簡述望、聞、問三診。書中以四言歌訣形式分述 28 脈，對高陽生《脈訣》有所批判。

㉓《脈訣啟悟注釋》，脈學著作。簡名《脈訣啟悟》。清代徐靈胎撰。該書刊入《徐靈胎醫學全書》及《徐靈胎醫略六書》。

㉔ 費兆馥等·弦脈的客觀化研究·中西醫結合雜誌，1984，4（4）：243。

㉕ 陳可翼等·高血壓病弦脈的血液動力學分析·中華內科雜誌，1962，10（10）：638。

㉖ 張家慶·弦脈和滑脈脈波速度的初步探討·新醫藥學雜誌，1974，（10）：21。

㉗ 熊鑒然·弦脈與血流動學關係實驗研究·中西醫結合雜誌，1982，2（3）：72。

㉘ 殷文志·家兔動脈粥樣硬化與脈波傳播速度·第二屆全國中西醫結合四診研討會論文彙編·1987：183。

㉙ 朱丹溪（1281—1358），著名醫學家，金元四大家之一。金華（浙江義烏）人。由於世居丹溪，故稱丹溪翁或朱丹溪。主要著作《格致餘論》、《局方發揮》等。是養陰派的代表人物。

㉚ 傅聰遠·滑脈的實驗研究·第二屆全國中西醫結合四診研討會論文彙編·1987：109。

㉛ 李浩然等·滑脈機理的臨床印證·浙江中醫雜誌，1985，20（10）：45。

㉜《脈語》，脈學著作，又名《脈學精華》，2卷。刊於1584年。該書論脈簡要，別有見解。作者對太素脈基本持批評態度。書末附脈案格式，是對醫者在診病時書寫病案所提出的具體要求。

㉝《三指禪》，脈學書，3卷。清代周學霆撰於1827年。周氏論脈以緩脈為標，並以浮、沉、遲、數為四大綱，共列27脈，用對比的方式分析脈象的不同之處。論述各病能以脈診結合病因、病理、證候，決定治療方法和方藥。切於臨床實用。

㉞《脈學輯要》，脈學著作，3卷。日本人丹波元簡撰於1795年。作者採集諸多脈家的精華、附錄家傳及個人心得編寫而成。上卷為總論，中卷為28脈脈形分析，下卷為婦女及小兒及諸怪脈。

㉟《脈學闡微》，脈學專著，邢錫波編著。該書闡述脈學作用、方法及28脈的體狀、主病、鑒別。於各種脈象以脈位、脈力、脈率、脈形分析、對比，附加圖像和說明。並選錄歷代醫家有關論述，結合現代醫學理論，探討疾病過程中脈象演變規律。1979年，河北人民出版社出版。

㊱《三因方》，即《三因極一病證方論》，醫書。原題《三因極一病源論粹》，簡稱《三因方》。18卷。宋代陳言撰於1174年。本書首敘醫學總論，並將三因（內因、外因、不內外因）作為論述的重點；總論後列述內、外、婦、兒各科病證，並附治療方劑。全書的特點是將病證和三因密切結合，對研究病因和臨床治療均有參考價值。

㊲《中醫脈學研究》，脈學著作，崔玉田、趙恩儉著。該書

介紹臨床常見 24 種脈象。於每一脈象或引歷史文獻，或舉臨床醫案，參以圖示，分述其形體鑒別、病機、所主病證主病等，並列專篇探討脈搏圖。該書於 1965 年由河北人民出版社出版。

㊳ 吳昆（1551—162？），明代醫學家。安徽歙縣人。家藏書很多，認真攻讀古代醫書，頗有心得，後到浙江求師，並在宣城一帶行醫，頗負盛譽。著有《吳注黃帝內經素問》、《醫方考》、《脈語》、《針方六集》等著作。

㊴《讀醫隨筆》，書名，6 卷。清代周學海撰於1891年。係作者彙集讀書、證治之筆記而成。卷 1 證治總論。卷 2 形氣、脈法類。卷 3—4 證治類，列各種病症證治。卷5 方藥類，審辨藥物性味及效用。卷 6 評釋類，為作者研讀古代醫學著作的心得體會，現仍有一定臨床參考價值。

總　結

通讀本書後作者期望能給讀者留下如下記憶：

(一) 脈象的原理

——正常脈象：心動力、血管張力、微循環間乃至人體九大系統間相互協調的結果。

——病脈。

❖軀表組織疾病的脈氣由脊神經傳導，顯現在脈道的邊緣。

❖內臟疾病的脈氣以脈暈點的形式存在，並以本位覺的形式由植物神經傳導。

❖內臟疾病範圍侵犯到胸、腹膜壁層，脈氣呈脈暈點加邊脈的脈感。

❖疾病狀態下脈象的整體即時變化受控於機體九大系統的調節。

(二) 寸口脈分屬的原理

——神經的節段性三層分屬。

——人體血供的三層分屬。

——在神經與血管三分態勢下，內臟病氣與心共振的寸口順序是：寸主頭、頸胸，關主腹部臟器，尺主髂動脈分屬臟器。

(三)三十五脈歌訣

三十五脈歌訣

浮按不足舉有餘，沉舉不足按餘力。

遲三常緩四至五，數六疾七以息估。

虛浮大軟革鼓皮，長盈寸尺短不及。

荷露暈滑濁行漆，實觸蚯蚓伏沉極。

濡浮柔細苑蔥空，散觸牙膏弦弦弓。

細見浮沉指下線，洪盛來勢邊脈邊。

風異交叉擊湍韻，微中模糊漾脈平。

動豆滑數餘部伏，促數遲結止見補。

潮見強弱交替及，弱沉細軟奇逆息。

輕刀刮竹澀韻候，牢長實大弦沉求。

緊尋壁虎尾巴搖，代統十怪不常敲。

驅邊內暈悟脈人，窺生病死脈見神。

附錄 候脈知病

中國歷代名醫都是脈診高手。候脈知病是中醫必備技能，也是中醫一大特色，還是中國人對中醫的一種要求。《診家正眼》曰：「博極而靈，自啟思極，而鬼神將通，則三指有隔垣之照，二豎無膏肓之盾矣。」學習脈診主要在於別陰陽、辨臟腑、明虛實、斷病機、定治則。但候脈知病則是名醫不約而同的追求。因為脈診是人體的重要體徵之一，它可以特異地提示出某些病症。而別陰陽、辨臟腑、明虛實、斷病機、定治則主要是根據臨床症狀的綜合分析。但必須強調：單一的脈診只是臨床診斷的一種探討方式，它必須以豐富的臨床經驗為基礎，否則正如張仲景所批評的那樣，候脈診病只是「窺管而已」。

中醫有記載的病症四五千種，西醫所言的病種萬種以上，而僅用三個手指就能在三分鐘內把病種說得準確那是天方夜譚。自信的是：沒有一種能使人出現症狀的病症不影響到脈象。

脈診在臨床上的作用大致分三類：一是脈診直接診病症；二是脈診作為臨床診斷的體徵資料；三是脈診作為辨證論治的手段。本節專門探討脈診對部分病症的診斷。

必須指出的是：把脈診病有一定的適應範圍，它沒有舉證性。必要的脈證合參，生化、物理檢查則是明智的。例如高血脂的濁脈，但凡脈濁者多是高血脂，這是以脈診病無須病人陳述病史和檢驗的例子。而大葉性肺炎，僅憑寸脈的浮數是不能得到正確診斷的，必須借助於脈證的互

參和理化檢查才能確診。現舉部分常見疾病的脈象診斷的病例，藉以拋磚引玉，僅供同道參考（注：脈診為首診，病人不言語）。

（一）脈象直接診病症舉例

（1）脈象診斷：高血壓、左腦供血障礙、右偏癱先兆。

脈象：弦濁左風脈。

①左寸脈陽性脈暈點如黃豆。

②右關尺脈沉、細、弱、澀脈短。

③右寸、左關尺脈濁弦。

病例：張××，男，32歲。脈診：左濁弦風脈（左腦供血障礙，高血脂，高血壓）。

患者在丙級醫院以右手足不適有蟻走感並無診斷，僅行對症治療。後病漸加重，右半身漸無力來診。脈診擬：腦中風先兆。腦 MRI 檢查，診斷為：「左腦血管痙攣」。血化驗診斷為「三高症」。在我院經健康指導、中西藥結合和針灸治癒。見照片。

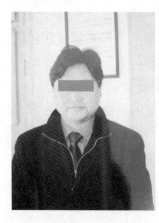

（2）脈象診斷：右腦供血障礙（高血脂）。

脈象：右風濁脈。

①右寸脈沉、弱、澀、短。

②左關、尺脈沉、弱、澀。

③左寸、右關尺脈濁，關脈浮力。

病例：潘××，男，70歲。來

時坐輪椅（左偏癱），後經中西結合及針灸治療現已行走。

（3）**脈象診斷**：右頸動脈竇瘤，右腦缺血。

脈象：右頸風擊脈。

①右寸陽性脈暈點、脈擊，右關尺脈稍力。

②左寸脈無異常。

③左關尺沉、弱、澀、短。

病例：秦××，男，71歲，機關幹部。脈診：右頸風擊脈。提示右頸動脈壓力高。訴：左半身無力。視診：右頸動脈竇包塊。觸診：右頸動脈竇棗樣質硬包塊，不活動，無觸痛，淋巴結無轉移。上下肢肌力減退，右顳動脈脈弱於左。聽診：右頸動脈竇處吹風樣雜音。診斷為：右頸動脈瘤。考慮風險未治療，僅以血管活性藥物維持。見照片。

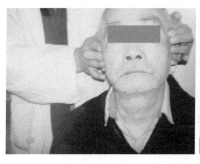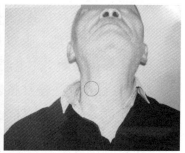

（4）**脈象診斷**：左腦供血不足。

脈象：左風脈。

①左寸沉、弱、微、短、澀。

②右關尺脈沉、弱、澀或短。

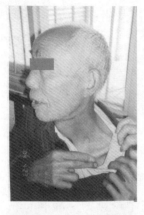

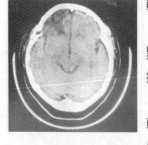

③右寸、左關尺脈無異常或出現與病因相應的脈象。

病例：門××，男，65歲，工人。脈診：左頸風脈。問診：右半身無力。視診：右頸疤痕（外傷性左頸動脈狹窄），右半身不遂。聽診：右頸動脈吹風樣雜音。尚沒有治療。見左上照片。

（5）**脈象診斷：**右腦腫瘤（無轉移）。

脈象：右寸脈滑伴黃豆樣脈暈力點。囑其腦CT檢查，確診為左腦瘤。

病例：許××，女，58歲，機關幹部。問診：右偏頭痛數年，藥治效遜。腦CT檢查。診斷為：右腦腫瘤。手術摘除，病理：腺瘤。人健在。見左下照片。

（6）**脈象診斷：**左上頜竇炎伴左偏頭痛。

脈象：脈滑數，左寸脈暈點動。

（7）**脈象診斷：**右枕後軟組織疼痛。

脈象：右寸脈邊擊。

（8）**脈象診斷：**左中耳炎，左耳聽力下降。

脈象：左寸短，脈滑。

（9）**脈象診斷：**咽炎。

脈診：雙寸脈尺側緣脈浮滑。

（10）**脈象診斷：**化膿性扁桃體炎。

脈象：雙寸、左關脈暈點如豆，脈洪數。

（11）脈象診斷：慢性濾泡性咽言、扁桃體炎，繼發性銀屑病。

脈象：雙寸脈暈點、左關脈暈若豆寸脈浮滑。

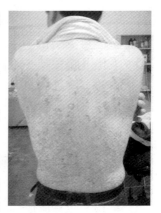

病例：牛××，男，35歲。脈象診斷：慢性濾泡性咽言、扁桃體炎29年，繼發性銀屑病3年。經扁桃體切除抗炎治療和中西藥調理，現病癒。見右上照片。

（12）脈象診斷：淋巴結炎。

脈象：雙寸、左關脈暈若豆，寸脈細數、數、滑數。

（13）脈象診斷：甲狀腺機能亢進。

脈象：雙寸脈暈點動，脈數（或滑數），雙尺脈力減退或沉。

病例：李××，男，38歲。病人在丙級醫院誤診為「白血病」。花錢六萬餘元，治無效。修正診斷為：甲狀腺機能亢進。經綜合治療病癒。見右下照片。

（14）脈象診斷：甲狀腺機能減退。

脈象：雙寸脈暈點動，脈遲。

（15）脈象診斷：白血病。

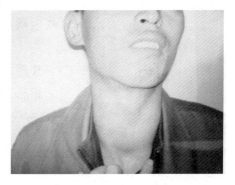

脈象：雙寸、左關脈暈若豆，脈浮數、細數或虛滑數（血象進一步支持）。

（16）**脈象診斷**：神經衰弱。

脈象：雙寸脈暈若小豆，脈細。

（17）**脈象診斷**：左肩周炎。

脈象：左寸邊脈。

（18）**脈象診斷**：右肩周炎。

脈象：右寸邊脈。

（19）**脈象診斷**：盜汗。

脈象：寸浮細滑脈。

（20）**脈象診斷**：頸椎病。

脈象：雙寸橈邊脈。

（21）**脈象診斷**：胸骨軟骨炎。

脈象：雙寸尺緣邊脈。

（22）**脈象診斷**：右肩胛下軟組織炎症。

脈象：右寸關橈、左寸關尺側緣邊脈。

病例：張×，女，74歲。脈象：右寸關橈、左寸關尺

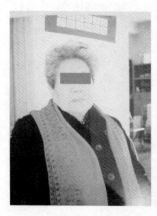

側緣邊脈。脈診：右肩胛下軟組織炎症。該病人因強力洗衣服導致有背軟組織撕裂傷。來診前在某醫院以「右上腹痛」住院20天，幾經CT、B超檢查不得診斷。花費近萬元。脈診後即行體檢，立即確診。經針灸、理療康復。

（23）**脈象診斷**：上呼吸道感染。

脈象：雙寸浮數、浮滑、浮緊脈等。

（24）脈象診斷：心肌梗塞。

脈象：左寸陽性脈暈點、左寸橈邊脈、右寸尺側緣邊脈，脈滑數。

（25）脈象診斷：肺癌（經 CT 確診）。

脈象：雙寸中陽性脈暈力點，脈虛數。

（26）脈象診斷：高血壓，心臟肥大。

脈象：左寸陽性脈暈若黃豆，脈弦力。

（27）脈象診斷：高血壓，心衰。

脈象：左寸脈暈點若黃豆，弦潮代脈。

（28）脈象診斷：心臟肥大、主動脈關閉不全。

脈象：左寸陽性脈暈若黃豆，收縮壓高、舒張壓低。

（29）脈象診斷：心包積液。

脈象：左寸弱漾數脈，右寸尺緣邊脈。

（30）脈象診斷：哮喘。

脈象：右寸沉細滑數脈。

（31）脈象診斷：肺源性心臟病。

脈象：右寸沉細、左寸脈陽性脈暈點代脈。

（32）脈象診斷：耳聽力下降，記憶力減退，偶頭暈。

脈象：寸脈沉、弱、澀、短。

（33）脈象診斷：左耳聾。

脈象：左寸短脈。

（34）脈象診斷：心室間隔缺損。

脈象：左寸脈沉而漾。

（35）脈象診斷：心肌肥厚性心肌病。

脈象：左寸陽性脈暈若黃豆，脈潮。

（36）**脈象診斷**：暈車船。

脈象：雙寸脈暈點滑數，寸浮關弱脈。

（37）脈象診斷：暈車船頻吐。

脈象：雙寸滑數，寸、關脈沉。

（38）**脈象診斷**：右肺結核。

脈象：右寸浮、左關脈暈若豆，脈細滑數。

（39）**脈象診斷**：皮膚過敏。

脈象：右寸脈浮，脈細滑數。

（40）**脈象診斷**：腸型感冒。

脈象：雙尺脈沉、弱，雙寸脈浮滑。

（41）**脈象診斷**：乳腺增生。

脈象：雙關脈暈浮滑。

（42）**脈象診斷**：左乳腺腫瘤。

脈象：左關脈暈若綠豆粒脈浮滑。

（43）**脈象診斷**：右乳腺癌根治術後。

脈象：右關無脈。

病例：石××，女，54歲。術前右關浮暈若沙粒脈

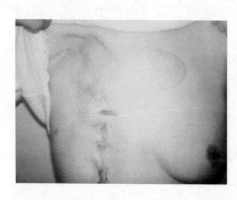

滑，提示右乳有異，視：右乳不規則包塊。觸硬若額頭，右腋淋巴結無轉移。四診印象：「右乳癌」。立即行「右乳癌根治術、術中冰凍切片」。病理確診為：「右乳腺低分化

癌，PR、ER 陽性」。術後未化療，口服專利藥 97107089X（內分泌雙受體休止療法）目前已經 5 年，病人體健。見照片。

她妹妹在上海為同病。從美國進口藥物，花去近 30 萬人民幣，人已病故。

（44）脈象診斷：右乳癌轉移。

脈象：雙寸陽性脈暈點，左關脈暈若豆。

（45）脈象診斷：眼視力模糊、充血，脾氣大，大便乾。

脈象：右關浮暈。

（46）脈象診斷：急性膽囊炎。

脈象：右關陽性脈暈點如豆，右關橈邊數脈。

（47）脈象診斷：膽結石。

脈象：右關脈綠豆樣脈暈點，疼痛見右關橈邊脈。

（48）脈象診斷：慢性膽囊炎。

脈象：雙關陽性脈暈點浮滑，右關橈、左關尺側緣邊脈。

（49）脈象診斷：化膿性膽囊、膽管炎。

脈象：脈洪數右關豆樣脈暈點，右關橈側緣邊弦脈。

（50）脈象診斷：慢性胃炎。

脈象：左關脈沉、弱，脈細。

（51）脈象診斷：胃部腫瘤。

脈象：雙寸陽性脈暈點，脈虛，左關脈如黃豆。

（52）脈象診斷：肝炎。

脈象：雙脈弦如新弓。

（53）脈象診斷：B 型肝炎。

脈象：脈細弦，右關暈滑。

（54）脈象診斷：肝炎。

脈象：右橈側、左尺側緣邊弦脈。

（55）脈象診斷：重型肝炎。

脈象：脈弦而力，如新張弓。

（56）脈象診斷：肝硬化。

脈象：雙關脈暈沉若豆脈弦。

（57）脈象診斷：脂肪肝。

脈象：脈濁，右關陽性脈暈點若黃豆。

（58）脈象診斷：晚期肝癌。

脈象：雙寸脈暈點如豆，雙關脈暈若蠶豆且力脈弦而澀。

（59）脈象診斷：慢性胰腺炎。

脈象：雙關尺側緣邊弦，脈細而緩。

（60）脈象診斷：脾大。

脈象：左關脈暈若豆，脈滑。

（61）脈象診斷：脾功能亢進、血小板減少症。

脈象：左關脈暈若豆脈虛。

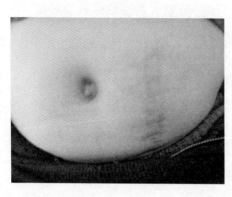

（62）脈象診斷：慢性胰腺炎。

脈象：雙關尺側緣邊弦，脈細而緩。

（63）脈象診斷：肝硬化門靜脈高壓，脾切除術後。

脈象：右關脈暈點

若豆，左關無脈氣。

（64）**脈象診斷**：腸系膜淋巴結炎。

脈象：右尺脈暈浮，左關脈暈沉若豆脈滑而數。

（65）**脈象診斷**：慢性腸炎、大便不規律。

脈象：脈虛細，雙尺脈沉。

（66）**脈象診斷**：慢性腎病。

脈象：關下尺上脈暈沉若豆。

（67）**脈象診斷**：泌尿系炎症。

脈象：雙尺脈滑數。

（68）**脈象診斷**：右腎結石。

脈象：右關下尺上脈暈點如沙礫。

（69）**脈象診斷**：右輸尿管結石。

脈象：右關尺脈浮伴沙粒。

（70）**脈象診斷**：前列腺炎。

脈象：雙尺脈若綠豆。

（71）**脈象診斷**：膀胱炎。

脈象：雙尺脈浮散。

（72）**脈象診斷**：膀胱結石。

脈象：雙尺脈浮散中見沙礫。

（73）**脈象診斷**：左附件炎。

脈象：左尺脈暈點滑擊。

（74）**脈象診斷**：性慾亢進。

脈象：關尺脈浮滑脈暈點動。

（75）**脈象診斷**：性慾減退。

脈象：關脈弱，關尺脈弱，尺脈弱。

（76）**脈象診斷**：不孕症。

脈象：雙尺脈弱、澀、沉、短。

（77）脈象診斷：糖尿病。

脈象：雙關、左尺如豆，脈細數。

（78）脈象診斷：痛風。

脈象：雙關力、左尺脈暈點如豆脈濁。

（79）脈象診斷：風濕。

脈象：雙寸、左關脈暈點如豆雙尺脈沉遲。

（80）脈象診斷：右腰椎間盤突出。

脈象：右關尺脈實。

（81）脈象診斷：慢性右腰椎間盤突出。

脈象：右關尺脈弱、澀、沉。

（82）脈象診斷：三高症。

脈象：雙關、左尺脈暈如豆，脈濁而力。

（83）脈象診斷：高血壓（遺傳性）。

脈象：脈細弦力。

（84）脈象診斷：高血壓（不穩定型，中醫肝火亢盛型）。

脈象：雙關脈暈點如豆脈濁力。

（85）脈象診斷：高血壓冠心病。

脈象：雙關脈暈點如豆，左寸脈沉，脈濁實。

（86）脈象診斷：高血脂、高血壓心肌肥厚。

脈象：右關、左寸脈暈點如豆脈濁實。

（87）脈象診斷：癌症轉移。

脈象：雙寸脈暈點動滑，左關脈暈點如黃豆。

病例：劉××，女，55歲。食道中段鱗癌。準備手術治療，手術前，家人慕名邀診。脈象：雙寸脈暈點動滑，

左關脈暈點如黃豆。提示癌症已經淋巴結轉移。西醫術中見縱隔內廣泛淋巴結轉移。

（88）脈象診斷：體位性低血壓性暈厥。

脈象：站立時脈力明顯減低於蹲位。

（89）脈象診斷：心肌供血不足、ST 波改變。

脈象：左寸脈獨沉、細、澀、微、弱。

（90）脈象診斷：心律失常（期前收縮）。

脈象：脈促與結不規則出現，主波前見小波。

（91）脈象診斷：室性期前收縮。

脈象：大波提前出現。

（92）脈象診斷：竇性心動過速。

脈象：規律性脈數、疾。

（93）脈象診斷：室上性心動過速。

脈象：規律性脈數，大波小波有分離。

（94）脈象診斷：心動過緩。

脈象：規律性脈遲。

（95）脈象診斷：高血壓、血管硬化。

脈象：弦細力脈、挺指，脈管可按至皮下仍感脈動。

（96）脈象診斷：腹主動脈縮窄。

脈象：橈動脈脈壓高，脈動明顯大於足背動脈，也見足背動脈無脈，關脈擊。

（97）脈象診斷：妊娠高血壓。

脈象：脈弦而力，左寸關右關尺脈浮滑。

（98）脈象診斷：心源性暈厥（過緩型）。

脈象：脈遲，雙寸脈短。

（99）脈象診斷：阿－斯綜合徵。

脈象：心動短期消失。

（100）脈象診斷：貧血性頭昏。

脈象：脈虛數，強弱脈氣間差別明顯，寸脈浮暈。

以上僅是筆者經驗脈法的一部分，但臨床許多脈象多是複合性的，不單純是上述那樣的單一。例如某病人來診，脈見：左寸脈沉代，雙關脈暈若豆，雙尺脈暈若豆伴浮滑，脈濁實。診斷為：三高症，心肌缺血、心律不整、心衰，左耳聽力下降，前列腺炎症和增生，胃腸淤血等。

候脈診病必須明白脈理，經驗也來源於積累。

（二）脈證合參斷病證

僅候脈診斷病症是不能滿足臨床需要的。須知臨床工作的複雜性、診斷疾病的科學性和嚴謹性，沒有多年臨床工作的磨練是困難的。稍大意則醫療事故紛至沓來。

就脈數而言，中西醫均以熱稱之，僅西醫有載的疾病就見如下，在此擇錄給讀者，其目的是防止「管見」。

數脈見：急性發熱，長期發熱，週期發熱，慢性低熱等。

1. 急性發熱

急性發熱包括：

（1）發熱伴皮疹性疾病：麻疹、猩紅熱、風疹、幼兒急疹、水痘、帶狀疱疹、立克次體病、登革熱、敗血症、皮膚炭、腸道病毒、感染、萊姆病、傳染性紅斑、血清病、傷寒、傳染性單核細胞增多症、流行性腦脊髓膜炎、風濕病、系統性紅斑狼瘡、成人斯蒂爾（Still）病、藥物疹。

（2）發熱伴呼吸系統症狀：流行性感冒、上呼吸感

染、咽峽炎、扁桃體炎、肺炎、肺膿腫、胸膜炎、肺梗塞、肺炭、肺鼠疫、鉤端螺旋體病（肺出血型）、愛滋病卡氏肺囊腫肺炎。

（3）發熱伴心血管系統疾病：急性心包炎、急性心肌炎、心肌梗塞、血栓、栓塞性疾病。

（4）發熱伴泌尿、生殖系統疾病：急性腎盂腎炎、腎周圍炎、腎周膿腫、急性盆腔炎、急性輸卵管炎、產褥熱。

（5）發熱伴胃腸道及腹部症狀：細菌性食物中毒、細菌性痢疾、病毒性胃腸炎、急性出血壞死性腸炎、膽道感染、膽囊感染、肝膿腫、急性病毒性肝炎、急性胰腺炎、脾膿腫、急性闌尾炎、急性腹膜炎。

（6）發熱伴神經系統症狀：腦膜炎和腦炎、高溫中暑、腦血管意外、中毒性菌痢、高熱驚厥、腦型瘧疾。

（7）發熱伴明顯出血現象：出血熱（流行性出血熱、登革出血熱）、血液病、DIC、鉤端螺旋體病、炭、鼠疫。

（8）發熱淋巴結腫大：淋巴瘤、淋巴結炎、腺鼠疫、兔熱病、傳染性單核細胞症。

（9）發熱伴局灶感染：鼻竇炎、中耳炎、乳突炎、咽後壁膿腫、淋巴管炎、蜂窩織炎、乳腺炎、癤癰、骨髓炎、深部膿腫。

（10）發熱伴血中嗜酸性白細胞明顯升高：絲蟲病、蠕蟲蚴移行症、急性血吸蟲病。

（11）發熱伴黃疸：病毒性肝炎、膽囊炎、膽石症、化膿性膽管炎、傳染性單核細胞增多症、鉤端螺旋體病、急性溶血、急性酒精中毒、藥物熱、肝癌。

2. 長期發熱

（1）熱伴皮疹：敗血症、恙蟲病、萊姆病、鼠咬熱、SLE、貝赫切特綜合徵、結節性多動脈炎、藥物症。

（2）發熱伴淋巴結腫大：淋巴結核、傳染性單核細胞增多症、AIDS、貓抓熱、播散性組織胞漿菌病、結節病、壞死增生性淋巴結病、血管免疫母細胞淋巴結病、惡性淋巴瘤。

（3）發熱伴肝腫大：細菌性肝膿腫、肝結核、阿米巴肝膿腫、急性血絲蟲病、肝吸蟲病。

（4）瘧疾、脾結核、脾型淋巴瘤、亞急性感染性心內膜炎。

（5）發熱伴肝脾腫大：粟粒型肺結核、無反應性結核、傷寒、黑熱病、惡性組織細胞病、噬血細胞綜合徵。

（6）發熱伴黃疸：傷寒性肝炎、CMV 感染（肝炎型）鉤端螺旋體病、原發性肝癌、膽管癌、狼瘡性肝炎。

（7）發熱伴關節炎：敗血症、布氏桿菌病、萊姆病、風濕熱、成人斯蒂爾病。

（8）發熱伴腹痛、腹瀉：腸結核、局限性腸炎、潰瘍性結腸炎、小腸惡性淋巴瘤。

（9）發熱伴神經系統異常：結核性腦膜炎、隱球菌性腦膜炎、弓型體病、軍團菌病、急性白血病。

3. 週期性發熱

（1）感染性：瘧疾、回歸熱、鼠咬熱、化膿性感染、布氏菌病、絲蟲病。

（2）非感染性：週期熱（週期性多漿膜炎、週期中性粒細胞減少症）、淋巴瘤、鼻咽癌、脂膜炎、眼－口－生

殖器綜合症。

（3）慢性低熱。

A.慢性低熱（器質性）。

a.感染性疾病：全身感染性疾病〔結核病、慢性病毒性肝炎、全身性巨細胞病毒感染、鏈球菌感染後症狀、慢性布氏桿菌病、某些寄生蟲感染（肺吸蟲感染、華支睾吸蟲感染）〕，局灶感染性疾病（慢性腎盂腎炎、慢性膽道感染、亞急性感染性心內膜炎、支氣管擴張、扁桃體炎、鼻竇炎、中耳炎、女性內生殖器慢性炎症）。

b.非感染性疾病：消化系統疾病〔消化性潰瘍、炎症性腸病（局限性腸炎、潰瘍性結腸炎、肝硬化）〕，內分泌系統疾病（甲狀腺功能亢進症，腎上腺功能亢進症，如嗜鉻細胞瘤），血液系統疾病（慢性貧血、慢性白血病、惡性淋巴瘤），中樞神經系統疾病（間腦綜合徵），風濕性疾病（風濕熱、系統性紅斑狼瘡、結節性多動脈炎、乾燥綜合徵、皮肌炎），惡性腫瘤（肺癌、原發性肝癌、結腸癌、腎癌、胰頭癌）。

B.慢性低熱（功能性）。

a.神經性低熱。

b.感染後低熱。

c.夏季低熱等。

可見就脈數所囊括的疾病就如此之多，僅依靠脈象的數是不能明確診斷的。而當有了脈證合參的工具，我們的眼界就將被打開。例如，麻疹一病。脈診：雙寸脈浮數。脈診的印象診斷是發熱，上呼吸道感染。若知有麻疹接觸史，口腔黏膜斑，一般應該在皮疹出現前作出對麻疹的診

斷。四天後的皮疹出現而被證實。

　現舉幾例藉以參考。

　（1）**臨床診斷**：猩紅熱。

脈象：雙寸脈浮數。

體徵：咽炎、發熱 2 天後出現猩紅樣特異皮疹。

　（2）**臨床診斷**：風疹。

脈象：脈浮滑，雙寸、左關脈暈點如豆樣。

體徵：發熱，2 日見疹，皮疹似麻疹但稀少，耳後淋巴結腫大。

　（3）**臨床診斷**：水痘。

脈象：脈浮滑數。

體徵：發熱，2 日見疹，皮疹似麻疹但稀少軀幹出現斑、丘、疱疹。

　（4）**臨床診斷**：帶狀疱疹。

脈象：疱疹側邊數滑脈。

體徵：軀幹某側的疱疹不超中線。

　（5）**臨床診斷**：敗血症。

脈象：洪數脈。

體徵：全身症狀重，新老膿灶，血培養陽性。

　（6）**臨床診斷**：流行性腦脊髓膜炎。

脈象：雙寸脈暈洪數，但與體溫相對為緩。

體徵：高熱，皮膚淤點淤斑，WBC 增高，腦膜刺激徵。

　（7）**臨床診斷**：早孕。

脈象：左寸、右關尺脈浮滑。

檢驗：HCG（＋）。

物理檢查：「B」超探及孕囊。

（8）**脈象診斷**：淋巴結結核。

脈象：雙寸、左關脈暈如豆，脈滑熟。

檢驗：「血沉」增快，結核菌素實驗陽性。

物理檢查：病理活檢可以確診。

（9）**脈象診斷**：傷寒。

脈象：左關脈暈如豆，脈滑數。

臨床症狀：漸進性體溫增高，少量玫瑰疹，白細胞低，脾大。

（10）**脈象診斷**：子宮肌瘤。

脈象：雙尺脈滑，脈暈若豆，左尺暈明顯。「B」超檢：子宮肌占位性病變。

（11）**脈象診斷**：心肌梗塞。

脈象：左寸邊脈，脈滑數。

物理檢查：心電圖見特徵性改變。

　　總之，脈象在疾病診斷上的作用是不可否認的，但脈象診斷疾病也不是特異的，更不是萬能的。醫生診脈知病在很大程度上是臨床經驗的積累。古人有關脈證合參的啟迪則是脈診發展的必然趨勢，也是自然趨勢。若脈診難以明確診斷，借鑒現代理化檢查是有必要的，任何固執與偏見都是危險的。

　　事實上，張仲景被尊為醫聖，更重要的地方還在於他給後人留下了嚴謹的科學態度，讓我們翻開張仲景的《傷寒雜病論》，其問診所涉及的內容足以涵蓋現代中醫問診的全部，讓我們敬佩。

　　《傷寒雜病論》中主要症狀有發熱、潮熱、往來潮

熱、惡寒、惡風、無汗、出汗、頭汗、頭痛、頭眩、頸項強、身痛、肢節疼痛、身重、拘急、煩、煩躁、不得眠、驚悸、喜忘、發狂譫語、懊惱、咳喘、短氣、厥逆、小便不利、小便利、胸肋滿悶、肋痛、腹脹痛、腹痛、心下滿硬、結胸、痞、痛、少腹滿、氣上沖、奔豚、振振搖、能食、不能食、嘔吐、唾、吐血咽痛、咽乾、口渴、下利、大便硬、不大便、便血等。

跋

該書取名《中華脈神》，有許多良師認為這書名有大而空之弊，有自傲之骨，少自謙之嫌。事實上作者的本意是揭示中醫脈象學的神秘給世人。個人的點滴經驗與認識只是隻言片語，滄海一粟。我深知江河之大、池水之淺，不能一葉障目。至於本人尚沒爭取主任醫師也沒放在心上。俗言錦衣袈裟內裹的還是肉體，千萬富貴也只是過眼雲煙，學問之事人外有人、天外有天。

脈象研究工作的複雜度、艱巨性是我起初沒有料及的，中途曾萌生退意。但脈象在臨床中的確切作用促使我繼續。十餘年來少於言語，少於戶外，早、中餐均以盒飯囫圇度日，金錢與地位早已置之度外。譬如對緊脈手感的研究，生活中能比擬緊脈的那種感覺很多，如擺動的輸液皮條，孩兒們跳繩的繩梢，勒緊的馬韁繩等，但只是文字的比喻，不是指下繃急的那種感覺。恰有一天我給父親打掃衛生，院中的牆壁上掉下一隻壁虎，壁虎的尾巴被我碰掉，壁虎逃去，而壁虎的尾巴仍在原地跳動，急用指切之，恰如緊脈緊而繃急，極不穩定的那種感覺。對散脈的認識，是在刷牙時思考這一問題而擠多了牙膏，無意中感之，則輕觸有邊，重指無力混沌邊。

臨床工作的繁忙及一個單位的經濟壓力等都不可避免地與研究工作並存，我必須每日工作，沒有休息，十年如一日的早八點晚八點的上下班。每日應對諸多病人、學習與研究脈象。我的收穫僅值得一提的是：

一、發現了脈象圖，提出摸脈人的脈診思想。

二、改變了寸口分屬內容並打開脈學與現代醫學對接的門戶。

三、風脈、邊脈、濁脈、脈暈點等重要脈象被提出。

四、將人體解剖與生理匯通於脈象學。

我堅信脈學的革命已經到來。

我必須感謝中外眾多追隨脈診的病人，雖然他們對我的稱謂及贊許極不恰當，但那是對脈學研究的高度評價。感謝我的太太及家人對我工作的支持，感謝朋友們對我的厚愛，感謝古今脈學資料對我的濡養。感謝編輯、安徽中醫學院王宗殿教授及研究生鄭聖齊對本書的指導。廣大讀者對本書的內容若有疑問請電話或來函聯繫，若需要當面交流或有病不得診斷，請事先聯繫。

我的電話：0551-2825379

E-mail：xuyueyuan2007@hotmail.com。

地址：合肥市國軒苑二棟 702 室。

許躍遠

導引養生功

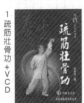 1 疏筋壯骨功＋VCD 定價350元

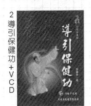 2 導引保健功＋VCD 定價350元

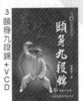 3 頤身九段錦＋VCD 定價350元

 4 九九還童功＋VCD 定價350元

 5 舒心平血功＋VCD 定價350元

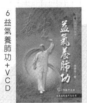 6 益氣養肺功＋VCD 定價350元

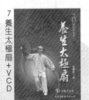 7 養生太極扇＋VCD 定價350元

 8 養生太極棒＋VCD 定價350元

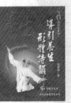 9 導引養生形體詩韻＋VCD 定價350元

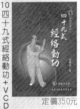 10 四十九式經絡動功＋VCD 定價350元

張廣德養生著作　每冊定價350元

 全系列為彩色圖解附教學光碟

輕鬆學武術

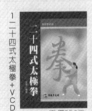 1 二十四式太極拳＋VCD 定價250元

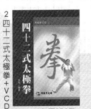 2 四十二式太極拳＋VCD 定價250元

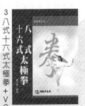 3 八式十六式太極拳＋VCD 定價250元

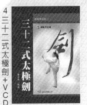 4 三十二式太極劍＋VCD 定價250元

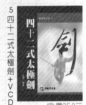 5 四十二式太極劍＋VCD 定價250元

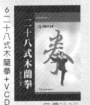 6 二十八式木蘭拳＋VCD 定價250元

 7 三十八式木蘭扇＋VCD 定價250元

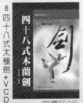 8 四十八式太極劍＋VCD 定價250元

彩色圖解太極武術

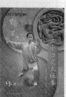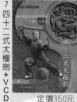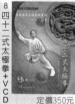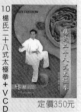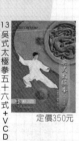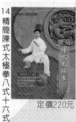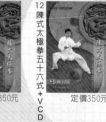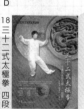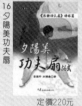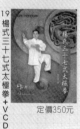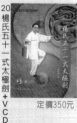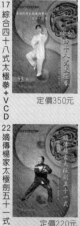

養生保健　古今養生保健法　強身健體增加身體免疫力

1　醫療養生氣功

定價250元

2　中國氣功圖譜
定價250元

3　少林醫療氣功精粹
定價250元

4　龍形實用氣功
定價220元

5　魚戲增視強身氣功
定價220元

7　道家玄牝氣功
定價200元

8　仙家秘傳祛病功
定價160元

9　少林十大健身功
定價180元

10　中國自控氣功
定價250元

11　醫療防癌氣功
定價250元

12　醫療強身氣功
定價250元

13　醫療點穴氣功
定價250元

14　中國八卦如意功
定價180元

15　正宗馬禮堂養氣功
定價420元

16　秘傳道家筋經內丹功
定價300元

17　三元開慧功
定價250元

18　防癌治癌新氣功
定價180元

19　禪定與佛家氣功修煉
定價200元

20　顛倒之術
定價360元

21　簡明氣功辭典
定價360元

22　八卦三合功
定價230元

23　朱砂掌健身養生功
定價250元

24　抗老功
定價230元

25　意氣按穴排濁自療法
定價250元

27　健身祛病小功法
定價200元

28　張氏太極混元功
定價250元

30　中國少林禪密功
定價200元

31　郭林新氣功
定價400元

32　八卦之源與健身養生
定價280元

33　現代原始氣功1
定價400元

34　養生開脈太極
定價300元

35　通靈功—養生祛病及入門功法
定價300元

37　太極內功養生法
定價180元

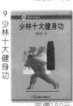

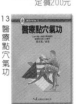

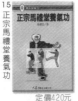

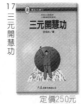

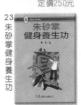
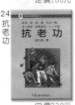

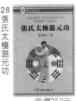

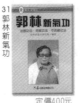
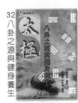

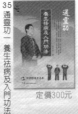

太極跤

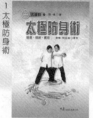
1 太極防身術
定價300元

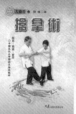
2 擒拿術
定價280元

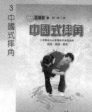
3 中國式摔角
定價350元

簡化太極拳

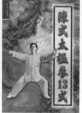
1 陳式太極拳十三式
定價200元

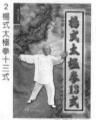
2 楊式太極拳十三式
定價200元

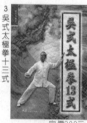
3 吳式太極拳十三式
定價200元

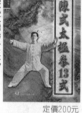
4 武式太極拳十三式
定價200元

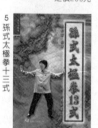
5 孫式太極拳十三式
定價200元

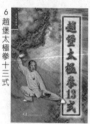
6 趙堡太極拳十三式
定價200元

原地太極拳

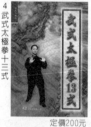
1 原地綜合太極二十四式
定價220元

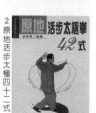
2 原地活步太極四十二式
定價200元

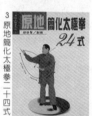
3 原地簡化太極拳二十四式
定價200元

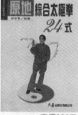
4 原地太極拳十二式
定價200元

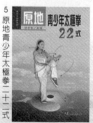
5 原地青少年太極拳二十二式
定價220元

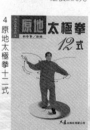

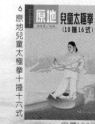
6 原地兒童太極拳十捶十六式
定價180元

健康加油站

1 糖尿病預防與治療
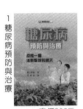
定價200元

2 胃部機能與強健
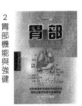
定價180元

3 不孕症治療

定價200元

4 簡易醫學急救法
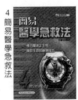
定價200元

5 肥胖健康診療
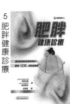
定價200元

6 肝功能健康診療
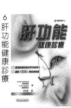
定價200元

7 高血壓健康診療

定價200元

8 高血糖值健康診療
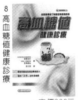
定價200元

9 尿酸值健康診療
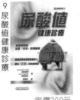
定價200元

10 膽固醇中性脂肪健康診療
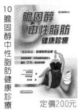
定價200元

11 痛風劇痛消除法
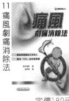
定價180元

12 三溫暖健康法

定價180元

13 手・腳病理按摩
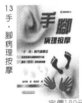
定價180元

14 B型肝炎預防與治療
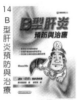
定價180元

15 吃得更漂亮、健康

定價180元

16 茶使您更健康
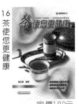
定價180元

17 圖解常見疾病運動療法
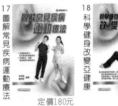
定價180元

18 科學健身改變亞健康
定價180元

19 簡易萬病自療保健
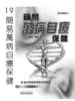
定價220元

20 王朝秘藥媚酒
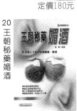
定價180元

21 立見實效保健操
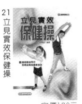
定價180元

22 越吃越幸福
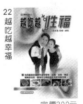
定價200元

23 荷爾蒙與健康
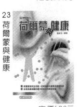
定價180元

24 越吃越長壽
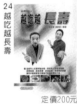
定價200元

25 自我保健鍛鍊

定價180元

26 斷食促進健康

定價180元

國家圖書館出版品預行編目資料

中華脈神／許躍遠著
－初版－臺北市：大展，2008【民 97.06】
面；21 公分－（中醫保健站；15）
ISBN 978-957-468-618-6（平裝）
1. 脈診
413.23　　　　　　　　　　97006650

中 華 脈 神

著　　　者／許　躍　遠
責任編輯／孫　文　波　　方　　　紅
發 行 人／蔡　森　明
出 版 者／大展出版社有限公司
社　　　址／台北市北投區（石牌）致遠一路 2 段 12 巷 1 號
電　　　話／(02) 28236031・28236033・28233123
傳　　　真／(02) 28272069
郵政劃撥／01669551
網　　　址／www.dah-jaan.com.tw
E-mail／service@dah-jaan.com.tw
登 記 證／局版臺業字第 2171 號
承 印 者／傳興印刷有限公司
裝　　訂／眾友企業公司
排 版 者／弘益電腦排版有限公司
授 權 者／安徽人民出版社
初版 1 刷／2008 年（民 97）6 月
初版 3 刷／2013 年（民 102）4 月　　　　　　　定價／350 元

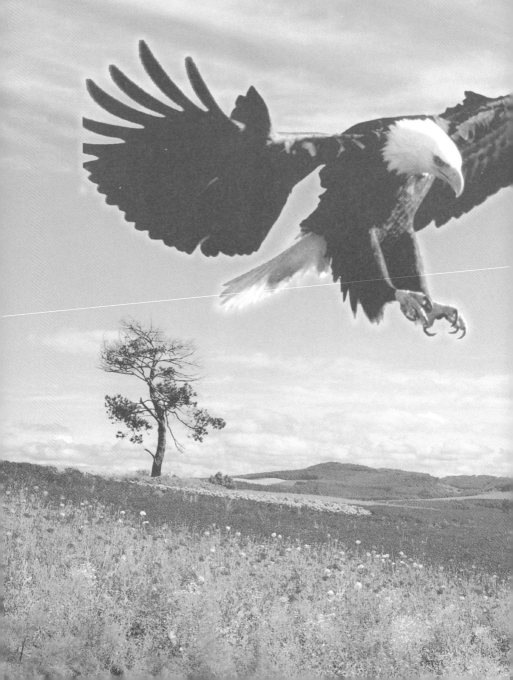
大展好書　好書大展
品嘗好書　冠群可期

大展好書　好書大展

品嘗好書　冠群可期